U0313000

图书在版编目（CIP）数据

遇到磨玻璃结节莫惊慌/谢冬，陈昶，姜格宁主编. —长沙：
中南大学出版社，2022.10

ISBN 978 - 7 - 5487 - 5140 - 3

Ⅰ.①遇… Ⅱ.①谢… ②陈… ③姜… Ⅲ.①肺疾病
—诊疗 Ⅳ.①R563

中国版本图书馆CIP数据核字(2022)第189830号

AME 医学科普系列图书 10B005

遇到磨玻璃结节莫惊慌
YUDAO MOBOLIJIEJIE MOJINGHUANG

主 编：谢 冬 陈 昶 姜格宁

□出 版 人 吴湘华
□丛书策划 汪道远 陈海波
□项目编辑 陈海波 廖莉莉
□责任编辑 陈海波 李惠清 李沛宇
□责任印制 唐 曦 潘飘飘
□版式设计 汤月飞 林子钰
□出版发行 中南大学出版社

社址：长沙市麓山南路 邮编：410083

发行科电话：0731-88876770 传真：0731-88710482

□策 划 方 AME Publishing Company

地址：香港沙田石门京瑞广场一期，16 楼 C

网址：www.amegroups.com

□印 装 天意有福科技股份有限公司

□开 本 710×1000 1/16 □印张 17.25 □字数 345 千字 □插页
□版 次 2022 年 10 月第 1 版 □2022 年 10 月第 1 次印刷
□书 号 ISBN 978 - 7 - 5487 - 5140 - 3
□定 价 160.00 元

编者风采

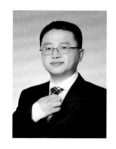

主编：谢冬

同济大学附属上海市肺科医院胸外科

同济大学附属上海市肺科医院胸外科行政副主任，副主任医师，博士生导师。国际肺癌研究协会、欧洲胸心血管外科学会、欧洲胸外科医师协会、美国胸外科医师协会会员，AME学术沙龙委员，《中国胸心血管外科临床杂志》青年编委、中国医师协会医学科普分会肿瘤科普专业委员会委员、中国医师协会上海市胸外科分会委员、CSCO微创肿瘤学分会委员等。以第一作者或通讯作者在国内外胸外科杂志发表论文50余篇，参编专著10部，获得实用新型专利2项。曾获中华医学科技二等奖，上海市科技进步二等奖，上海医学科技进步二等奖、三等奖，教育部科技进步二等奖，上海市浦江人才，上海市"医苑新星"杰出青年医学人才等荣誉。

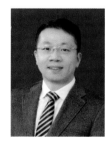

主编：陈昶

同济大学附属上海市肺科医院胸外科

同济大学附属上海市肺科医院党委书记，胸外科主任医师，博士生导师。中华医学会胸心血管外科学分会第九届青年委员会副主任委员、上海市医师协会胸外科分会副会长、海峡两岸医药卫生交流协会胸外科专业委员会副主任委员、上海医学会胸外科专科分会委员和美国胸外科学会正式会员等。2015年入选上海领军人才培养计划，2019年入选"国家百千万人才工程"计划。长期从事胸部肿瘤外科的研究、转化及推广工作，主要致力于肺部肿瘤外科精准治疗、大气道肿瘤外科技术革新和胸腔镜手术国内外规范化培训，以第一作者或通讯作者发表国际论文120余篇，授权发明专利3项。曾获教育部科技进步二等奖、上海市抗癌科技一等奖、中华医学科技二等奖、上海市科技进步一等奖等荣誉。

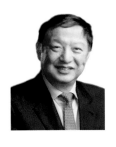

主编：姜格宁

同济大学附属上海市肺科医院胸外科

同济大学附属上海市肺科医院胸外科主任，主任医师，博士生导师。同济大学医学院外科学系副主任，中华医学会胸心血管外科学会委员，中国胸心血管外科学会胸腔镜专业委员会委员，上海市器官移植学会委员，世界华人胸腔学会秘书长，英国皇家外科学院院士，美国胸心外科学会会士。以第一作者及通讯作者发表相关学术论文30余篇，获实用新型专利10项。曾获国家科技进步二等奖，中华医学科技一等奖、二等奖，教育部科技进步二等奖，上海市科学技术二等奖、三等奖，上海医学科技奖二等奖、三等奖等。并获全国卫生计生系统先进工作者、上海市领军人才、上海市五一劳动奖章、上海医学发展杰出贡献奖等荣誉。

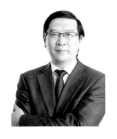

副主编：朱余明

同济大学附属上海市肺科医院胸外科

同济大学附属上海市肺科医院胸外科主任，主任医师。中华医学会胸心血管外科分会委员、中国医疗保健国际交流促进会胸外科分会常务委员、上海医学会胸外科分会委员、上海市中西医结合学会胸外科分会副主任委员、上海市抗癌协会胸部肿瘤专业委员会肺癌外科学组主任委员。在国际杂志上发表多篇论文，曾获上海医学科技三等奖，中华医学科技二等奖，上海医学科技成果推广奖，2019年获上海市医务工会授予的首届"上海医务工匠"荣誉称号。

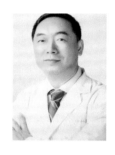

副主编：孙希文

同济大学附属上海市肺科医院影像科

同济大学附属上海市肺科医院影像科主任，同济大学医学院影像医学与核医学系副主任，博士生导师，杨浦区医学会理事、放射学组组长，上海中西医学会影像学分会委员，卫生部科研项目审评专家组成员，国家自然科学基金同行评议专家，上海市放射诊断质控中心专科医院组组长，《中国防痨杂志》《中国医学计算机成像杂志》编委，发表学术论文100余篇，曾多次获上海市科技成果奖。

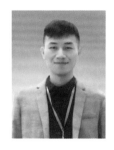

副主编：吴磊磊

同济大学在读博士研究生

现于同济大学医学院攻读博士学位，师从谢冬教授。主持省级学生项目课题1项，以第一作者发表SCI论文10余篇，曾在国内外学术会议上进行口头汇报及壁报展示，并担任多本SCI期刊的评审。主要研究方向为早期肺癌的预后评估及靶向药的耐药研究。

编委会

主编：

   谢　冬　同济大学附属上海市肺科医院胸外科
   陈　昶　同济大学附属上海市肺科医院胸外科
   姜格宁　同济大学附属上海市肺科医院胸外科

副主编：

   朱余明　同济大学附属上海市肺科医院胸外科
   孙希文　同济大学附属上海市肺科医院影像科
   吴磊磊　同济大学医学院

编委（以姓氏拼音首字母为序）：

蔡昊旻
同济大学附属上海市肺科医院胸外科

任怡久
同济大学附属上海市肺科医院胸外科

邓家骏
同济大学附属上海市肺科医院胸外科

商丽君
上海懿卓心理咨询有限公司

李志新
同济大学附属上海市肺科医院胸外科

佘云浪
同济大学附属上海市肺科医院胸外科

李重武
同济大学附属上海市肺科医院胸外科

苏　杭
同济大学附属上海市肺科医院胸外科

林蔚康
同济大学附属上海市肺科医院胸外科

王海峰
同济大学附属上海市肺科医院胸外科

吴俊琪

同济大学附属上海市肺科医院胸外科

尤小芳

同济大学附属上海市肺科医院影像科

谢惠康

同济大学附属上海市肺科医院病理科

张 磊

同济大学附属上海市肺科医院胸外科

杨 洋

同济大学附属上海市肺科医院胸外科

仲一凡

同济大学附属上海市肺科医院胸外科

AME医学科普系列图书序言

一位好友，她的先生是香港的一位医学教授。不久前，她跟我分享了她先生被她的父母戏称为"不懂医"的经历。

20世纪90年代，她和她先生认识时，他已是医学博士，那时她父母觉得博士就是什么都懂了，所以无论头痛脑热还是民间偏方，都会问他，但他经常是想了想之后说："这个我不太知道。"后来，她得了心肌炎，遍访名医，一直没治好，甚至病情越来越严重。连自己妻子的病都束手无策，这就让她父母觉得他更加"不懂医"了。

她先生的观点是：其实每一个医生的知识都是有限的，很多时候会被局限在自己的研究领域里，而一知半解的知识往往会误导患者。所以，就算是熟人请教病情，他也只会将自己知道的告诉别人，不知道的就说不知道。

2006年，她在英国一家规模不是很大的医院，由一位年资不高的医生通过射频消融的方法，治愈了困扰她十多年的心脏早搏。而在四年前，她父亲得了前列腺癌，放疗后因严重并发症——放置导尿管后的剧痛和出血，一度生命垂危。她的先生查找了很多资料，请了多位医生帮忙会诊，虽然最后在一定程度上控制住了出血，但她父亲生活质量仍很差，不可逆转。

这更让她深刻明白了，这些在普通人眼里认为什么都该懂的医生所面临的挑战。

她由衷感叹，医生对患者负责，无论主观还是客观，都不容易做到。作为医生，本着对患者负责的态度，切忌妄言。实事求是是一种美德，但实事求是不是放任不管，而是应该不断寻求新知识、想新办法，有所突破、有所作为。

AME推出"医学科普系列图书"，精心打磨内容，层层把关文字，参与编撰的专家均是在各自领域深耕多年的临床医生或专家学者。我们所期冀的是——您在越来越"懂"的同时，和我们一样，时刻对医学抱有"不懂"的敬畏之心。"知之为知之，不知为不知"才是医学进步的动力。

我们希望书里鲜活生动的故事、图文并茂的内容，能推广或普及一些医学的新技术、新观念，呼唤大众更关注健康，有意识地去选择一些健康的生活方式；更希望在科普的同时，能够带您走近、回归医学的本源——无论是西医的"视触叩听"，还是中医的"望闻问切"，都说明了医学之艰深辽阔，并非纸上笔墨能道尽；遇到问题时，更应寻求专业医生的帮助。因此，我们对书中观点不作评议，更不希望读者依葫芦画瓢、照本宣科去治病。

如果这个系列的图书，能够为您开辟新的角度与视野，提供一些帮助与启发，便已善莫大焉。"吾生也有涯，而知也无涯。"医学科普，无论于写书人，还是于读书人，都有如浩瀚银河中的摘星之旅。愿我们皆可博学之，审问之，慎思之，明辨之。以此共勉。

是为序。

汪道远

AME出版社社长

序

致磨玻璃结节

磨玻璃结节，你是命运的嘲讽吗？

我从不认识你，从未听说过你，

不经意间，你就闯进了我的生活。

你是死神派来的使者吗？

你是地狱逃出的恶魔吗？

你，到底长什么样子？

灰灰的，圆圆的，密度淡淡的。

你干嘛装成人畜无害的样子？

你干嘛装成一朵花，为啥装成荷包蛋？

你干嘛装成肺大疱，为啥装成小牛眼？

单纯的人啊，总被你欺骗，以为你只是慢性炎症。

你为什么偏偏看上了我？

我何时得罪了你？

我从不吸烟，也不喝酒，

我生活平淡，岁月静好。

你怎么就闯进了我的生活？

你阴暗无比，偷偷摸摸躲在阴暗的角落，

你悄然无息，暗暗地积蓄自己的力量。

你善于伪装，善于躲藏，善于潜伏，

普通CT看不懂你，胸片更是看不见你。

深夜里，你暗暗偷窥我，

你在狞笑，你在猖狂，你在射冷箭！

我的人生就要这样结束吗？

我要接受这命运的安排吗？

我在颤抖，在战栗，

黑夜中，眼睛里含着泪水。

我看到你了，我看到你了！

CT扫描看到你了，薄层CT锁定你了！

你还装作很无辜的样子，几个月都一动不动，毫无变化。

穿刺找不到癌细胞，PET-CT没有代谢增高。

你想欺骗我吗？

我没那么好骗！

这几个月，我打针也好，吃药也罢，你都纹丝不动。

你又在狞笑了，你在嘲讽吧？你尽情地嘲讽吧！

你别想逃走！

你想毁了我吗？

你以为我会怕了你吗？

没门！

我有的是勇气，有的是力量！

你放马过来吧！

我要去开刀，我要把你挖出来，

我要把你碎尸万段，

我要掘了你的祖坟，看看你到底有什么不同！

你是上苍派来刺探我的勇气的吧？

你是命运的纠缠，你是我生命中的一颗钉子。

我了解你了，你没什么可怕的，

你没什么本领，你是个纸老虎，

你不会转移，不会遁地！

而我父母尚在，孩子尚小，

磨玻璃结节，我要铲除你，消灭你！

明天，明天，我就去开刀！

你怕了吧！你怕了吧！

命运，我要把它握在我自己的手里。

冬天已经来了，我的春天还会远吗？

谢冬

同济大学附属上海市肺科医院胸外科

目　录

I

第三章　磨玻璃结节患者的手术治疗

第四章　磨玻璃结节患者的术后治疗

第一章　概述

第一节　磨玻璃结节的定义与分类

磨玻璃结节（ground glass opacity，GGO或ground glass nodule，GGN），指在胸部电子计算机断层扫描（computed tomography，CT）检查时发现，表现为密度轻度增高的云雾状淡薄影/圆形结节，但其内支气管血管束仍可显示的异常密度影。因其样子像磨砂玻璃一样，所以被命名为磨玻璃影或磨玻璃结节（图1-1-1）。结节可以是弥漫性散在分布，也可以是局限性的。近年来，随着胸部CT检查手段的不断升级，尤其是薄层CT筛查项目的广泛开展，部分地区的住院患者采用薄层CT作为筛查手段，越来越多的无症状磨玻璃结节患者被诊断。其发病特点为：东亚裔人群最为常见，以非吸烟人群为主，女性患者多于男性患者，发病年龄呈低龄化。

磨玻璃结节可分为两大类，其中不含实性成分的为单纯性磨玻璃结节（pure ground glass nodules，pGGN）；伴有实性成分、掩盖部分肺纹理的为混合性磨玻璃结节（mixed ground glass nodules，mGGN）或部分实性结节（part-solid ground glass nodules）。

磨玻璃结节是一种非特异性病变，其形成与含气腔内的局部浸润有关。当肺泡腔或腺泡内存在液体渗出、炎性浸润、出血或新生物时，局部组织密度增高，气体含量减少，即可出现磨玻璃结节。磨玻璃结节可为良性病变、腺癌浸润前病变和恶性病变。良性病变如局灶性间质纤维化（focal interstitial fibrosis，FIF）、感染、出血、水肿、微血管瘤等；腺癌浸润前病变如不典型腺瘤样增生（atypical adenomatous hyperplasia，AAH）、原位腺癌（adenocarcinoma in situ，AIS）等；恶性病变如微浸润性腺癌（minimally invasive adenocarcinoma，

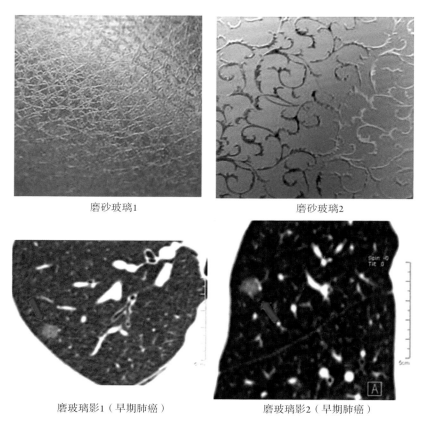

磨砂玻璃1　　　　　　　　　　磨砂玻璃2

磨玻璃影1（早期肺癌）　　　　　磨玻璃影2（早期肺癌）

图1-1-1　磨砂玻璃与磨玻璃结节（红箭头所示结节位置）

MIA）、浸润性腺癌（invasive adenocarcinoma，IA）等。

　　单纯性磨玻璃结节的病理基础为：肿瘤细胞呈附壁样生长，沿肺泡间隔生长，肺泡壁增厚，但肺泡腔未完全闭塞；而混合性磨玻璃结节中间的实性成分会破坏正常的肺泡结构，其实性部分主要由纤维化或塌陷的肺泡结构构成，实性成分有时是肿瘤细胞，有时是纤维组织增生，这就导致部分混合性磨玻璃结节经术后病理提示为原位腺癌。

　　2011年，国际肺癌研究学会、美国胸科学会、欧洲呼吸学会共同发布肺腺癌新分类，将肺腺癌分为浸润前病变、微浸润性腺癌及浸润性腺癌，其中浸润前病变分为不典型腺瘤样增生和原位腺癌；浸润性腺癌包括附壁样生长为主型（lepidic predominant adenocarcinoma，LPA）、腺泡型、乳头型、微乳头型及实体型等。肺腺癌中AIS和MIA预后较好，肿瘤彻底切除后，其特异性生存率可达到100%。单纯性磨玻璃结节的病变主要包括AAH、AIS及MIA，极少数可表现为浸润性腺癌。混合性磨玻璃结节的病变主要为MIA、LPA和其他浸润性腺癌。据文献报道，持续存在的磨玻璃结节诊断为AAH、AIS、MIA或浸润性腺癌的比例约为80%，根据胸部CT表现预估患者肺腺癌类型，并预估表皮生长因子受体（epidermal growth factor receptor，*EGFR*）基因突变的风险，有助于制订合理的治疗方案，确定手术的切除范围。

第二节　磨玻璃结节的病因，磨玻璃结节与吸烟的关系

经常有患者提问，为什么自己不吸烟、不喝酒，也没有不良嗜好，却患上了磨玻璃结节？特别是某些20~30岁的年轻患者，常常会产生这些疑问。据统计，磨玻璃结节的发病率日益升高，已成为新时期的"白色瘟疫"。

目前，磨玻璃结节的直接病因还不明确，可能造成磨玻璃结节的原因包括五"气"：吸烟的烟气（包括主动吸烟和被动吸烟）、汽车尾气、烧菜的油烟气、室内污染的气体（空气中的气溶胶）和生气（遇到不开心的事情，心中的郁结之气）。近年来的汽车尾气、雾霾、细颗粒物（particulate matter 2.5，PM2.5），以及东亚人群的基因变异（磨玻璃结节肺癌在亚裔人群中最为多见）可能是影响发病的最重要因素。

此外，遗传因素也是重要原因。临床上有很多低于18岁的患者，甚至有11~12岁的患儿，如此低龄患者的存在，不排除遗传因素。

有很多患者亲属提问，患有磨玻璃结节，还可以吸烟吗？对于这一问题，笔者的观点是：磨玻璃结节与吸烟没有绝对相关性，很多患者都是非吸烟人群。但如果发现磨玻璃结节，需要及时戒烟，吸烟会加速肺部病灶内部异常突变，可能会导致结节生长加速，致使病情恶化。常说的肺部结节随访时间，都是在患者不吸烟的前提下，每3个月或半年随访1次，这样是比较安全的；如果患者长期吸烟，定期随访也无法保证安全。有些病例表现为结节在几个月内疯狂加速生长，结节或包绕大血管或彻底转移到其他地方，导致无法手术。这些结节加速生长的病例，唯一的共同点就是患者持续大量吸烟。

第三节　磨玻璃结节发病率及磨玻璃结节肺癌的流行病学

鉴于我国吸烟及被动吸烟人群比例高、大气污染状况及发病年轻化现状，教科书将我国肺癌高危人群定义为年龄≥40岁且有以下任一危险因素者即为肺癌高危人群：吸烟≥400支/年（或20包/年）或曾经吸烟≥400支/年（或20包/年），戒烟时间<15年者；环境或高危职业暴露史者（如石棉、铍、铀、氡等接触者）；有慢性阻塞性肺疾病、弥漫性肺纤维化或既往有肺结核病史者；既往罹患恶性肿瘤或有肺癌家族史者。

上述患者都是典型的肺癌高危人群，但这个筛查指标与临床医生日常工作遇到的情况完全不同。目前肺癌发病人群中，女性多于男性，非吸烟患者多于吸烟患者，非吸烟患者患腺癌的比例大大高于由吸烟导致的鳞癌或小细胞肺癌患者比例，患磨玻璃结节肺癌的患者多于患实性结节肺癌的患者。经济越发达的地区这一倾向越明显。

2015年，美国开展了一项研究（recent trends in the identification of incidental pulmonary nodules），该研究评估了2006—2012年成人胸部CT检查患者的CT检查频率及无症状肺部结节的发病率，研究显示，美国有超过480万人接受过至少一次胸部CT检查，发现超过150万个肺结节，在2年内，近63 000例患者被确诊为新发肺癌。我们可以根据这项调查数据推算肺结节的发病率及恶性肿瘤占比，肺结节的检出率为31.2%（150万/480万），恶性肿瘤占比为4.2%（6.3万/150万）。

根据以上数据，可以看到，肺结节的检出率很高，达到了31.2%，但是恶性肿瘤占比却相当低，只有4.2%。这是因为绝大多数肺结节都是小的实性结节，这部分结节几乎都是肺内慢性炎症，只有剩余的少部分结节属于磨玻璃结节，才与早期肺癌高度相关。

国内大规模体检中发现，我国肺部结节的检出率为5%~15%，低于美国报道的31.2%的比例，这是因为，国内很多患者都是在常规健康体检中发现的，而国外的筛查主要针对高危人群，特别是>55岁或>60岁的长期吸烟的高危人群，所以肺部结节的发病比例更高。肺结节的患病率较高，是重要的疾病负担。国内基层医院门诊与大型三甲医院门诊有一定差异，基层医院良性比例更高，大型三甲医院门诊患者肺结节恶性比例为5%~10%。

目前国内外的肺癌筛查均存在问题。国外存在的问题是筛查不足，制定的筛查标准漏掉了很多肺癌患者（年轻、女性、不吸烟的患者），符合筛查标准的相应的CT检查费用才能够医保报销，导致部分患者出现漏诊或延误诊断。而国内存在的问题是普通人群肺结节过度筛查，而高危人群筛查比例偏低

（长期吸烟的患者中，初诊即晚期的比例还是比较高的）。国内胸部CT价格相对较低，很多体检公司打包促销推出的全身体检，包括了众多年轻患者的头部、胸部、腹部CT检查；还有因新冠肺炎疫情的缘故，很多住院治疗的患者被常规要求做胸部CT排查新冠病毒，因而造成肺结节筛查过度。因为过度的筛查，发现了大批微小结节患者，一方面导致假阳性比例增高；另一方面，给众多微小结节携带者带来了无尽的心理压力，很多携带者（并非真正的患者）终日生活在恐惧的阴影之中，频繁复查胸部CT，甚至还有些携带者接受了过度的治疗（手术或射频消融）。磨玻璃结节在正常人群中的检出率过高，已经成为重要的社会负担。

第四节　磨玻璃结节的症状与体征

磨玻璃结节有什么症状？肺癌有什么症状？

门诊中常遇到患者提问："大夫，虽然肺里查出了结节，但我既没有咳嗽、咳痰，更没有发热、气急或消瘦等症状，如果不治疗要紧吗？会不会搞错了？会不会片子搞错了，或者CT搞错了？"还有一些患者，希望医生指出他结节的位置，体会一下这个结节的部位，到底有没有相应的症状。

关于这类问题，笔者的观点是，绝大多数患者是在体检中发现磨玻璃结节的，没有任何症状，这种肺内小结节，不同于体表的肿物，在没有累及到胸膜的时候，因为肺内缺乏相应感受神经分布，所以一般不存在任何症状。极少数病灶较大患者，才可能会有咳嗽、咳痰现象，一般患者不会有胸闷、气急、胸痛、咯血等症状。一旦有了磨玻璃结节，要正视它，既不要太恐慌，也不能心存侥幸，不当回事。

还有些患者，刚发现的时候没有症状，等过了一段时间，每天疑神疑鬼，心里过度紧张，开始出现心理症状，继而表现出胸痛、咳嗽、全身痛、全身乏力等症状，类似症状多数是心理因素导致的，不用过于担心。

第五节　磨玻璃结节与家族史的关系

有患者提问："我有肿瘤家族史，家里人曾患有癌症，父母、兄弟姐妹有肺癌病史，那么我的结节是不是就是癌症？"遇到这类患者首先要仔细询问，很多患者的父亲或其他亲属都有吸烟史，他们罹患肿瘤或肺癌的主要因素是吸烟，特别是小细胞肺癌。而患者本人是不吸烟的，家族史对于磨玻璃结节良恶性的判断，基本影响很小。

有患者提问："我家中的亲属均没有肿瘤病史，那么我的结节应该是良性的吧？"对于这一问题，即便患者没有癌症家族史，也不能保证这个结节不是恶性的。

还有患者担心磨玻璃结节的传染性，对于业内人士而言，这显然不是问题。但笔者经常在门诊中被患者或其亲属询问，还有患者或其亲属担心结节会传染给小孩子。磨玻璃结节不会传染，肺癌不会传染。但类似的生活环境或生活习惯有可能导致家庭成员一起发病。在临床工作中，曾遇到多起夫妻双方同时，或先后发现肺部磨玻璃结节或肺癌的病例；也有父子同时发现，或者母女同时发现，甚至一家人中多个兄弟姐妹同时发现的情况。

第六节　磨玻璃结节与职业的关系

很多患者刚刚发现磨玻璃结节时，特别不能接受这个事实，认为自己既不吸烟，又不喝酒，也不下厨房，生活习惯很健康，配偶不吸烟，单位也没人吸烟，最近单位或者家中也没有装修过，过去的人生，岁月静好，人生轨迹很完美，怎么会患上磨玻璃结节？是不是因为儿时重感冒后引起肺炎，发烧很久导致的后遗症？会不会是肺结核的后遗症？是不是因为做CT时戴了项链影响了结果？

在临床中，确实有很多"高知"女性罹患磨玻璃结节，这个"高知"的特点就是——高级知识分子，生活习惯好，不吸烟，不下厨房，过去也没有肺部疾病史，特别是城市里的"白骨精"（白领、骨干、精英）。虽然她们的生活方式等方面很健康，但依然有罹患磨玻璃结节的风险，磨玻璃结节成为这些患者生命中的惊叹号！对于这类患者的建议是：如果确诊了结节，不用紧张，正视问题，直面结节，认真诊治，磨玻璃结节多数可以治愈，它只是生命中的插曲。

现代女性好发4种结节，被称为女性患者的新四大结节（俗称"四大件"），分别是磨玻璃结节、乳腺结节、甲状腺结节、子宫肌瘤。

有患者提问，自己过去曾患有乳腺结节，甲状腺结节，子宫结节，现在又有了肺结节，感觉自己特别容易长结节，全身到处是结节，这是什么原因造成的？结节是不是就是癌？

对于这一问题的回答是：乳腺结节、甲状腺结节、子宫肌瘤等疾病是女性患者的多发病，由于疾病本身发病率高，才导致了这些疾病与肺部结节同时出现，这些结节之间，特别是和磨玻璃结节之间，一般没有联系（少数患者是乳腺癌或甲状腺癌转移导致的肺部结节，但磨玻璃结节不会是转移性肺癌）。既往这些结节相关的病史，并不增加结节是肺癌的风险。

有患者担心自身职业与磨玻璃结节发病之间的相关性："我在化工厂工作，有没有可能是由于长期接触有毒有害物质引起的结节？""我是老师，结节是不是因为长期吸粉笔灰引起的？""我是搞装修的，结节是不是搞装修引发的？""我刚刚搬了新家，家里装修味道比较重，结节是不是住进新家引起的？"对于这些问题，笔者认为，某些化工产品，或者装修涂料，比如苯、甲醛等，对于肺癌的发生发展可能存在一定影响，但多数找不到直接证据证明二者之间的联系。

第七节　磨玻璃结节发展速度及病程

临床工作中，经常被患者询问："我的磨玻璃结节生长速度快不快？随访几个月，会不会突然变成晚期肺癌？"

实际上，在过去随访的患者中，特别是病灶直径<5 mm的患者中，多数患者的结节并不会长大，在少数会继续生长的患者中，单纯性磨玻璃结节的生长速度一般也非常缓慢，个别患者的生长速度为每年1 mm左右。因此，在单纯性磨玻璃结节随访过程中，患者是非常安全的。

对于混合性磨玻璃结节，<8 mm的磨玻璃结节随访也是比较安全的，每3个月随访1次，不会影响手术效果。临床上，一般而言不会出现现在是小磨玻璃结节，过3个月就变成晚期肺癌而无法手术的状况。

多项研究结果表明，单纯性磨玻璃结节的生长概率为10%~20%，混合性磨玻璃结节的生长概率为35%~60%（图1-7-1）。

依据目前的研究结果，混合性磨玻璃结节发生肿瘤生长的概率较大，单纯性磨玻璃结节相对混合性磨玻璃结节生长速率缓慢。初始直径>10 mm、有个人肺癌史及吸烟史，是磨玻璃结节生长的重要危险因素，因此这类人群应该更

表1　PGGN自然生长特点的研究

作者	年份	国家	PGGN例数（例）	生长例数（例）	生长率（%）	影响结节生长的因素
Hiramatsu[9]	2008	日本	95	14	14.74	初始直径>10 mm；既往肺癌病史
Silva[38]	2012	意大利	48	8	16.67	NA
Matsuguma[15]	2013	日本	98	14	14.29	初始直径>10 mm，既往肺癌病史
Chang[17]	2013	韩国	122	12	9.84	初始直径>10 mm，
Kobayashi[16]	2013	日本	91	15	16.48	既往吸烟史，初始直径>10 mm
Eguchi[19]	2014	日本	124	64	51.61	平均CT值以–670 Hu分层
Song[12]	2014	韩国	63	12	19.05	NA

表2　PSN自然生长特点的研究

作者	年份	国家	PSN例数（例）	生长例数（例）	生长率（%）	影响结节生长的因素
Hiramatsu[9]	2008	日本	30	12	40.00	初始直径>10 mm，既往肺癌病史
Silva[38]	2012	意大利	26	12	46.15	NA
Matsuguma[15]	2013	日本	76	27	35.53	初始直径>10 mm，既往肺癌病史
Kobayashi[16]	2013	日本	29	19	65.52	吸烟史，初始直径大于10 mm
Song[12]	2014	韩国	34	20	58.82	NA

该图引自范子文,谢冬,姜格宁,等.肺磨玻璃结节自然生长史研究进展[J].中国胸心血管外科临床杂志,2019,26(2):175-179。

图1-7-1　单纯性磨玻璃结节（pGGN）和部分实性结节（PSN）自然生长特点

加积极地随访。

一、多发磨玻璃结节自然生长特点

基因学研究认为，多发磨玻璃结节之间是相互独立的肺癌，而非肺内转移病灶。Sato等开展了一项包括187例磨玻璃结节自然生长史的回顾性研究，其中78例为多发磨玻璃结节。数据显示，多发磨玻璃结节在36个月时有25例发生了生长，与该中心单发磨玻璃结节生长的概率无显著性差异。

二、磨玻璃结节生长的基因学研究

磨玻璃结节的自然生长特点反映了肿瘤内部的异质性，从基因学方向研究影响磨玻璃结节生长的相关因素，有可能用于预测未来磨玻璃结节生长的概率。Kobayashi等分析了104例术后患者的磨玻璃结节标本，并检测了结节标本表皮生长因子受体（*EGFR*）、鼠类肉瘤病毒癌基因（Kirsten rat sarcoma viral oncogene，*KRAS*）、间变性淋巴瘤激酶（anaplastic lymphoma kinase，*ALK*）、人表皮生长因子受体2（human epidermal growth factor receptor 2，*HER2*）的突变情况。结果提示，磨玻璃结节*EGFR*突变阳性与结节生长相关。而4种基因突变均为阴性的结节保持稳定，病理结果多数是不典型腺瘤样增生（AAH）和原位腺癌（AIS）。基因学检测有可能提供预测磨玻璃结节生长的信息，然而难点在于术前很难获得基因突变的信息。

以下是一些记录磨玻璃结节生长速度的实例。

病例1 患者2014年首次被发现右肺上叶磨玻璃结节，病灶直径8.3 mm，2016年复查发现右肺上叶磨玻璃结节，病灶直径12.4 mm。2年大约生长4 mm，平均1年生长2 mm（图1-7-2）。2016年手术病理结果：浸润性腺癌。

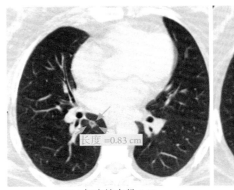 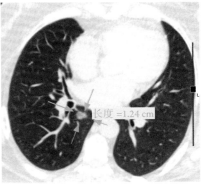

2014年病灶直径 0.83 cm　　　　　　　2016年病灶直径 1.24 cm

图1-7-2　病例1结节生长特点

病例2 患者随访3年（2013—2016年），磨玻璃结节直径基本没有变化（图1-7-3）。

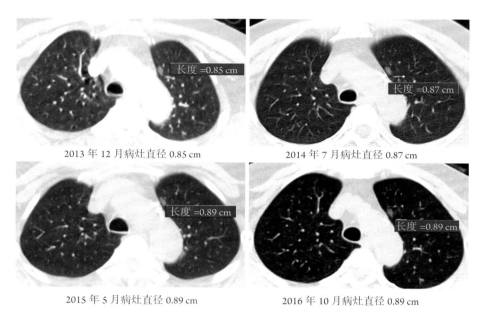

2013 年 12 月病灶直径 0.85 cm　　　　　2014 年 7 月病灶直径 0.87 cm

2015 年 5 月病灶直径 0.89 cm　　　　　2016 年 10 月病灶直径 0.89 cm

图1-7-3　病例2结节生长特点

病例3 患者肺部突然出现的磨玻璃结节。随访过程中，突然出现的磨玻璃结节多数是炎性结节，一般随访3~4个月有很大概率被吸收（图1-7-4）。

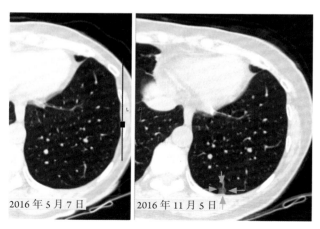

2016 年 5 月 7 日　　　　　2016 年 11 月 5 日

图1-7-4　病例3结节生长特点

病例4　患者2013年发现肺部结节，随访3年（2013—2016年），病灶逐步增大，2013年结节为5 mm大小，2016年为11.8 mm，3年生长6 mm，平均每年生长2 mm（图1-7-5）。

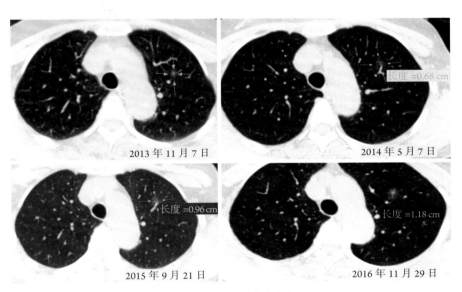

图1-7-5　病例4结节生长特点

病例5　患者随访7年，左肺上叶磨玻璃结节病灶（8 mm）没有明显变化（图1-7-6）。

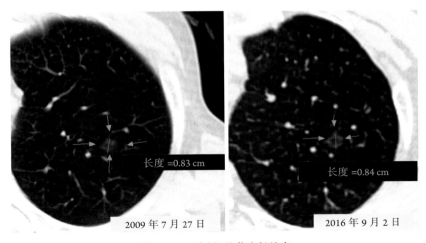

图1-7-6　病例5结节生长特点

病例6患者随访一年，3个磨玻璃结节消失2个（图1-7-7）。

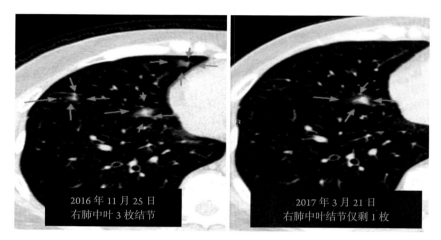

图1-7-7 病例6结节生长特点

病例7 患者随访2年（2014—2016年），病灶从0.48 cm增大到0.83 cm（图1-7-8）。

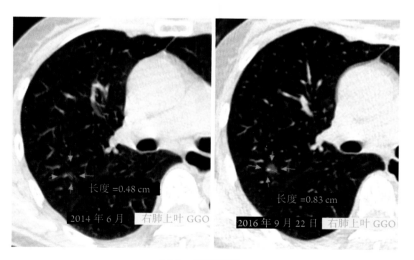

GGO，磨玻璃影。

图1-7-8 病例7结节生长特点

病例8 患者右肺上叶磨玻璃结节，随访4年（2013—2017年），病灶无明显变化（图1-7-9）

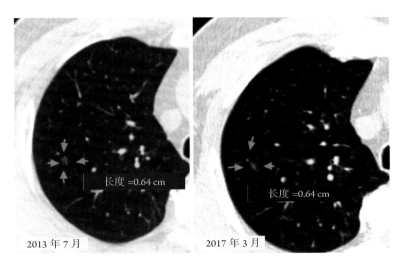

2013年7月　　　　　　2017年3月

图1-7-9　病例8结节生长特点

病例9 患者左肺上叶磨玻璃结节缓慢生长，随访7年（2010—2017年），结节从0.77 cm长到1.05 cm（图1-7-10）。

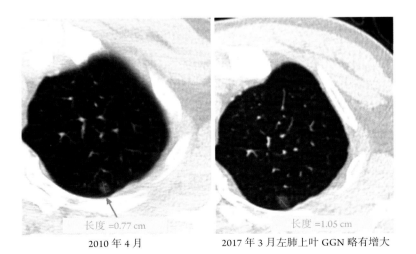

2010年4月　　　　　2017年3月左肺上叶GGN略有增大

GGN，磨玻璃结节。

图1-7-10　病例9结节生长特点

病例10 患者右肺上叶小磨玻璃结节，从2009年随访至2016年，病灶略有增大（图1-7-11）。

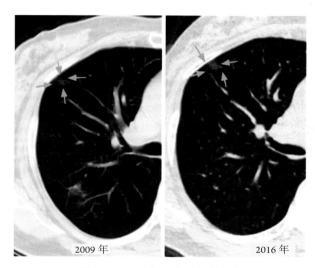

2009 年　　　　　　　　　　2016 年

图1-7-11　病例10结节生长特点

病例11 患者随访3年间磨玻璃结节略有增大，但仍未达到恶性程度（图1-7-12）。

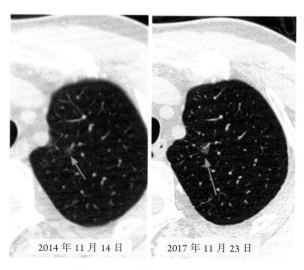

2014 年 11 月 14 日　　　　2017 年 11 月 23 日

图1-7-12　病例11结节生长特点

病例12 患者随访发现增大较快的磨玻璃结节，但病灶直径2年内增大并不多，术后病理分期仍为ⅠA期，并不影响整体治疗效果（图1-7-13）。

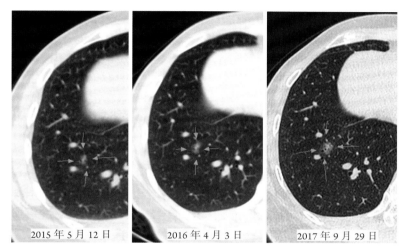

图1-7-13　病例12结节生长特点

病例13 患者7年时间内磨玻璃结节从5 mm的不典型腺瘤样增生（AAH），逐步增大到1.6 cm的微浸润性腺癌（MIA）（图1-7-14）。

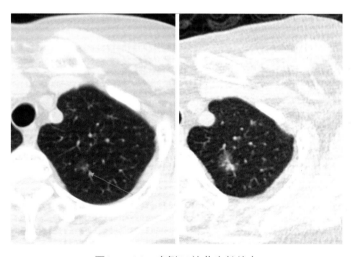

图1-7-14　病例13结节生长特点

病例14 患者2年间磨玻璃结节快速增大，从磨玻璃结节变成实性结节，2年时间从AAH进展到浸润性腺癌（较少见）（图1-7-15）。

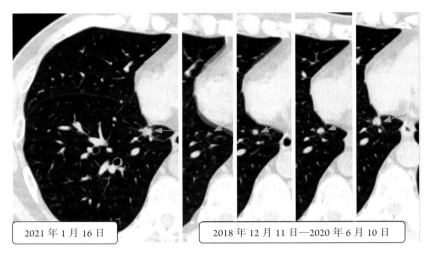

2021 年 1 月 16 日   2018 年 12 月 11 日—2020 年 6 月 10 日

图1-7-15 病例14结节生长特点

病例15 患者随访5年，磨玻璃结节逐步从不典型腺瘤样增生（AAH）增大变实，变为原位腺癌（AIS），见图1-7-16。

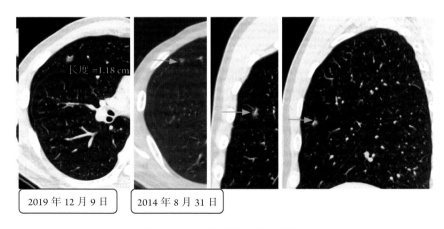

长度 =1.18 cm

2019 年 12 月 9 日   2014 年 8 月 31 日

图1-7-16 病例15结节生长特点

病例16患者随访2年，病灶增大4.7 mm（图1-7-17）。

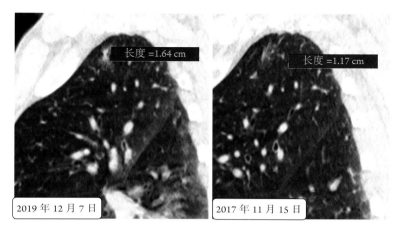

图1-7-17　病例16结节生长特点

第八节　磨玻璃结节会消失吗?

　　磨玻璃结节会消失吗? 答案是会的, 但这一比例很低。首次发现的磨玻璃结节, 有5%~6%的患者在短期随访 (2~3个月) 后, 会出现磨玻璃结节消失或缩小, 这些结节, 多数是肺部局部炎症或者少量积血, 在局部形成类似磨玻璃结节的影像表现, 经过一段时间随访, 炎症或积血吸收后, 磨玻璃结节可以消失。但此类患者总数不多。因此, 首次发现的磨玻璃结节患者, 除非特别典型, 一般建议至少随访1次。

一、哪些磨玻璃结节会消失?

　　会消失的磨玻璃结节具备以下特征: 磨玻璃结节未成形, 与周边关系边界不清楚, 更像炎症, CT值偏低, 密度散在, 没有明显实性成分。首次发现磨玻璃结节的患者, 近期有感冒、发烧、发水痘或肺部感染症状。因此, 如果近期有感冒、发热或肺部感染, 最好不要去做CT。

二、磨玻璃结节一般多久会消失?

　　绝大多数会消失的磨玻璃结节都是炎性的, 一般只会在初次发现的2~3个月后消失, 发现半年以上的结节, 一般不会消失。

三、随访中消失的结节的实例

　　病例1 患者左肺上叶磨玻璃结节, 没有接受特殊治疗, 随访3个月磨玻璃结节吸收 (图1-8-1)。

　　病例2 患者左肺下叶磨玻璃结节, 接受抗感染治疗, 随访3个月磨玻璃结节完全消失 (图1-8-2)。

　　病例3 患者抗感染治疗2周后, 随访1.5个月, 混合性磨玻璃结节明显吸收 (图1-8-3)。

　　病例4 患者随访3个月, 无特殊治疗, 左肺下叶结节吸收 (图1-8-4)。

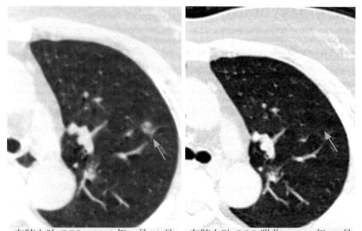

左肺上叶 GGO，2015 年 9 月 12 日　　左肺上叶 GGO 吸收，2015 年 12 月

GGO，磨玻璃影。

图1-8-1　病例1结节生长特点

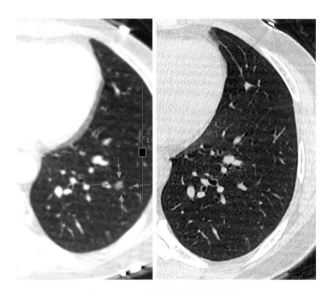

图1-8-2　病例2结节生长特点

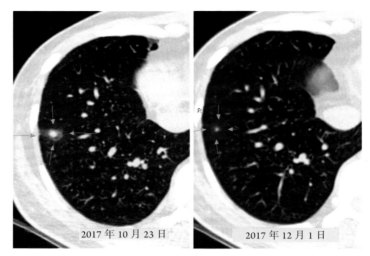

图1-8-3　病例3结节生长特点

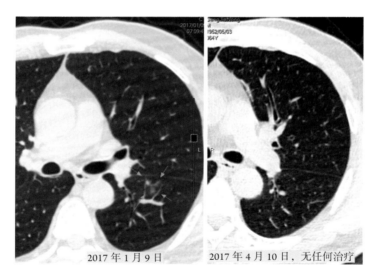

图1-8-4　病例4结节生长特点

22

病例5 患者左肺上叶磨玻璃结节，初次CT报告考虑早期肺癌不能排除，9天后复查，结节完全吸收（图1-8-5）。

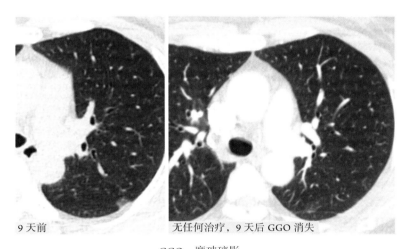

9天前　　　　　　　　　　无任何治疗，9天后GGO消失

GGO，磨玻璃影。

图1-8-5　病例5结节生长特点

病例6 患者右肺磨玻璃结节在随访中1枚消失，1枚持续存在（图1-8-6）。

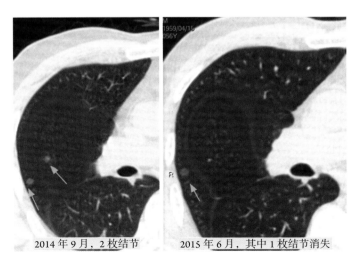

2014年9月，2枚结节　　　　2015年6月，其中1枚结节消失

图1-8-6　病例6结节生长特点

病例7 患者右肺上叶磨玻璃结节首次CT报告考虑恶性病变，7个月后复查磨玻璃结节完全消失（图1-8-7）。

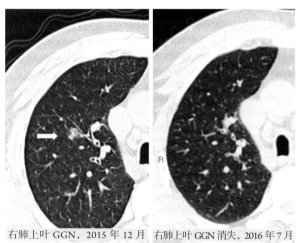

右肺上叶 GGN，2015 年 12 月　　右肺上叶 GGN 消失，2016 年 7 月

GGN，磨玻璃结节。

图1-8-7　病例7结节生长特点

病例8 患者左肺下叶磨玻璃结节，随访3个月后磨玻璃结节消失（图1-8-8）。

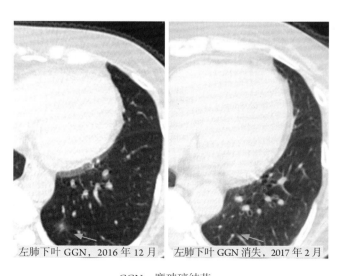

左肺下叶 GGN，2016 年 12 月　　左肺下叶 GGN 消失，2017 年 2 月

GGN，磨玻璃结节。

图1-8-8　病例8结节生长特点

病例9患者右肺上叶磨玻璃结节，随访2年，结节完全吸收（图1-8-9）。

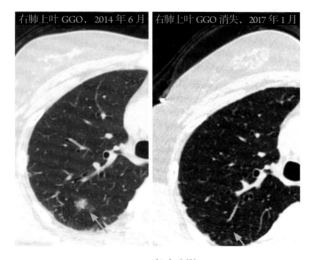

GGO，磨玻璃影。

图1-8-9　病例9结节生长特点

病例10患者右肺中叶磨玻璃结节、随访半年磨玻璃结节吸收（图1-8-10）。

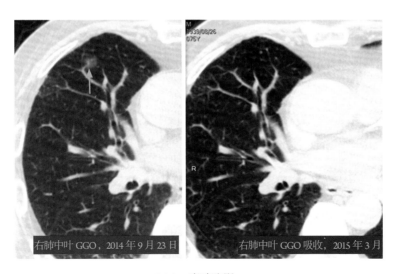

GGO，磨玻璃影。

图1-8-10　病例10结节生长特点

第二章　磨玻璃结节患者的诊断与随访

第一节　磨玻璃结节患者的就诊

许多患者初次发现磨玻璃结节，非常惊慌，到处就诊，很多小磨玻璃结节患者为了看门诊，排队等很久，或者在网上问诊，但往往因为资料不全，医生难以给出有效的诊断。

磨玻璃结节患者就诊的方式非常重要，不同于其他疾病，磨玻璃结节对CT图的要求很高。

（1）最好是薄层CT扫描（1 mm一层最好），没有高清晰的CT图就难以揭开磨玻璃结节的神秘面纱。

（2）对于片子的介质要求很高，常规的胶片往往看不清楚，最好有电子版的CT图才能看清楚。

（3）即使有了电子版高清晰的CT图，如果没有合适的DICOM文件和恰当的软件，很多磨玻璃结节的参数无法测量，无法进行三维重建，都将影响诊断的精度。

（4）如果没有DICOM文件，可以测量好病灶的直径，CT值；最好有重建的冠状位或矢状位的图片。

（5）如果CT报告上有二维码，记得扫描，看看有没有电子版CT图，如果有，一定将二维码发给医生，同时提供患者身份证号后6位数字。

（6）电子版CT图一般可在当地医院的放射科或者是信息科处拷贝，需要用U盘或光盘拷贝到电子版。

（7）如何拿到肺结节的关键层面的CT图：CT图最好是电子版，请当地医生帮助找到病灶所在层面的片子。

总而言之，患者若想获得最佳的问诊效果，问诊时所用的CT图需满足以下4个要素。首先，要有一张完整的片子；其次，要测量病灶的最大直径；再次，要做矢状位和冠状位的重建，看看病灶其他层面有多大，如果其他层面只是一条线，可能不是恶性病变，只是慢性炎症（肿瘤多表现为球形，炎症多表现为片状或条索状）；最后，要测量一下病灶整体的CT值。以上要素如果都能达到，则有利于诊断。

例1展示了一个比较糟糕的问诊例子。

例1：大夫，你好，我发现了一个磨玻璃结节，我把片子发给你（图2-1-1），你帮我诊断一下。

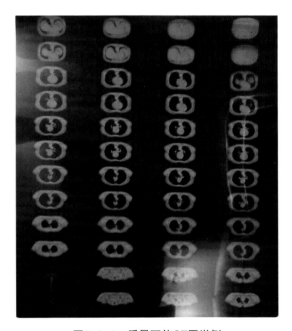

图2-1-1 质量不佳CT图举例

点评：这样一个大的片子，完全倒挂着，除非肺部结节非常大，非常明显，否则一般无法提供有效诊断。

例2是一个比较优秀的问诊例子，可以节约自己的时间。

例2：大夫，你好，我发现了一个磨玻璃结节，我把片子发给你（图2-1-2），你帮我诊断一下。

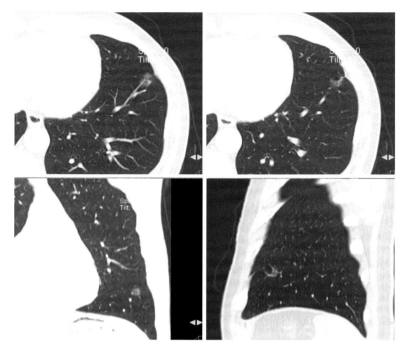

图2-1-2　高质量CT图举例

点评：这位患者虽然只提供了一张CT图，但提供了关键层面的影像，可以直接诊断出该结节为肺癌。

最好能在CT图上标注出结节的直径，比如图2-1-3。如果只有CT图，医生无法直接测量病灶大小。

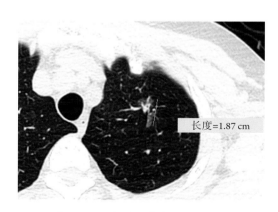

图2-1-3　标注结节直径的影像图

结节的CT值对于评估磨玻璃结节的良恶性也很重要。肺部病灶的CT值直接反应病灶内容物的多少。图2-1-4中，结节直径只有5 mm，CT值为−740 Hu，是个典型良性病变。

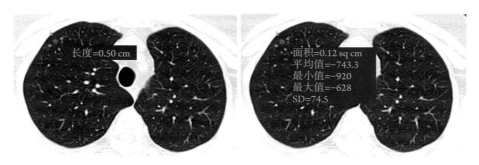

图2-1-4　标注结节直径和CT值的影像图

通过CT图判断病灶的边缘是否清楚。单纯性磨玻璃结节与常规肺结节不同，常规实性结节或混合性磨玻璃结节边缘模糊，边界不清提示结节可能为恶性。而单纯性磨玻璃结节恰恰相反，如果边缘模糊反而良性概率高，如果边缘界限清楚反而恶性可能性高。图2-1-5中，结节明显，边缘界限清楚，是典型的早期肺癌。

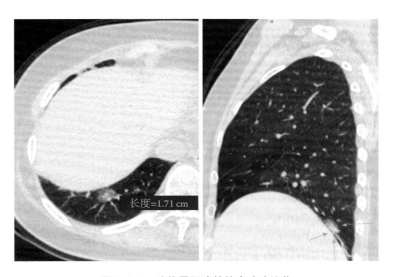

图2-1-5　边缘界限清楚的磨玻璃结节

　　图2-1-6中显示的结节虽然大，但边缘界限不清楚，是一个良性磨玻璃结节。

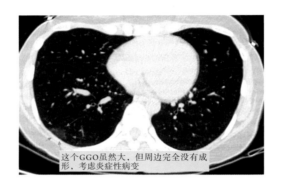

GGO，磨玻璃影。
图2-1-6　边缘界限不清楚的磨玻璃结节

第二节　磨玻璃结节的CT报告解读

经常有患者提问"如何理解CT图上的术语？我看不懂CT报告"，本节内容主要为广大患者解读磨玻璃结节的CT报告。

磨玻璃结节与以往肺部结节不同，恶性磨玻璃结节的基本条件包括：直径较大，密度较深，周围境界较清楚。如果一个磨玻璃影边缘模糊，炎症的可能性反而增加，因此看到报告里的边缘模糊不要紧张。

报告中还经常出现Img、image或IMG这类缩写，这是告知病灶所在层面的信息，指所描述的现象出现在第几张CT图上，而不是指尺寸大小，不用紧张。但是，当肺部CT"影像学诊断"出现英文缩写时患者就需要警惕了，很多恶性肿瘤都用英文缩写代表。比如MT代表恶性肿瘤、CA代表癌症，看到这两个缩写需要立即就医。MIA代表微浸润性腺癌、AIS代表原位癌，这两个缩写分别代表早期癌症，患者需要咨询专业医生，但不必太焦虑，因为这两种肺癌为早期，发展缓慢，治愈率接近100%。如果CT报告上写"肿物、占位、软组织影"，就要当心，需要进一步诊治。

AAH代表不典型腺瘤样增生，这是癌前期病变，基本考虑为良性的，只是有可能演变成肺癌，需要定期复查。出现GGO或GGN代表磨玻璃结节，不能确定良恶性，基本上只有10%~15%的磨玻璃结节是恶性的，需要手术治疗，其他多数只需要随访。

如果"影像学诊断"看到有异常，比如有结节或磨玻璃病变，则需要回过头去看看"影像学表现"的描述，特别留意尺寸大小，越小越不要紧，<8 mm通常都不需要立即处理。尺寸测量是有误差的，前后复查时如有细微的尺寸差别，不必太过纠结。

如果CT报告上有个二维码，记得拿手机扫描一下，目前很多医院已经将电子版CT图上传到网上，如果能够找到电子版CT图为最佳，直接将二维码拍照发给医生看，同时提供患者身份证号或手机号码后6位数字。

如果CT报告中有双肺条索影，点状结节，微小结节，考虑慢性增殖灶，陈旧性病灶，少许间质性改变，钙化灶，胸膜增厚，淋巴结略增大，胸腔少量积液，局部肺气肿等描述，多数情况下是良性病灶的概率大，当然也并不是绝对没问题。

术后患者CT报告中如果出现胸腔少量积液，胸膜增厚粘连，支气管截断，断端金属影，余肺高密度影，符合术后改变等诊断，多数为术后良性正常改变。

　　如果CT报告建议抗炎后复查，还要不要抗炎呢？这种情况，需要具体分析，因为出具CT报告的医生往往并不了解患者具体的临床症状或临床表现，如果是新近突然出现的肺部阴影，患者伴有咳嗽、咳痰或发热症状，血常规化验提示有炎症，存在肺部感染可能的情况下，可以考虑抗感染治疗。如果肺部这个结节或阴影已经发现好几个月或好几年，没有任何变化，患者平时也没有咳嗽、咳痰或发热症状，就没有必要去进行抗感染治疗，因肺部炎症不会存在好几年或好几个月没有发生任何变化。

第三节　DICOM文件及打开方法

去医院做完CT检查，拿到CT报告后，患者可能还需要CT电子版。一般患者会主动向医生提出这样需求，影像科医生可能会提供一张光盘，可能有时候需要患者提供移动U盘，这时患者会纳闷为什么医生通过这样的方式提供文件，为什么不是图片，不是胶片，或者打印版的小图像？这是因为患者的情况是千差万别的。医生读CT图的"金标准"是将光盘（或U盘）刻录成DICOM无损格式，这个格式可以进行MPR二维、三维重建，医生会附赠一个读片软件，也可以在网上下载免费软件（RadiAnt DICOM Viewer软件）；"银标准"是刻成.jpg图片格式，只能放大，不能处理；"铜标准"是胶片上有病灶放大图像、重建图像；"铁标准"是将病灶浓缩到邮票大小胶片上，医生需配备放大镜。磨玻璃结节CT影像存放在医院电脑系统中，例如，拍了1 mm薄层平扫CT，打印出来的却是1 cm层厚，无疑这种CT图根本看不出任何东西，即便有显示结节，也无法看出其形态。

下面展示一系列直观的图片（图2-3-1~图2-3-3），可以看出这些图片的区别。

当我们使用电脑打开光盘或者U盘，出现一堆".dcm"后缀的文件，那么这是什么文件呢？如何打开这些文件？下面给您科普一下。

DICOM（digital imaging and communications in medicine）即医学数字成像和通信，是医学图像和相关信息的国际标准（ISO 12052）。它定义了质量能满足临床需要的可用于数据交换的医学图像格式。DICOM标准中存储的内容除了患者的CT值，还包含了CT机器的信息、层厚、时间戳、患者基本信息等，这些文件都可以在CT文件中查到。

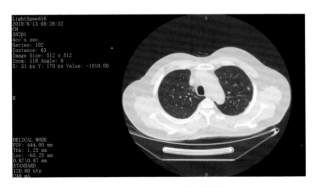

图2-3-1　DICOM阅读器

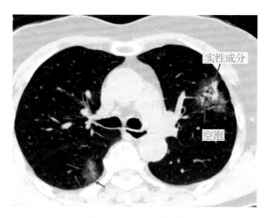

图2-3-2　JPG格式

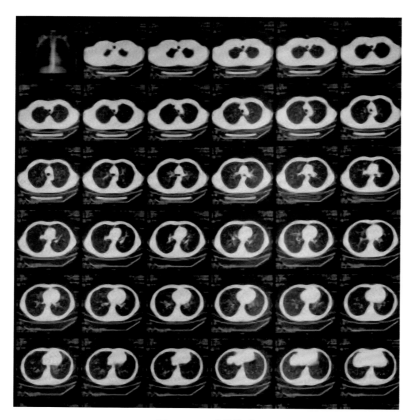

图2-3-3　胶片格式

　　DICOM文件需要专业的软件才能查看，有些医生提供DICOM文件的同时，也会提供一个DICOM阅读软件，只需要直接安装软件就可以读片了。如果有些医生并没有提供阅读软件，传统的阅读软件包括RadiAnt DICOM Viewer软件、ONIS软件、小赛看看等，在这些软件里任选其一安装，打开并导入DICOM格式的文件，就能浏览到所有的CT图像。

第四节　如何将DICOM文件转化为普通图片

　　经常碰到患者需要将电子版CT图发给医生的情形，但需要医生自己下载DICOM文件，再读取文件，常需花费很久的时间才能答复患者，影响了诊疗效率。患者可以自行学习将DICOM文件转化为普通图片格式的方法，再将普通图片上传给医生。医院给的U盘或光盘里通常是包含DICOM文件夹和图片打开软件。患者也可以自行学习和使用ONIS软件或RadiAnt DICOM Viewer等软件。

　　下面以ONIS软件为例（图2-4-1），演示一下如何将DICOM文件转化为可读的文件。

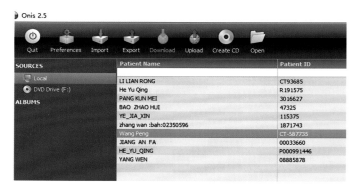

图2-4-1　ONIS软件界面

　　步骤1：点击import图标，选择需要导入的DICOM文件，可以选择DICOM所在文件夹，或者光盘，导入完成后，可以在患者姓名栏找到病例（图2-4-2）。

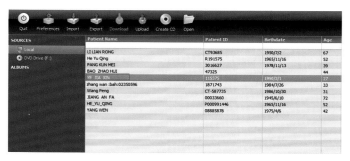

图2-4-2　步骤1操作界面

步骤2：在界面右下角找到具体图片，其中有300~600张图片是最清晰的薄层图片，其他可能是厚层图片（图2-4-3）。

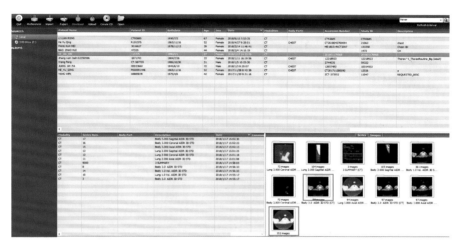

图2-4-3　步骤2操作界面（圈出部分即为薄层图片）

步骤3：双击这部分图片（图2-4-4）。

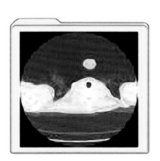

353 images

图2-4-4　步骤3操作界面

步骤4：就会出现如图2-4-5所示的界面。

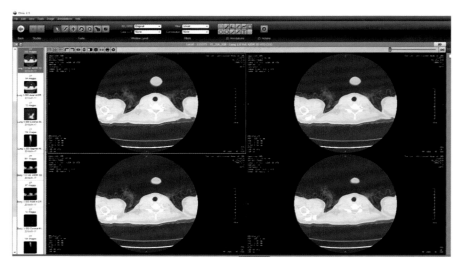

图2-4-5　步骤4操作界面

步骤5：双击任意图片就能得到最大化的图片。

（1）如果图片像图2-4-6一样略有灰色，说明是肺窗，可以直接导出。

（2）如果是纯黑色的（图2-4-7），表示这是纵隔窗，需要转化成肺窗，再导出。

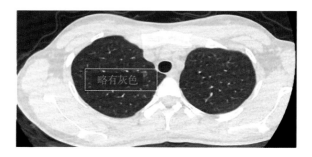

图2-4-6　肺窗

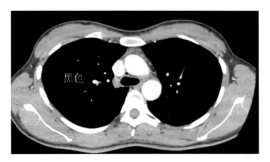

图2-4-7 纵隔窗

（3）转化为肺窗的方式可依照如下步骤操作（图2-4-8~图2-4-12）。

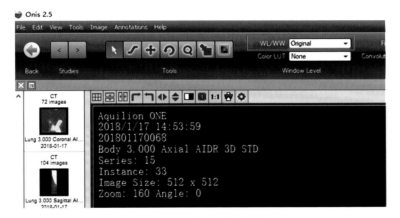

图2-4-8 纵隔窗转化为肺窗的操作界面

步骤1：点击"set manually"，依照图2-4-9所示调整数字，就可以得到肺窗图片了。

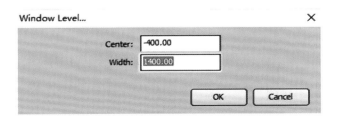

图2-4-9 步骤1操作界面

步骤2：再将所有图片导出，如图2-4-10所示，使用右键点击export images选项。

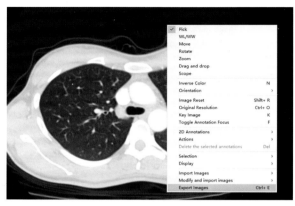

图2-4-10　步骤2操作界面

步骤3：如图2-4-11所示，在弹出的对话框中选择.jpg格式，再点击右下角的export按钮。

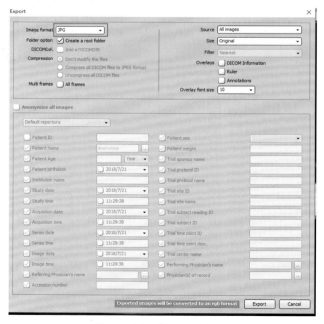

图2-4-11　步骤3操作界面

步骤4：选择文件放置的位置（图2-4-12）。

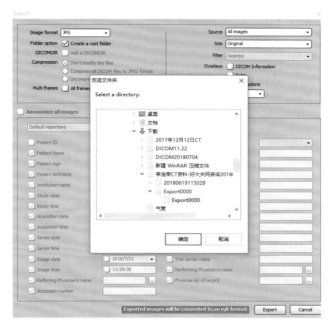

图2-4-12 步骤4操作界面

第五节　磨玻璃结节的良恶性判定

一、磨玻璃结节多大是恶性

在临床中经常被患者提问，自己的磨玻璃结节到底有多大？半年一次的随访到什么时候能结束？结节长到多大是恶性的？长到多大要手术？

医生的回答是，病灶的直径大小，只是医生判断良恶性的一个参考指标，除了直径以外，医生还要考虑结节的密度、形态、三维重建后的厚度、边界是否清晰，以及有无胸膜牵拉等多种因素。一些磨玻璃结节很大，但形态上，或三维重建后，看上去像良性的，也可以安全随访。病灶直径大小并不是判断手术与否的唯一决定因素。

二、磨玻璃结节良恶性概率有多大？磨玻璃结节直径5 mm迟早要手术？

患者常问到这样一些问题，自己的磨玻璃结节良性的概率有多大，恶性概率有多大？是不是直径5 mm的结节迟早要手术，如果迟早要手术，是不是现在就手术比较好。

医生的回答是，并不是所有5 mm结节都要手术，在临床上，个别患者结节很小，但密度较高，有恶性形态，接受手术切除后发现是早期肺癌，但大多数5 mm左右磨玻璃结节是良性的，可以安全随访。

"磨玻璃结节5 mm迟早要手术"这一说法是谣言！事实上，多数5 mm磨玻璃结节根本不需要手术，只需要随访。门诊患者中，有85%~90%的磨玻璃结节患者都只需要随访，约10%的患者需要手术治疗，还有5%的患者介于良恶性之间，可以考虑手术或密切随访观察。事实上，磨玻璃结节5 mm的绝大多数患者都不需要手术！

三、恶性磨玻璃结节的判定方法

患者不必谈到磨玻璃结节就色变，肺部出现磨玻璃影也不一定是癌症。有时候，肺部炎症、出血、纤维化（炎症后遗留的瘢痕）都可以造成此变化。那么医生要如何判断出磨玻璃结节是否为恶性病变呢？

（一）磨玻璃结节的位置

首先医生会通读整个CT图，依次标注CT图上的所有可疑结节（图2-5-1）。

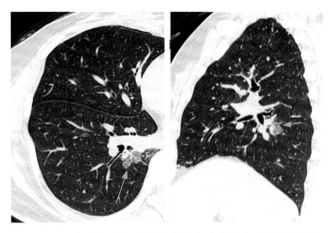

图2-5-1　隐匿在肺门血管周边的磨玻璃结节（横断位及矢状位）

（二）磨玻璃结节的大小

医生会看病灶的大小（图2-5-2），病灶的大小不是磨玻璃结节恶性的决定性因素，但对于密度较高的结节，超过1 cm以上，多数有恶性风险，即使结节的CT值只有-700 Hu左右。

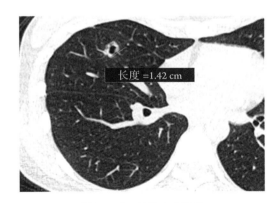

图2-5-2　结节大小标注

（三）磨玻璃结节的数量

病灶的数量本身不能决定单个结节的良恶性，但多发的、处于各种不同发展阶段的磨玻璃结节，反而提示结节恶性概率的升高（图2-5-3）。

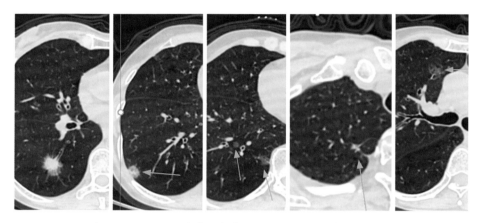

图2-5-3 同一位患者，右肺上、中、下叶多发磨玻璃结节

（四）磨玻璃结节的密度

磨玻璃结节的密度是决定结节良恶性的一个关键因素（图2-5-4~图2-5-5），有些结节虽然很小，但密度高，存在恶性风险；有些结节很大，但密度低，恶性风险也低。

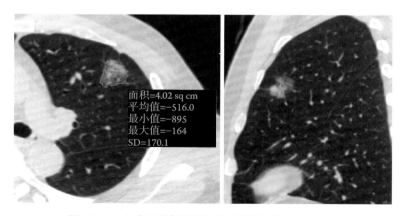

图2-5-4 左肺上叶磨玻璃结节，平均CT值为-516 Hu

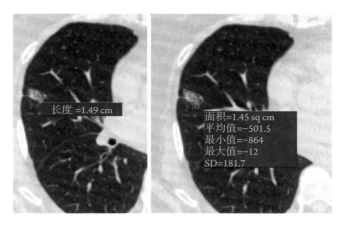

长度 =1.49 cm

面积=1.45 sq cm
平均值=-501.5
最小值=-864
最大值=-12
SD=181.7

图2-5-5 右肺中叶磨玻璃结节，平均CT值为-501 Hu

（五）磨玻璃结节的形态

通过判断磨玻璃结节是否有毛刺征，荷包蛋征，胸膜牵拉，是否有牛眼征，是否有小空泡，或小空洞，是否是囊腔型结节，是否有实质性成分来鉴别其良恶性（图2-5-6~图2-5-12）。

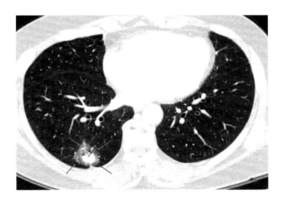

图2-5-6 混合性磨玻璃结节，形态类似荷包蛋

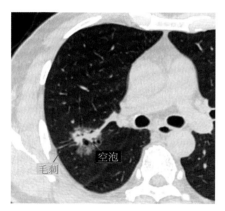

图2-5-7　伴有明显毛刺、空泡征的混合密度磨玻璃结节

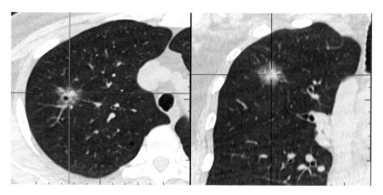

图2-5-8　荷包蛋样混合密度磨玻璃结节

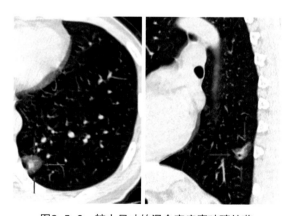

图2-5-9　较小尺寸的混合密度磨玻璃结节

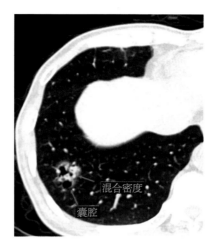

图2-5-10　包含囊腔的混合密度磨玻璃结节

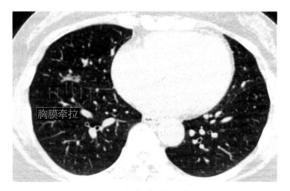

图2-5-11　右肺中叶磨玻璃结节，贴近叶间裂胸膜，可以看到明显的胸膜牵拉

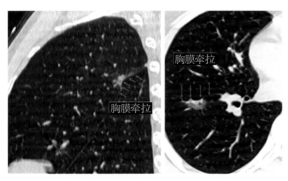

图2-5-12　结节胸膜牵拉示例

（六）磨玻璃结节的三维重建

有些结节形态不典型，需要从其他冠状位或矢状位（图2-5-13~图2-5-16）评估结节。如果结节呈球形，恶性风险高；如果结节是圆盘状，恶性风险低。

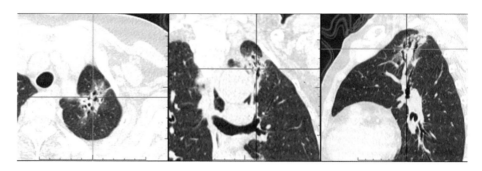

病灶的横断位、冠状位及矢状位。

图2-5-13　囊腔样混合密度磨玻璃结节病例1

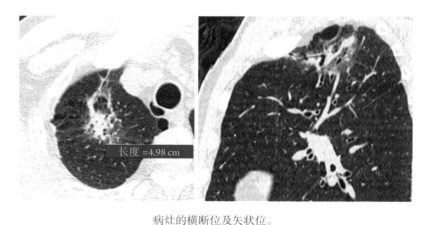

病灶的横断位及矢状位。

图2-5-14　囊腔样混合密度磨玻璃结节病例2

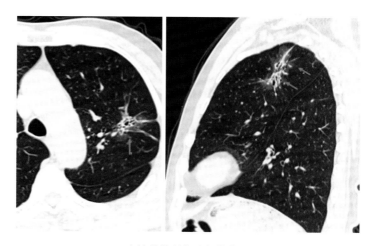

病灶的横断位及矢状位。

图2-5-15　囊腔样混合密度磨玻璃结节病例3

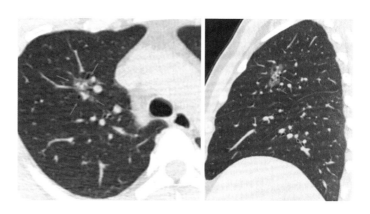

病灶的横断位及矢状位。

图2-5-16　磨玻璃结节病例4

（七）磨玻璃结节的边界

肿瘤性磨玻璃结节的边界较为光整，与周围组织界限明显，而炎症性磨玻璃结节往往周边较为模糊。

综合以上7个因素可以评估结节是肿瘤性病变还是炎症性病变，如果评估为肿瘤性病变，再评估肿瘤性病变的程度，以及是否便于手术。如果需手术治疗，需要考虑采取何种手术方式，一般为微创手术，单孔电视辅助胸腔镜手术（video-assisted thoracic surgery，VATS）。如果是AIS，需要切除肺叶者，建议随访。如果考虑为非肿瘤性病变，可以6~12个月随访，如果考虑为AAH，也可以采取6~12个月随访，如果考虑是AIS，同时患者希望得到观察随访的，建议3~6个月复查。

直径小、密度较低的磨玻璃结节生长速度慢，建议6~12个月随访；直径>1 cm、密度较实性的磨玻璃结节，生长速度快，建议3个月左右随访1次。

四、典型恶性磨玻璃结节

典型的磨玻璃结节肺癌的形态有什么特点呢？以下展示的病灶是典型的磨玻璃结节肺癌（图2-5-17~图2-5-41）。

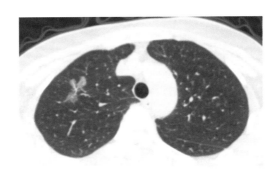

图2-5-17　花瓣样的磨玻璃结节

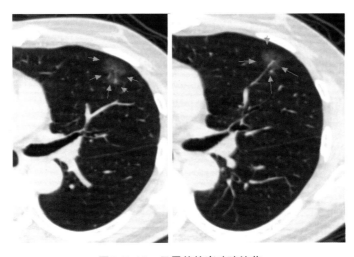

图2-5-18　云雾状的磨玻璃结节

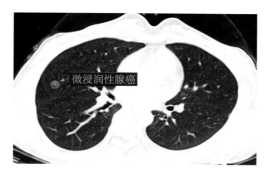

图2-5-19　牛眼样磨玻璃结节

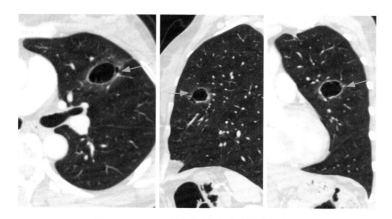

图2-5-20　伴有空洞的磨玻璃结节示例1

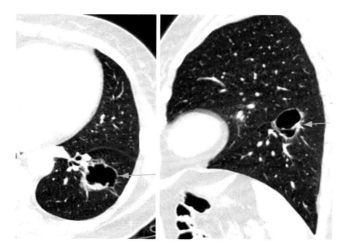

图2-5-21　伴有空洞的磨玻璃结节示例2

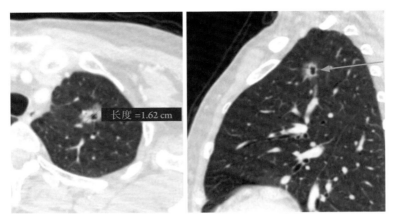

图2-5-22　伴有小空泡的磨玻璃结节示例1

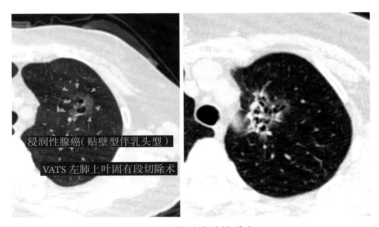

VATS，电视辅助胸腔镜手术。

图2-5-23　伴有小空泡的磨玻璃结节示例2

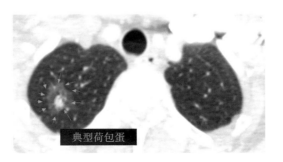

图2-5-24　典型荷包蛋型混合性磨玻璃结节

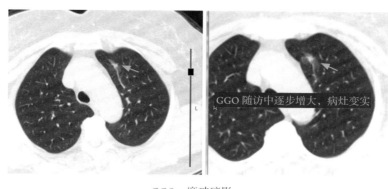

GGO，磨玻璃影。

图2-5-25　磨玻璃结节随访中逐步增大、变实

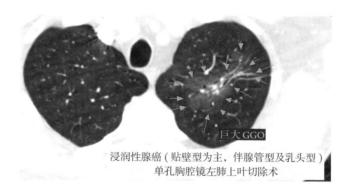

浸润性腺癌（贴壁型为主，伴腺管型及乳头型）

单孔胸腔镜左肺上叶切除术

GGO，磨玻璃影。

图2-5-26　巨大的磨玻璃结节

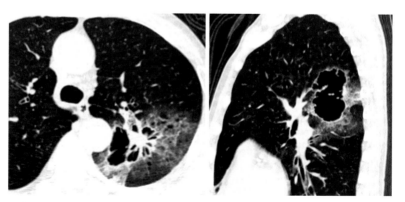

肺气肿会导致肺泡腔扩张，肺气肿背景下的磨玻璃结节一定要非常谨慎，否则容易漏诊或误诊。

图2-5-27　磨玻璃结节伴肺泡腔扩张

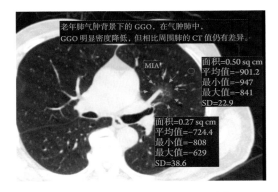

GGO，磨玻璃影；MIA，微浸润性腺癌。

图2-5-28　老年肺气肿背景下的磨玻璃结节

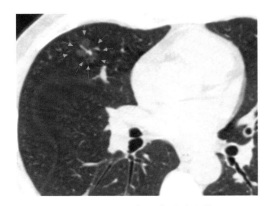

图2-5-29　风车样磨玻璃结节

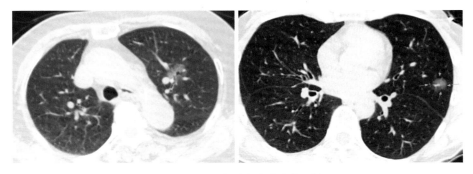

图2-5-30　寻常型磨玻璃结节示例1

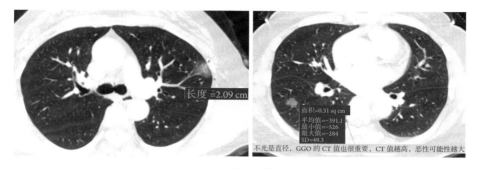

GGO，磨玻璃影。

图2-5-31　寻常型磨玻璃结节示例2

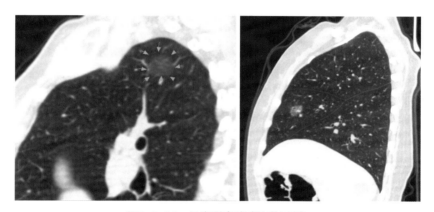

图2-5-32　寻常型磨玻璃结节示例3

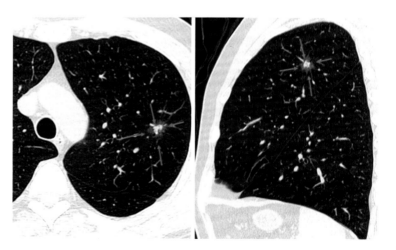

图2-5-33　寻常型磨玻璃结节示例4

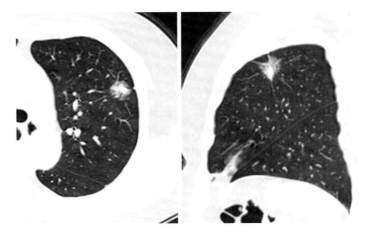

图2-5-34 寻常型磨玻璃结节示例5

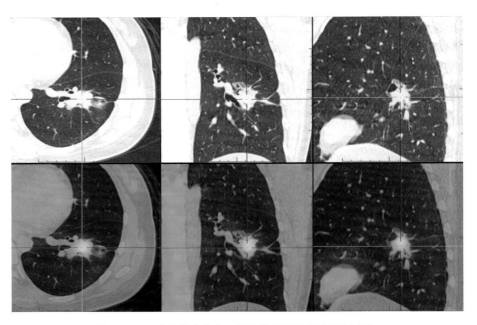

图2-5-35 实性结节为主，周边伴少量磨玻璃成分示例1

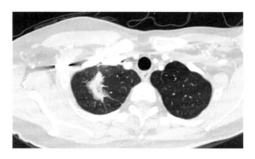

图2-5-36　实性结节为主，周边伴少量磨玻璃成分示例2

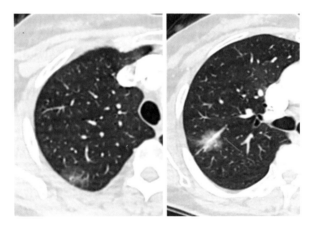

图2-5-37　伴有明显血管增粗的磨玻璃结节

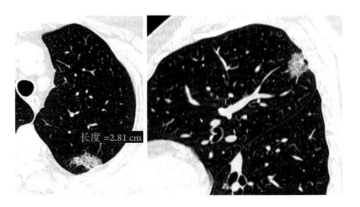

不同于混合性磨玻璃结节，它的成分比较混合，没有特别的实性界限。

图2-5-38　混杂性磨玻璃结节

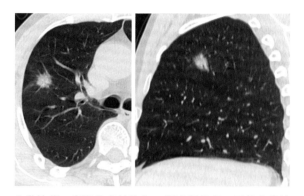

此类结节，密度分布较均匀，但密度较高，不能定义为
常规的单纯性磨玻璃结节。

图2-5-39　均匀的高密度磨玻璃结节示例1

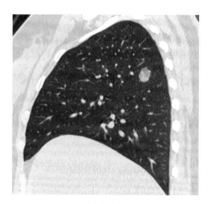

图2-5-40　均匀的高密度磨玻璃结节
示例2

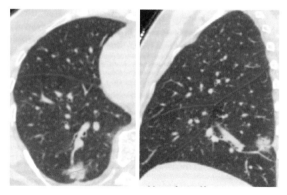

图2-5-41　均匀的高密度磨玻璃结节示例3

第六节　非典型恶性磨玻璃结节

"本章第五节 磨玻璃结节的良恶性判定"中展示了典型磨玻璃结节的形态特点，这一节再来看看非典型恶性磨玻璃结节的形态有什么特点。以下展示的病灶是非典型恶性磨玻璃结节。

（1）带有空泡的磨玻璃结节（图2-6-1~图2-6-3）。

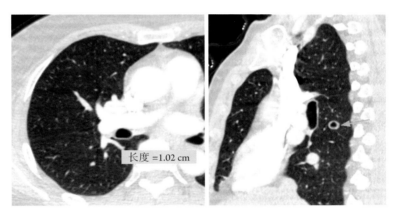

图2-6-1　带有空泡的磨玻璃结节示例1

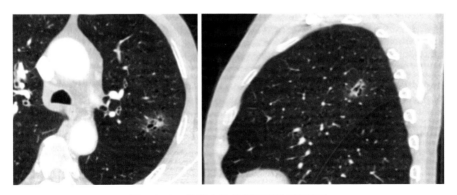

图2-6-2　带有空泡的磨玻璃结节示例2

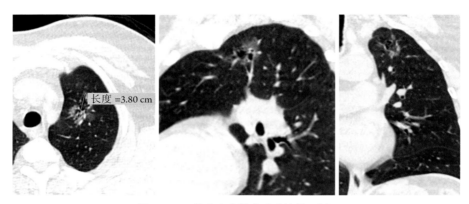

长度 =3.80 cm

图2-6-3　带有空泡的磨玻璃结节示例3

（2）囊腔型磨玻璃结节。它的特点是空洞的外周是薄壁，薄壁是淡淡的磨玻璃影，有时不典型，容易漏诊。仔细看图2-6-4所示的空洞，周边都是磨玻璃成分。

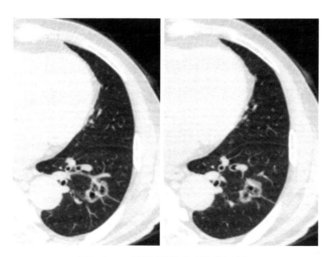

图2-6-4　囊腔型磨玻璃结节示例1

仔细看示例2的影像，它的磨玻璃晕边（图2-6-5）。

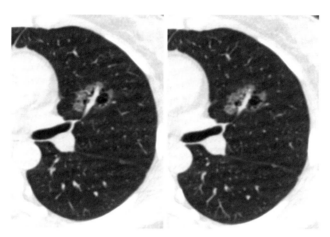

图2-6-5 囊腔型磨玻璃结节示例2

（3）图2-6-6~图2-6-7展示的是典型的囊腔型肺癌，其中有一个较大的空腔。

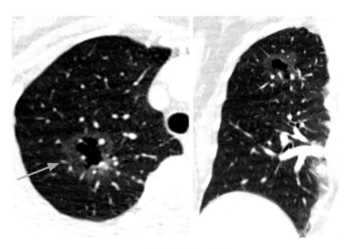

图2-6-6 典型的囊腔型肺癌示例1

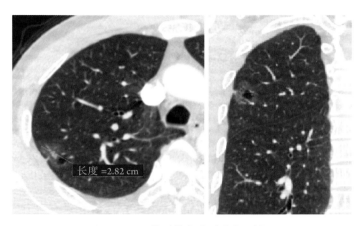

图2-6-7　典型的囊腔型肺癌示例2

（4）图2-6-8展示的是形态不规则的结节，结节周围伴有磨玻璃晕边。

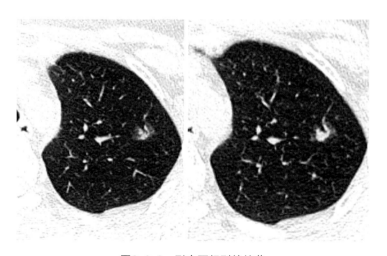

图2-6-8　形态不规则的结节

（5）图2-6-9展示的是密度较淡且范围较大的磨玻璃结节。

有时候，密度很淡的磨玻璃结节容易被误诊为炎症性病变，一定要当心，这种结节虽然范围很大，密度很淡，但病灶有明显成形的轮廓，边界较清晰，而炎症性病变往往是边界比较模糊的。

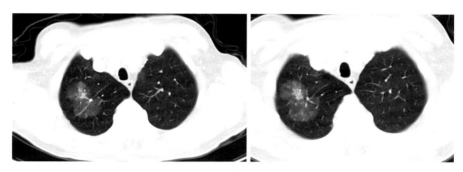

图2-6-9　密度较淡且范围较大的磨玻璃结节

（6）图2-6-10展示的是伴有分叶状磨玻璃结节的CT影像。

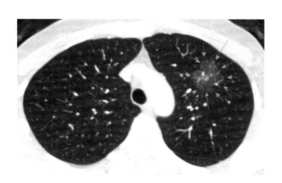

图2-6-10　伴有分叶状的磨玻璃结节

（7）有时候，某些患者可以同时出现较多的磨玻璃结节，如图2-6-11所示。

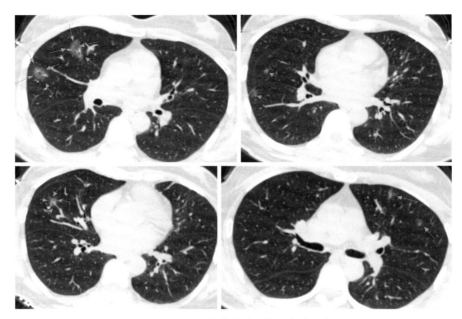

图2-6-11　多发磨玻璃结节患者的图片

（8）图2-6-12~图2-6-13展示的是血管在其中穿行的磨玻璃结节和沿着支气管行走的磨玻璃结节。

有时候，有些磨玻璃结节长在靠近肺门血管结构周围，由于周围的血管支气管的遮挡，容易漏诊，需要仔细鉴别。

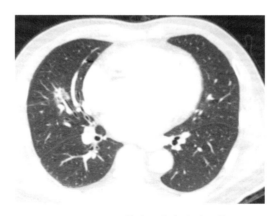

图2-6-12　血管穿行的磨玻璃结节

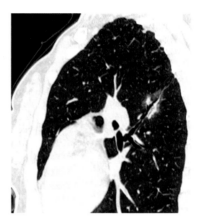

图2-6-13　沿着支气管血管走行的
磨玻璃结节

　　总有患者询问结节旁边有个血管要不要紧，是不是容易转移。其实患者不必过于担心，这种情况下一般对于预后影响不大，这些结节本身还不具备转移的能力，只是恰巧长到了血管周围，所以不必过于担心。

　　（9）图2-6-14展示的是位置不确定的磨玻璃结节。

　　有时候，单纯看横断面CT无法确定病灶所在位置，需要三维重建，或通过矢状位或冠状位CT，才能判断结节位置（图2-6-14）。

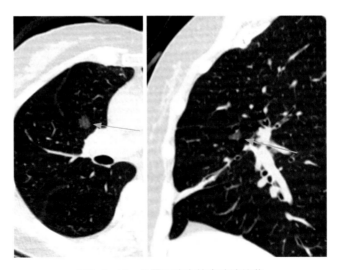

图2-6-14　位置不确定的磨玻璃结节

第七节 肺良性磨玻璃CT表现——容易误诊为肺癌的磨玻璃结节或磨玻璃影

临床工作中，经常会遇到一些患者在常规体检时，发现报告上写着肺内磨玻璃结节或磨玻璃影（GGO/GGN），误以为是肺癌。其实很多良性疾病也可以表现为磨玻璃影或磨玻璃结节。大可不必谈"磨玻璃"而色变。下面就列举一些良性磨玻璃结节。

（1）肺内差异性灌注，主要是由于肺内不同区域肺通气不同而造成的（图2-7-1）。

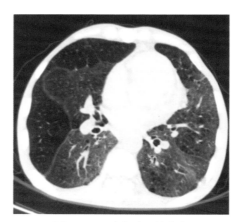

图2-7-1 肺内差异性灌注

（2）图2-7-2展示的是1例弥漫性的磨玻璃影，这是一个粉尘沉积，导致双侧弥漫性磨玻璃小结节，也不是肺癌。

（3）图2-7-3展示的是1例肺内炎症后改变的CT影像，可以看得出有明显的肺泡样结构。这种是良性表现，依靠医生的火眼金睛才能分辨。

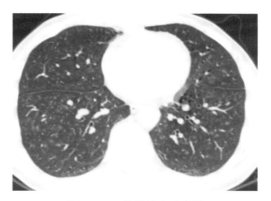

图2-7-2　弥漫性磨玻璃影

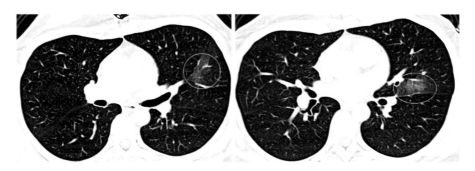

图2-7-3　肺内炎症后改变

（4）图2-7-4展示的是马赛克灌注的CT影像。

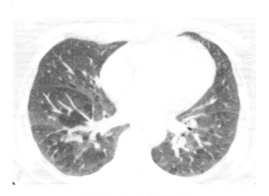

图2-7-4　马赛克灌注

（5）肺泡蛋白沉积症主要表现为双肺多发铺路石样改变（图2-7-5~图2-7-6）。

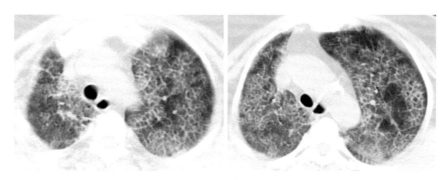

图2-7-5　肺泡蛋白沉积症示例1

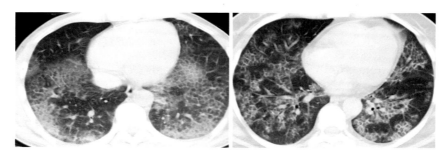

图2-7-6　肺泡蛋白沉积症示例2

（6）图2-7-7~图2-7-8展示的是不典型肺内阴影的CT影像。

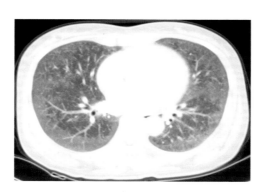

图2-7-7　不典型肺内阴影示例1

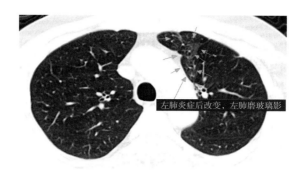

左肺炎症后改变，左肺磨玻璃影

图2-7-8　不典型肺内阴影示例2

（7）放射性肺炎。有些乳腺癌患者，乳腺癌术后接受胸部放化疗，胸部可以出现放射性肺炎，此类放射性肺炎千万不要误认为是磨玻璃影肺癌。

（8）外源性脂质性肺炎，以下展示1例典型病例。

患者，女，2017年胸部CT提示肺部未见明显异常，2018年，患者被诊断为干燥性鼻炎，2018年11月开始，患者开始使用复方薄荷脑滴鼻油滴鼻，每天晚上睡觉前滴鼻2～3 mL，为了强化效果，患者特地增加了用量。2019年4月，患者胸部CT发现右肺下叶为主的多发磨玻璃影。2019年6月，复查胸部CT，右肺下叶仍为多发磨玻璃影，但有些部位的病灶有吸收，有的部位病灶有缩小（图2-7-9~图2-7-11）。同时，患者的细菌、真菌、隐球菌、结核菌检查均为阴性。结合患者病史，考虑患者为外源性类脂性肺炎，导致肺内下叶磨玻璃影。

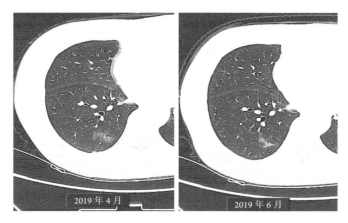

2019 年 4 月　　　　2019 年 6 月

图2-7-9　胸部CT发现右肺下叶为主的多发磨玻璃影1

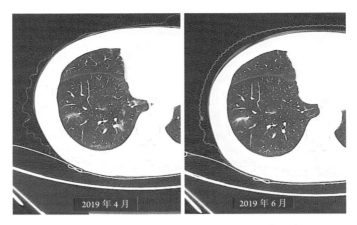

图2-7-10　胸部CT发现右肺下叶为主的多发磨玻璃影2

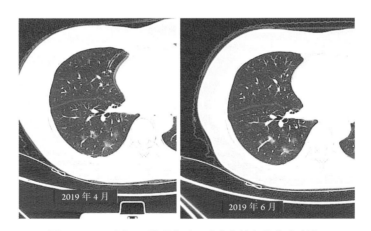

图2-7-11　胸部CT发现右肺下叶为主的多发磨玻璃影3

　　便秘患者长期口服石蜡油，或鼻炎患者长期使用油性滴鼻液，尤其是睡前，或卧位使用时，容易发生外源性类脂性肺炎，如果希望明确诊断，可以采用气管镜下肺泡灌洗液，查嗜脂细胞，或脂肪小滴（脂肪染色）确诊。

　　因此，发现肺部磨玻璃影的患者，如果是长期应用滴鼻油的患者，一定要排除外源性类脂性肺炎（滴鼻油误吸到肺部，最常见是下肺野），特别是随访过程中，磨玻璃影变化差异很大，在有的吸收、有的进展的情况下，多数是良性病变，不可盲目进行手术切除。

　　（9）肺内出血灶。患者出现反复咳嗽症状，痰中带血，为血块，实性病灶周边磨玻璃影是肺内出血（图2-7-12）。

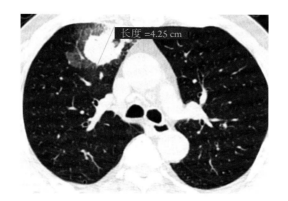

图2-7-12　肺内出血灶

图2-7-13展示了1例右肺下叶出血磨玻璃影的CT图像。

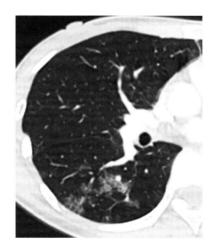

图2-7-13　右肺下叶出血磨玻璃影

第八节　磨玻璃结节的随访

　　对首次发现磨玻璃结节的患者应进行定期随访。如果磨玻璃结节是混合密度磨玻璃结节，怀疑为浸润性腺癌者，推荐6周左右复查1次薄层平扫CT，如果病灶没有明显缩小或吸收，可以考虑复查PET-CT或行CT定位下穿刺，高度怀疑为恶性病变者，可以考虑微创手术切除。

　　如果病灶疑似微浸润性腺癌/原位腺癌/不典型腺瘤样增生，推荐在结节首次发现后3个月进行首次非增强的薄层平扫CT检查；若患者首次CT检查层厚度>3 mm，建议在1个月后复查薄层CT，以获得结节的基线资料，3个月后再次复查薄层CT观察结节的变化。

　　随访过程中，若结节明显缩小，则考虑良性病变可能，若患者年龄<40岁，无吸烟史及二手烟暴露史，无肺部其他需长期随访的疾病（慢性阻塞性肺病、肺纤维化、支气管扩张等），可以考虑2年左右复查1次胸部CT；其他患者推荐每年进行1次薄层CT随访。

　　若结节持续稳定存在，可视病灶形态及大小等情况继续随访。磨玻璃结节早期肺癌的生长呈惰性表现，肿瘤倍增时间较长，故磨玻璃结节患者的随访时间一般至少为5年。对于疑似微浸润性腺癌到浸润性腺癌交界程度的结节患者，如果不选择手术，推荐至少每3个月复查1次。对于直径>8 mm，边界清楚的单纯性磨玻璃结节，或含有实性成分的部分实性结节，怀疑微浸润性腺癌的患者，如果不选择手术，建议半年复查1次；怀疑原位腺癌的患者，如果暂时不希望手术，可以考虑1年复查1次，对于<8 mm，CT值较低，边界模糊的单纯性磨玻璃结节患者可1~2年随访1次。

　　随访过程中，要求患者严格戒烟。

第九节　磨玻璃结节患者需做的检查

在我国，近年来表现为局灶性磨玻璃结节的早期肺癌发病率迅速升高。在高危人群中开展低剂量螺旋CT筛查，有利于疾病的早期诊断。磨玻璃结节早期肺癌的诊断主要依赖于动态观察胸部CT，PET-CT、术前非手术活检对于单纯性磨玻璃结节诊断价值有限，假阴性率高。

一、薄层胸部CT检查

针对高危人群采用低剂量胸部CT筛查是磨玻璃结节肺癌早诊早治的基础。美国国立肺筛查试验（national lung screening trial，NLST）研究显示，经过对5万多人的普查，明确了低剂量胸部CT用于肺癌高危人群普查可降低20%的肺癌死亡风险。薄层CT配合三维重建，以及定期动态CT观察有助于鉴别良恶性磨玻璃结节。对于较小的结节，薄层CT与常规CT显示的情况完全不同，薄层CT比常规CT提供了更多层面的信息（7~10倍，普通CT的60张图片对比薄层CT的360~600张），常规CT上看结节也许还是良性的，薄层CT有可能就能明确是恶性。如果将常规CT比作过去的黑白电视，薄层CT就是高清电视。低剂量CT主要用于筛查，如果是随访，最好还是采用常规剂量薄层CT，有些密度特别淡的结节，在低剂量CT下，有可能会影响判断。

二、PET-CT

18-氟代葡萄糖PET-CT对于磨玻璃结节，特别是对单纯性磨玻璃结节的筛查往往结果表现为阴性，其对于良恶性的鉴别价值有限，假阴性率高，一般不推荐。混合性磨玻璃结节，可考虑行PET-CT检查。混合性磨玻璃结节，PET-CT上能看到明显的异常浓聚（图2-9-1~图2-9-2）；囊腔型磨玻璃结节，PET-CT上同样能看到明显的异常浓聚（图2-9-3）；单纯性磨玻璃结节，PET-CT上不显影（图2-9-4~图2-9-5）。

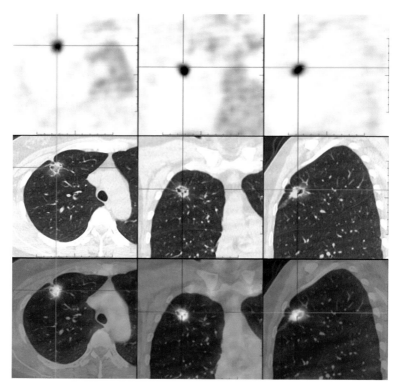

图2-9-1　混合性磨玻璃结节PET-CT图像1

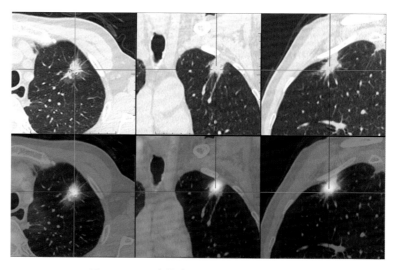

图2-9-2　混合性磨玻璃结节PET-CT图像2

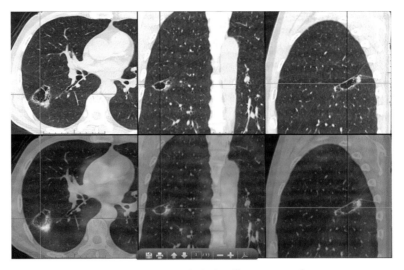

图2-9-3 囊腔型磨玻璃结节PET-CT图像

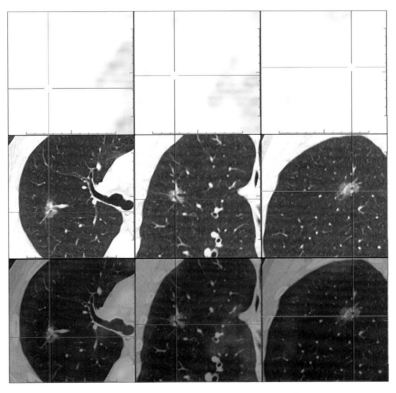

图2-9-4 单纯性磨玻璃结节PET-CT图像1

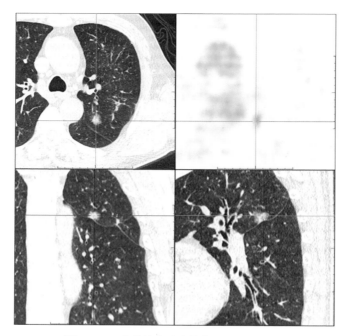

图2-9-5　单纯性磨玻璃结节PET-CT图像2

三、增强CT检查

对于单纯性磨玻璃结节患者，一般不需要做CT增强扫描，但混合性磨玻璃结节，以及病灶与肺血管关系密切或者怀疑淋巴结转移的患者可行胸部CT增强扫描。如果怀疑是孤立性肺毛细血管瘤（solitary pulmonary capillary hemangioma，SPCH），需要行增强CT进行鉴别（图2-9-6）。

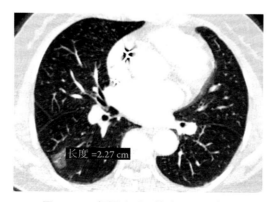

图2-9-6　怀疑为孤立性肺毛细血管瘤

四、气管镜及全身骨扫描检查

对于单纯性磨玻璃结节患者，术前气管镜及全身骨扫描等检查的阳性率低，一般不必做太多相应的检查。

五、磨玻璃结节病灶是否需要抗炎治疗

对于多数磨玻璃结节病灶，抗炎治疗是没有效果的，除非影像学表现有炎性可能，或者近期有发热、感冒或咳嗽症状等。

六、术前穿刺

术前穿刺对于实性结节或混合性磨玻璃结节，可明确术前诊断，CT定位下穿刺一般较为安全，不会造成肿瘤播散，但单纯性磨玻璃结节患者术前穿刺阳性比例很低，一般不推荐穿刺。

七、肿瘤标志物检测

大多数肿瘤标志物检测对于单纯性磨玻璃结节诊断价值不大，有时有些指标略为升高，特别是神经元特异性烯醇化酶（neuron specific enolase，NSE）指标升高反而会误导患者，使其造成不必要的恐慌。

第十节　肺隐球菌病及隐球菌抗原乳胶凝集试验

有些不典型的磨玻璃结节患者，如果CT表现类似于真菌感染，推荐术前进行隐球菌抗原乳胶凝集试验。有一些患者术前做PET-CT评估病灶的良恶性，PET-CT提示恶性的患者多数是恶性肿瘤，但还有一些非常少见的患者，PET-CT上SUV值特别高，可以高达9~15，这部分患者就要当心是否为隐球菌感染。特别是合并多形性结节，即结节的形态具有多样化表现的患者，更要当心肺隐球菌病。

一、什么是隐球菌

隐球菌是一种少见的真菌，可导致隐球菌病。传染的媒介一般为干的鸽子粪，很少有人与人之间传染的报告。

二、隐球菌的特点

隐球菌病是条件致病性深部真菌病，机体免疫力好时不容易致病，只有免疫力严重下降时才会致病。其病原体为新生隐球菌，主要侵犯中枢神经系统和肺。有些青壮年患者，既往没有恶性肿瘤病史，也没有HIV感染，也会发生隐球菌病，因此，并不是所有的患者都是有明确免疫缺陷的。

三、肺隐球菌病的诊断

肺隐球菌病没有特异性的CT表现，常可表现为肺部结节、肺部阴影或肺部肿块，经常需要与肺癌相鉴别。隐球菌抗原乳胶凝集试验是诊断肺隐球菌的重要措施。

四、隐球菌抗原乳胶凝集试验

隐球菌抗原乳胶凝集试验检测隐球菌荚膜多糖抗原，简便、快速，敏感度和特异度强，有助于潜在并发症（potential complication，PC）的早期诊断和治疗随访。如果隐球菌乳胶凝集实验阳性，提示肺内结节是隐球菌感染可能性大，当然也有极少数情况是肺癌合并隐球菌感染。

五、诊断肺隐球菌病后的注意事项

（1）注意随访隐球菌抗原乳胶凝集试验的滴度，滴度的高低及影像学表现反映隐球菌病的状况。

（2）注意检查头颅磁共振或做脑脊液穿刺检查，隐球菌容易合并脑膜感染，这是导致隐球菌患者死亡的主要原因（特别是有突发头痛、抽搐等表现）。

（3）如果接受抗真菌治疗，一定要合并用保肝药，定期复查肝肾功能，抗真菌药物往往对于肝肾毒性比较大。

图2-10-1~图2-10-2展示的是2例典型的隐球菌病例CT图。

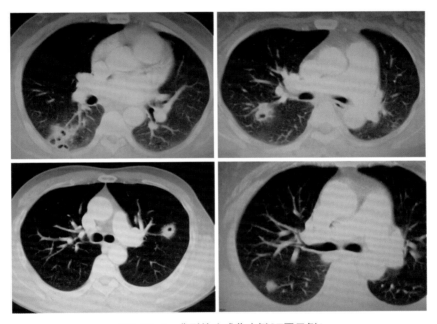

图2-10-1　典型的隐球菌病例CT图示例1

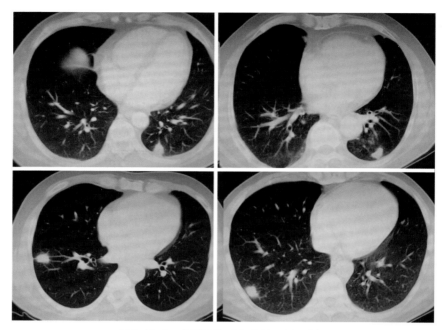

图2-10-2　典型的隐球菌病例CT图示例2

第十一节　磨玻璃结节患者常需查的肿瘤标志物

一、什么是肿瘤标志物

肿瘤标志物即指肿瘤组织和细胞由于癌基因、抑癌基因、其他肿瘤基因、肿瘤相关基因及其产物异常表达所产生的生物活性物质。其中某些对某一肿瘤为特异性的，如前列腺癌的特异性抗原（PSA），亦可为某几种肿瘤共有，如癌胚抗原（CEA）等。

一个理想的标志物应具备以下几个特点：①敏感性高，应主要由肿瘤细胞产生，并能稳定地在体液或细胞中检测到；②特异性强、正常或良性肿瘤中无法检测到；③可反映、预测恶性肿瘤复发或进展；④在血、尿、体腔液中的浓度能反映肿瘤的大小、范围，特别是在肿瘤复发但临床尚无表现前也能检测到。

肿瘤标志物一般可用于辅助诊断、判断疗效及监测病情进展。

二、肺癌检查中常用的肿瘤标志物

（一）癌胚抗原CEA

癌胚抗原CEA是一种人类胚胎抗原决定簇的酸性糖蛋白，5%~10%的肺癌患者血清CEA水平会出现升高。

（二）细胞角质片段抗原-211（CYFRA-211）

CYFRA-211是目前研究非常活跃的一个新的肺癌标志物，尤其是鳞癌。

（三）神经性特异性烯醇化酶（NSE）

过去认为NSE是小细胞肺癌特异性抗原，但现在发现部分非小细胞肺癌也伴有NSE升高。

（四）鳞癌细胞抗原（SCC）

肺鳞癌中鳞癌细胞抗原增高明显，但在肺腺癌、小细胞肺癌中亦可增高。

绝大多数肿瘤标志物均无特异性，相互间有交叉反应，偶见于某些良性疾患及急慢炎症，故不能作为筛选或诊断依据，只能作为辅助诊断，判断疗效的辅助指标。某些良性疾患如肺炎、感冒等发生时，CEA可轻度上升。一般10~15天可恢复正常，无须过虑。

三、肺癌标志物能作为诊断肺癌的依据吗？

肺癌标志物不能作为诊断肺癌的依据，因为确诊肿瘤的主要标准只能是组织病理学和（或）细胞学诊断。检测肿瘤标志物的作用在于以下几方面。

（1）辅助诊断。如影像学显示为可疑肺癌者，若肿瘤标志物明显增高，提示肿瘤的可能性大。

（2）判定治疗疗效。若治疗过程中，肿瘤标志物明显降低或达正常，提示治疗有效；反之，可能提示疗效不佳。

（3）定期检测肿瘤标志物可监测肿瘤复发。如肺癌经治疗后症状、体征及可测病灶均完全消失，此后在定期复查中应包括检测肿瘤标志物，若呈进行性升高，常提示肿瘤可能复发或转移，应作进一步检查。

（4）其他部位肿瘤也可导致CEA、SCC等肿瘤标志物升高。

总体而言，没有肿瘤标志物升高，不代表没有肺癌，肺癌缺乏特异性肿瘤标志物，70%~80%的患者总体病程中，没有肿瘤标志物的升高，只有10%~20%的患者有明确的肿瘤标志物升高。因此，肺部发现结节，不能因为肿瘤标志物没有升高就排除肺癌；也不能单纯因为有某一个肿瘤标志物升高，而被判断为肿瘤。比如一些女性患者，从来不吸烟，但是NSE升高，肺部有小结节，这个NSE升高意义不大，只有长期吸烟且罹患小细胞肺癌的患者，NSE对其才是个敏感指标。

肺癌肿瘤标志物中，相对有意义的就是CEA，但CEA在乳腺癌、卵巢癌、结直肠癌中也会升高，因此如果CEA升高，而肺部没有问题，一般建议做一个PET-CT全身评估排除恶性肿瘤。

循环肿瘤细胞（circulating tumor cells，CTC）及肿瘤干细胞检测（circulating tumor stem cells，CTSC），以及血液甲基化检测等检测手段还没有完全成熟，目前主要还是用于科研，临床评价意义不大。不推荐常规做此类检测评估结节的良恶性。

第十二节　高龄肺部磨玻璃结节患者的治疗

在临床工作中，经常会碰到这样一类患者，80多岁高龄被亲属用轮椅推进诊室，或者亲属自己带着厚厚一摞的CT图来代诊。这些患者体内发现了小的磨玻璃结节，或者比较纯的磨玻璃结节，要求手术切除。

其实这类患者根本不必紧张，这种状况下磨玻璃结节一般生长得比较缓慢，较小的结节即使是早期肺癌，也不一定会影响到患者的寿命或者生活质量。有些患者可能等到去世，肺癌也不会进展到危及生命的程度，这种肺癌是不需要治疗的，也不要告知患者，治疗或告知患者只会增加患者本身的精神压力。患者本身的体质也可能无法耐受手术切除或化疗，贸然进行手术，即使是微创手术，也有可能给患者带来较大的影响，甚至影响患者将来的生活质量。

80岁以上患者的单纯性磨玻璃结节或较小的磨玻璃结节，选择手术时一定要慎之又慎。对于此类患者，一般推荐密切随访，如果变化不大就继续随访，如果病灶出现进行性增大或变实，达到浸润性腺癌的程度，可考虑做局部放疗或射频消融，对于患者体质及生活质量影响较小，而疗效接近。

第十三节　肺部结节或磨玻璃结节是否需要抗炎治疗

经常有患者向医生咨询，发现肺部结节需不需要抗炎治疗？还有很多学者宣传，根据国外的文献报道，肺部结节抗炎与否均不影响肺部结节的变化（吸收或增大）。

实际上，这个问题并没有统一答案。一定要临床医生判断这个结节是否像炎症，患者前期有没有感染的迹象（做CT的近期是否出现过感冒、发烧、咳嗽、咳浓痰或咳血痰症状），有没有白细胞升高。如果近期有感冒、发热、咳黄脓痰或者水痘、带状疱疹病毒感染等症状，第1次发现肺部有结节病灶，则不能排除感染性病变的可能，建议抗炎或抗病毒治疗。80%以上的比较典型的磨玻璃结节是没有必要抗炎治疗的，对于此类结节抗炎也是不会被吸收的。行抗感染治疗以前，CT最好是薄层平扫片，否则有些患者的实性结节会被误认为磨玻璃结节或磨玻璃影。

某些非常典型的磨玻璃结节，边缘非常光整，这类结节抗炎治疗是没必要的，可以考虑随访。

某些周围边缘模糊的散在的磨玻璃结节，有可能是肺部感染性病变，如果患者前期有明确的感染症状（发热或咳黄脓痰），可以考虑抗炎治疗。

某些实性结节，放射状分布或楔形分布，类似于感染性病灶，此类患者应该积极抗炎治疗，给予抗炎治疗2周左右，治疗后1个月左右短期复查胸部平扫CT。

小于1 cm的磨玻璃影或结节其实抗炎意义也不大，如果是感染性病变，这么小的结节，即使不给予抗炎治疗，经过1个月左右的恢复，依靠人体自身免疫力，也会被吸收。

有些患者常有以下疑问。

（1）"CT报告上写肺部慢性炎症可能，这个要消炎吗？"

答：一般慢性炎症是纤维瘢痕病灶，消炎没有意义。

（2）"CT报告上写肺纤维灶。"

答：这种一般也是慢性的，不用消炎。

（3）"CT报告上写，可见少量粟粒样肺结节影。"

答：一般这种也不用消炎。

（4）"CT报告上写，肺条索影，良性的。"

答：不用消炎。

（5）"CT报告上写，肺上见肺大疱，直径2 cm，良性的。"

答：不用消炎。

（6）"CT报告上写，双肺下野近膈面散在实性小结节，直径5~8 mm。"

答：这种情况多数是良性的，消炎意义不大。

（7）"CT报告上写，肺动静脉畸形可能。"

答：良性的，不必消炎。

最后，诊断性抗炎治疗一定要规范，口服药物往往效果不明显，如果希望得到诊断性抗炎治疗，最好是在社区医院输液治疗，推荐的方案是注射二代头孢联合左氧氟沙星，使用2周，休养1~2周后（为什么强调要多等2周呢，抗炎结束了，机体有时候需要打扫战场，这也需要时间去吸收这个结节）再去复查薄层CT。

第十四节　磨玻璃结节与感染性疾病

　　临床上，许多肺部结节，需要和感染性疾病进行鉴别。肺部感染性疾病是一大类疾病，包括病毒感染、细菌感染、真菌感染（曲霉菌感染，隐球菌感染等）、结核菌感染及非结核分支感染、寄生虫感染等。

一、寄生虫感染

　　如果是有牧区的接触史，特别是生吃牛羊肉或者生吃淡水鱼（在日料店里生吃的不算），需要高度怀疑寄生虫感染，这种情况下，可以去寄生虫研究所抽血化验检查，做寄生虫抗体检查。

二、结核菌感染

　　既往如果家里有人得结核，或者亲戚朋友有人罹患结核，有近距离接触肺结核患者的，可以考虑行痰结核菌检查、结核菌素试验（PPD试验）或结核感染特异性T细胞检测（T-spot）；高度怀疑者，可以做Xpert MTB/RIF检查。痰结核菌检查是金标准，如果痰里面查到结核菌，就能够确诊肺结核。PPD和T-spot都只是排除性诊断，这两个指标阳性只能说明患者过去接触过结核菌，或者有过结核菌感染病史，不能证明肺里面的结节就是结核。这两个指标阳性的价值不大，阴性的价值就是证明肺里面的结节不是肺结核导致的。

三、肺部病毒感染

　　肺部病毒感染比如流感病毒、水痘病毒、新冠病毒感染，都是在肺内形成磨玻璃影，肺内短期形成的磨玻璃影，近期有发烧的患者，有病毒感染可能。

四、细菌感染

　　近期有发热症状，肺内表现为实性结节或斑片样结节，这类患者可以考虑抗炎治疗后复查评估。通常，血液检测提示白细胞升高、中性粒细胞比例升高、C反应蛋白（CRP）升高。

五、真菌感染

　　临床常规做β-D-葡聚糖试验（G试验）、半乳甘露聚糖抗原试验（GM

试验）、隐球菌抗原乳胶凝集试验（抽血化验，费用几百元，1~2天可以出结果），这些检查结果如果显示阳性，提示是真菌感染，可以用抗真菌治疗，不需要手术。

六、总结

临床工作中，如果肺部结节需要鉴别感染性疾病：

（1）可以考虑做的检查包括痰结核菌检查、G试验、GM试验、隐球菌抗原乳胶凝集试验。

（2）PPD、T-spot检查不是常规检查，如果影像学不是特别支持肺结核，怀疑磨玻璃结节，即便进行了这些检查，临床诊断意义也不大，因此不推荐常规做这些检查。

（3）高度怀疑肺结核者，可以做Xpert MTB/RIF检查。

（4）高度怀疑寄生虫感染者，可以抽血查寄生虫抗体。

（5）肺部结节，特别是比较小的结节，做常规肿瘤标志物检查及7种肿瘤标志物检查意义不大，有意义的阳性概率很低，倒是经常出现无意义的升高，给患者带来不必要的焦虑。肺部结节，特别是比较小的结节，常规的血液检测阳性概率都不高，主要是排除性诊断，避免术前误诊。直径>1 cm的实性结节，如果消炎后不吸收，而且常规的感染性指标都是阴性的，可以考虑PET-CT检查。

第十五节 磨玻璃结节与结核

"大夫，我的磨玻璃结节会是结核吗？"

"大夫，我肺部有这个磨玻璃结节，同时，你看我的结核菌素试验（PPD试验）是强阳性[或者结核感染特异性T细胞检测（T-spot）是强阳性]，是不是说明肺部这个磨玻璃结节是肺结核？"

经常有患者来咨询以上两类问题。首先，肺结核一般不会表现为典型的磨玻璃结节，结核多数表现为实性肿块或实性结节，病灶周围可以伴有卫星灶，即使是粟粒样结核，也是实性结节的表现（图2-15-1~图2-15-2）。其次，PPD试验阳性或者T-spot阳性，都不能证明肺部结节是肺结核，这两个检测结果只能提示患者身体既往感染过肺结核（肺结核的隐性感染率在国内非常高，很多人曾经感染过肺结核菌，但没有发病，或者已经治愈而不自知），不能证明肺部的磨玻璃结节是肺结核。

当然，部分结核患者确实可以合并磨玻璃结节，这些患者是既患有肺结核，也患有磨玻璃结节，这完全是两种疾病。这时候对于磨玻璃结节的诊断，并不受既往确诊肺结核的影响。确实有些肺结核患者合并磨玻璃结节早期肺癌。

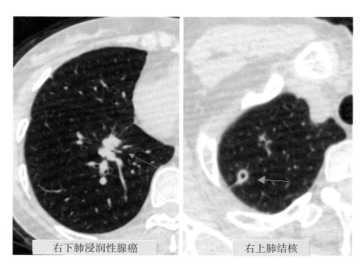

右下肺浸润性腺癌　　　右上肺结核

图2-15-1　同一患者肺结核及肺癌示例

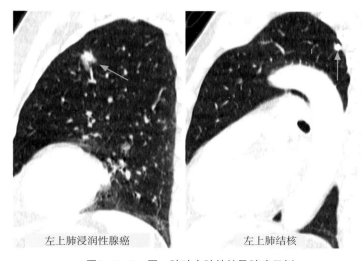

左上肺浸润性腺癌　　　　　　　左上肺结核

图2-15-2　同一肺叶内肺结核及肺癌示例

第十六节　磨玻璃结节与转移性肿瘤或转移性癌

经常有患者来门诊咨询，因为过去曾患过乳腺癌/甲状腺癌/结肠癌/宫颈癌/卵巢癌，所以担心自己的磨玻璃结节是转移性肿瘤或转移性癌。

笔者认为，磨玻璃结节不会是转移性肿瘤或转移性癌，磨玻璃结节一般都是肺原发性肿瘤。

一、什么是转移

转移指肿瘤细胞从原发灶经由自然管腔迁徙至远处并形成子灶的病理过程，是恶性肿瘤的基本特点之一，对于有恶性肿瘤史的患者，即便为早期肿瘤且手术已经根治，仍有可能出现手术区域外的复发转移。

二、肺转移瘤的特点

（1）肺转移瘤都是实性结节。

（2）肺转移瘤多数表现为圆形或类圆形、密度均匀、边界清楚的肿物或结节。

（3）肺转移瘤可以是单发的，但多数是多发的，可以双侧多发，或者粟粒样的结节（像芝麻粒样的结节）。

（4）肺转移瘤短期内（2~3个月内）可以长大。

（5）肺转移瘤可能伴有肿瘤标志物的升高，转移瘤一般都是晚期肿瘤，经常合并肿瘤标志物的升高。

（6）肿瘤史5年以上的患者有发生肺转移的可能性，但比较小，如果肿瘤史8~10年以上则很少有转移的。

三、磨玻璃结节可能是肺转移瘤吗？

目前随着胸部多层螺旋CT在体检中的普及，肺内磨玻璃结节的检出率明显提高。而对于有恶性肿瘤病史的患者，胸部CT若查出有单个或多个磨玻璃结节，不免会担忧这些结节是否意味着原先肿瘤已经转移至肺部。

答案是否定的。在肺腺癌的自然病程开始阶段，肿瘤细胞完全沿肺泡上皮生长，形成原位腺癌，其中一部分逐渐向肺泡腔内增殖，并破坏肺泡腔结构，形成微浸润或浸润性腺癌，肺泡上增殖的肿瘤细胞和肺泡腔内的空气混合，在CT上形成磨玻璃样表现。而肺转移瘤是由原发灶中的肿瘤细胞团脱落至血液流经肺部，并直接在肺里定植增生而成，生长速度较快，并不存在腺癌细胞在肺泡上皮逐渐增殖的过程，转移性肿瘤不会表现为磨玻璃样结节。

所以在临床上，无论患者有否其他恶性肿瘤的病史，如果发现磨玻璃样结节，怀疑肿瘤性病变，首先肯定考虑的是肺原发性肿瘤。同样，胸部CT上同时存在多个磨玻璃结节，也是首先考虑肺多原发结节，彼此间不存在相关性，不考虑肺癌伴肺内转移。

以下列举一些肺转移瘤的典型病例。

病例1 有直肠癌病史的72岁女性患者，体检发现右肺上叶球形实性结节（图2-16-1），行胸腔镜右肺上叶楔形切除术，术后病理提示右肺上叶结节为直肠癌肺转移。

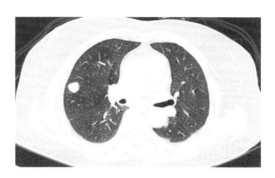

图2-16-1 直肠癌肺转移病灶

病例2 75岁女性患者，有子宫内膜癌病史4年，因咳嗽发现右肺下叶类圆形实性结节（图2-16-2），直径大小约1 cm，边缘清晰，行胸腔镜右肺下叶楔形切除术，病理提示为子宫内膜癌肺转移。

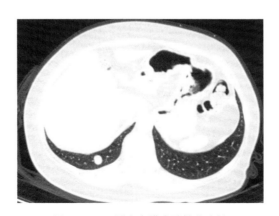

图2-16-2 子宫内膜癌肺转移病灶

病例3 50岁男性患者，曾因左肾癌行左肾切除术，体检发现右肺上叶不规则性实性肿物（图2-16-3），至今已2个月，行胸腔镜右肺上叶切除，术后病理证实为肾细胞癌肺转移。

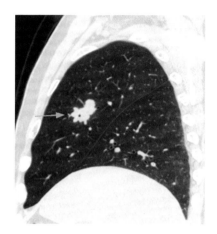

图2-16-3　肾细胞癌肺转移

病例4 61岁男性患者，15年前行甲状腺乳头状癌手术，3个月前体检时，胸部CT发现双肺多发实性结节（图2-16-4），大小不一，考虑为转移瘤。后行胸腔镜左肺下叶楔形切除，证实为甲状腺乳头状癌肺转移。

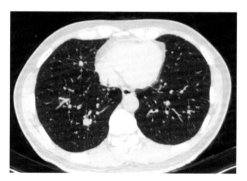

图2-16-4　甲状腺乳头状癌肺转移

　　以下列举一些同时存在肺转移瘤和磨玻璃结节的病例，可更直观地看出两者的区别。

　　病例5 62岁女性患者，3年前行右乳癌根治术，1周前查胸部CT发现双肺多发实性结节，最大者位于右肺上叶，直径大小约2.1 cm，左肺上叶可见一混合性磨玻璃结节，直径大小约1.2 cm，对4处实性结节和左上叶磨玻璃结节行胸腔镜楔形切除术，术后病理提示4枚实性结节为乳腺癌肺转移，磨玻璃结节为肺原发浸润性腺癌（图2-16-5）。

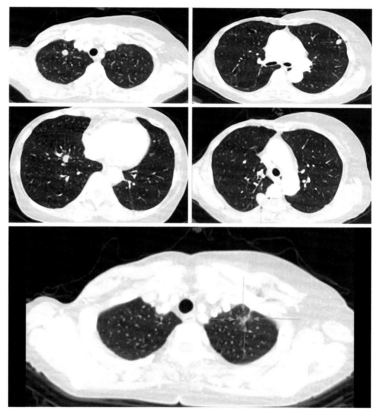

图2-16-5　乳腺癌肺转移及肺原发浸润性腺癌病例

　　病例6 69岁男性患者，有结肠癌病史4年，查胸部CT发现右肺上叶磨玻璃结节，右肺中叶实性结节伴胸膜牵拉。行胸腔镜右肺上叶楔形切除和右肺中叶切除术，病理提示右肺中叶结节为结肠癌肺转移，右肺上叶磨玻璃结节为肺原发微浸润性腺癌（图2-16-6）。

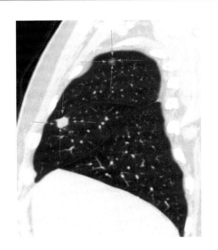

图2-16-6 右中叶结肠癌肺转移及右
上叶肺原发微浸润性腺癌

病例7 64岁男性患者，有结肠癌病史3年，查胸部CT提示右肺上叶1枚磨玻璃结节，直径大小约1 cm，1枚实性小结节，直径大小约6 mm，分别行肺段切除和楔形切除术，术后病理提示磨玻璃结节为肺原发微浸润性腺癌，实性小结节为肠癌肺转移（图2-16-7）。

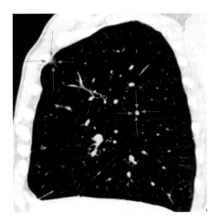

图2-16-7 右上叶结肠癌肺转移及
肺原发微浸润性腺癌病例

第十七节　磨玻璃结节复查时增大的随访

　　肺部磨玻璃结节或肺部结节患者在随访过程中，经常会遇到一些困惑："大夫，我的结节上个月第1次发现才6 mm，这次复查就已经8 mm了，这个要不要紧？我的结节怎么长得那么快？不是说磨玻璃结节都是惰性结节吗？为什么别人的长得那么慢，我的长得那么快？是不是要赶紧手术切除？"

　　以下列出几种肺部磨玻璃结节近期突然增大的原因。

一、测量误差

（一）同一位医生的测量误差

　　磨玻璃结节，临床工作中直径的测量一般都是手工测量的，手工测量本身就存在测量误差，同一个人、同一个结节、隔一段时间去测都会产生差异，这就是最基本的测量误差。

（二）不同医生的测量误差

　　结节往往有多个层面，不规则的形状导致测量的角度也不同，因此不同层面或者不同角度去测量，也会存在一定差异，1~2 mm的测量差异都是正常的。

（三）不同医院，不同条件下做的CT检测，存在差异

　　厚层的CT往往会导致肺部结节偏小，如果第2次检测做的是薄层CT，有可能测出来的结节更大，有时差异甚至能达到2~4 mm。

二、不同测量条件下的差异

　　肺部CT一般是嘱咐患者深吸气，屏住气，然后做CT扫描，但每次由于配合程度不同的原因，做CT时实际上肺内充气的程度不同，这也导致肺部结节的位置与大小存在细微差异，或者由于做CT时没有屏住气，导致形成大量伪影，而导致图片看不清楚。

三、肺部磨玻璃结节真正长大

　　出现肺部磨玻璃结节真正长大这种情况的概率不高，很多短期内

（1~2个月）快速增大的结节，反而是炎症性病变概率高，真正是肿瘤性病变的磨玻璃结节，一般不会在1~2个月内快速增大。比如1位患者，在随访中，2个月内结节从1 cm快速增大到3 cm，这种结节多数是感染性病变，如真菌感染或者其他肺部感染。

第十八节 磨玻璃结节随访时间

在临床工作中，经常有患者咨询，自己的结节已经随访5年了，目前没有改变，以后是不是可以不随访了，是不是不会再长大了？

磨玻璃结节不同于实性结节，在临床工作中，如果是实性结节，随访2年没有改变，基本可以宣告这个结节是良性病变，不用随访了。磨玻璃结节随访5年没有改变，也不能排除今后有继续增大的可能，有些患者甚至到8~10年以后才会有增长。因此随访满了5年，还不能盲目乐观，还要继续随访观察。

有一位韩国学者曾在JTO杂志上发表过一篇文章，文章名称是Long-Term Follow-Up of Ground-Glass Nodules After 5 Years of Stability，研究人员找到一批磨玻璃结节的患者，随访了5年，期间结节稳定没有增大，然后继续随访，共随访了至少10年，在这些患者中，大约有13.6%的患者结节出现了增大。

在临床工作中确实有随访了8~10年再增大的结节，具体原因不明确。因此，随访满5年不增大并不是磨玻璃结节安全的保证。

第三章 磨玻璃结节患者的手术治疗

第一节 磨玻璃结节手术指征与原则

一、原位腺癌

原位腺癌（adenocarcinoma in situ，AIS）典型的影像学表现为直径>5 mm且<30 mm的单纯性磨玻璃结节（pure ground glass nodules，pGGN）。AIS属浸润前病变，其术前影像学表现通常为单纯性磨玻璃结节。

（一）术前随访

可疑AIS患者，术前至少随访1次且距首次发现间隔3个月以上。

（二）术前检查

术前推荐薄层胸部CT平扫，无须行头颅磁共振、全身骨扫描、气管镜、胸部CT增强、PET-CT检查或经皮肺穿刺检查。

（三）手术指征

长期随访，结节持续存在患者；对于结节诊断AIS的准确性较高患者[多学科诊疗（multi-disciplinary team，MDT）讨论或结节直径>8 mm、边界清楚的单纯性磨玻璃结节，CT值>-600 Hu]；结节位于外周或优势段，行楔形切除、亚肺段或肺段切除可完整切除病灶患者；随访中，患者存在明显的焦虑症状，影响其生活质量；随访中，结节明显增大或密度变实患者；患者不伴有影响其生命的其他系统的严重基础疾病或其他恶性肿瘤，患者的预期寿命超过10年。

（四）手术原则与手术切除范围

如病灶位于周边"优势部位"行肺楔形切除术；如病灶位置较深，但仍位于某一个肺段内，行亚肺段或肺段切除术；病灶处于多个肺段之间或支气管根部，切除需要联合肺段切除或肺叶切除者，不推荐或慎重选择手术（图3-1-1）。

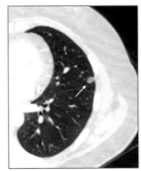 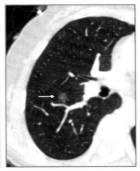 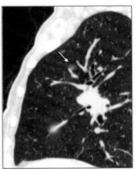

AIS 位于周边优势部 位，可行楔形切除　　　AIS 位于优势段，可 行右下叶背段切除　　　AIS 位于段间，只能行 尖前段或上叶切除

推荐 AIS 可行局部及单段切除，多段切除应慎重，不推荐叶切

AIS，原位腺癌。

图3-1-1　AIS手术原则与手术切除范围

（五）淋巴结清扫范围

术中无须淋巴结清扫或采样。

（六）术后辅助治疗

术后不需要放疗、化疗或靶向治疗。

二、微浸润性腺癌

微浸润性腺癌（minimally invasive adenocarcinoma，MIA）是一类早期肺腺癌（直径≤3 cm），主要以贴壁方式生长，且病灶中任一浸润病变的最大直径≤5 mm，不伴有浸润胸膜、血管、淋巴管或肿瘤性坏死。其在影像学上多数表现为单纯性磨玻璃结节，也有部分表现为部分实性磨玻璃结节，极少数

表现为实性结节。

（一）术前随访

可疑MIA患者，术前至少随访1次且距首次发现间隔3个月以上。

（二）术前检查

术前推荐薄层胸部CT平扫，而头颅磁共振、全身骨扫描、气管镜、胸部CT增强、PET-CT检查或经皮肺穿刺等为非必须检查项目，可根据患者具体情况进行选择。

（三）手术指征

长期随访，结节持续存在的患者；对于结节诊断MIA的准确性较高的患者；随访中，结节明显增大或密度变实的患者；患者不伴有影响其生命的其他系统严重基础疾病或其他恶性肿瘤，患者的预期寿命超过5年。

（四）手术原则与手术切除范围

若病灶位于周边"优势部位"，行肺楔形切除术；若病灶位置较深，但仍位于某一肺段内，则行肺段切除术；病灶位于多个肺段之间或支气管根部，行联合肺段切除或肺叶切除术（图3-1-2）。

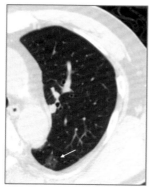 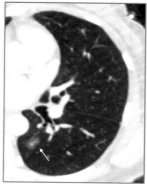 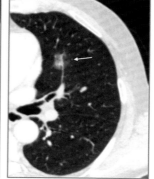

MIA位于周边优势部位，可行楔形切除　　MIA位于优势段，可行左下叶背段切除　　MIA位于段间，可行左肺上叶舌段+前段切除/肺叶切除

MIA，微浸润性腺癌。

图3-1-2　MIA手术原则与手术切除范围

（五）淋巴结清扫范围

术中冰冻病理初步诊断为MIA者，无须淋巴结清扫或采样。

三、怀疑浸润性腺癌

（一）术前检查

术前推荐患者行薄层平扫CT检查，必要时术前行头颅磁共振、全身骨扫描等检查，如果存在明显肿大的纵隔淋巴结，行PET-CT检查或超声支气管镜（endobronchial ultrasound，EBUS）检查，纵隔镜检查排除N2疾病。

（二）手术原则与手术切除范围

解剖性肺叶切除术+淋巴结采样/清扫仍是浸润性肺腺癌的标准治疗方式，如果病灶较小（直径<1 cm）或术中冰冻提示贴壁样腺癌为主型，可以考虑以肺段切除为主的亚肺叶切除+淋巴结采样/清扫。

（三）淋巴结清扫范围

推荐清扫或采样3组6个以上纵隔淋巴结，至少包括第7组淋巴结。

（四）术后辅助治疗

根据病理分期及基因检测结果，决定是否行辅助治疗，以及辅助治疗的策略。

（五）术后随访

按肺癌NCCN指南随访。

四、肺部多发磨玻璃结节的处理

由于胸部ＣＴ影像技术的不断提高，同期多发肺部磨玻璃结节（synchronous multiple ground glass nodules，SMGN）的检出率也呈上升趋势，研究显示，20%~30%的磨玻璃结节患者，存在肺内多发的磨玻璃结节病变。目前多数学者认为其更可能是同期多原发肺癌（synchronous multiple primary lung cancers，SMPLC），而非转移性肺癌。其中多原发病理类型为腺癌者约占80%以上。

关于同期多原发肺癌的诊断，目前主要依据多原发肺癌的临床病理诊断标准（M&M标准）和ACCP指南。1975年Martini和Melamed率先建立了同期多原发肺癌的临床病理诊断标准，包括：①肿瘤部位不同且相互独立；②组织学类型不同；③组织学类型相同，但位于不同的肺段、肺叶或双侧肺，起源于不同的原位癌，共同的淋巴引流区域无癌，无肺外转移。2013年，ACCP指南对其做了更新，具体为：①组织学类型不同，分子遗传学特征不同，或起源于不同的原位癌；②组织学类型相同时，肺癌位于不同肺叶且无N2、N3转移，无远处转移。分子生物学检测对同期多原发肺癌检出率有了很大的提高，如克隆分析（clonality analysis）、杂合性丢失（loss of heterozygosity）等，但也同样面临着挑战，如肿瘤细胞内在异质性。

同期多发肺部结节的术前检查，往往需要行PET-CT和（或）头颅磁共振检查排除远处转移，并通过胸部CT、支气管镜对纵隔情况进行评估。多发肺部结节的分期，根据最新国际肺癌研究协会（IASLC）提出的第8版分期指南，对已确诊的多原发肺癌患者，应根据每一个肺癌结节分别制定TNM分期。对于CT上表现为多发磨玻璃结节的肺癌患者（多数为贴壁型腺癌、微浸润性腺癌或原位腺癌），T分类则根据最高结节的T分期，然后在括号内标注多发磨玻璃结节个数（#）或用字母"m"表示。

对同期多发肺部结节的治疗，目前相关高质量研究较少。一项针对全球范围的调查研究发现，81%的外科医生倾向行手术切除，手术方式以肺叶切除术（针对主要病灶）联合肺段切除术（针对次要病灶）为主。有研究结果显示，仅主病灶与患者生存期相关，而是否存在残留结节、残留结节是否增长、有无新发磨玻璃结节均与预后无关。因此，对于多发磨玻璃结节，手术切除范围应根据结节具体位置而定，需优先考虑主病灶的切除。如果多个磨玻璃结节处于同一肺叶内，可行多处肺楔形/肺段切除，或者整个肺叶切除。如果多个磨玻璃结节位于同侧的不同肺叶内，应根据病灶的位置，个体化设计手术方式，可行肺叶/肺段切除联合多处肺段或楔形切除，尽量避免全肺切除。

如果多个磨玻璃结节位于双侧肺，可同期或分期行肺切除术（图3-1-3）。双侧手术者，同期双侧肺叶切除需要慎重考虑，肺的总切除范围不宜超过10个肺段。优先处理主病灶；对于次要磨玻璃结节病灶，如在同侧且位于优势部位，可考虑同期手术切除，如在对侧且考虑为AAH或AIS，可密切随访。

淋巴结清扫范围：推荐清扫或采样3组6个以上纵隔淋巴结，至少包括第7组淋巴结。

术后辅助治疗：根据多原发结节主病灶分期，决定是否行辅助治疗，结合肿瘤基因检测结果，决定辅助治疗的策略。主病灶经手术切除后是否残留次要病灶，不作为辅助治疗的选择依据。

总的来说，对于肺部多发磨玻璃结节疑诊多原发肺癌时，应评估纵隔淋巴结情况（PET-CT、EBUS或纵隔镜），如果N2淋巴结阳性，则不推荐手术

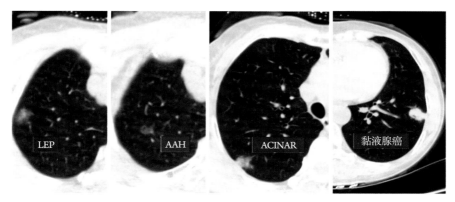

LEP，肺上皮细胞通透性；AAH，不典型性腺瘤样增生；ACINAR，腺泡型。

图3-1-3 同期手术：VATS左肺下叶切除+右肺上叶切除术

治疗；N2淋巴结阴性时，根据患者病灶分布，心肺功能及体力状况，来决定是切除所有病灶，还是切除主病灶。应根据术者和医院经验选择同期或分期手术，但不推荐行单侧全肺切除术，慎重行同期双侧肺叶切除术。当CT表现多发磨玻璃结节时，应优先处理主病灶；对于次要磨玻璃结节病灶，如在同侧且位于优势部位，可考虑同期手术切除（图3-1-4），如在对侧且考虑为AAH或AIS，可密切随访。

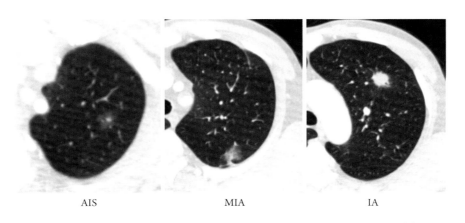

病灶位置：同侧同叶。AIS，原位腺癌；MIA，微浸润性腺癌；IA，浸润性腺癌。

图3-1-4 同期手术切除

手术切除的范围（图3-1-5~图3-1-6）：跨叶生长的磨玻璃结节，如果可以切除局部肺段，可以行联合肺段切除，也可以行肺叶联合肺段切除术，如果病灶跨叶侵犯2叶根部，可能需要双叶切除或者全肺切除。

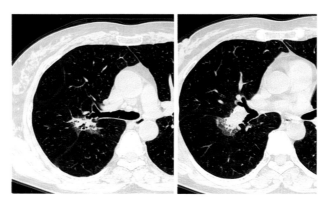

图3-1-5　右肺混合性磨玻璃结节，侵犯上叶根部及中下叶根部，遂行右全肺切除术

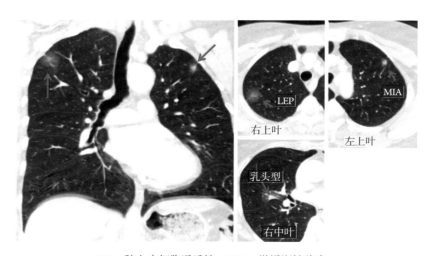

LEP，肺上皮细胞通透性；MIA，微浸润性腺癌。

图3-1-6　同期手术：单孔VATS左肺上叶固有段切除+右肺上叶切除+右肺中叶切除术

第二节　磨玻璃结节手术切除的时机

　　肺部磨玻璃结节的患者经常会有些困惑，为什么医生已经诊断为早期原位腺癌了，还要求继续随访，而不是直接手术切除呢？结节直径这么大为什么不让手术呢？

　　关于手术，医生需要平衡4个方面，第一个是肿瘤的恶性程度，即肿瘤是否有转移能力及未来增大的概率；第二个是手术的创伤程度，即对于患者肺功能损伤的程度；第三个是患者本身体质的好坏；第四是手术的时机。

一、肿瘤的恶性程度

　　（1）如果肿瘤是浸润性肺癌，（如CT值为-200 Hu或-300 Hu，能够发生远处转移），只要体质能够耐受，不管是肺叶切除、肺段切除，甚至双叶切除，都是值得的，不论付出多大的代价都值得。

　　（2）根治性切除需要做肺叶切除或者联合肺段切除。如果怀疑肿瘤是原位腺癌（CT值通常在-600~-500 Hu），若病灶位置比较深，位于几个肺段交界处，或者在肺的内侧1/3处，特别是对于密度不高的磨玻璃结节，这种情况，做手术就不合算了。因根治性切除手术创伤相对比较大，肿瘤目前只是"刷存在感"，并不具备转移或复发的能力（同时短期内增大的概率也不高），这种情况下，可以先随访观察。

　　（3）如果怀疑肿瘤介于原位腺癌到微浸润性腺癌之间（CT值在-500 Hu左右，没有转移能力），可以考虑先随访观察。

　　（4）如果怀疑肿瘤介于微浸润性腺癌到浸润性腺癌之间（CT值在-350~-400 Hu），肺叶切除可以接受，这个是恰当的手术时机。

二、手术时机

　　（1）如果患者未婚或者还没找好工作，病灶只是怀疑原位腺癌，或者原位腺癌到微浸润性腺癌交界的程度，可考虑先随访观察，以免影响将来婚恋过程。

　　（2）如果患者准备生孩子，病灶怀疑是原位腺癌，可考虑先生育，再观察决定是否手术，目前证据和经验显示孕期的雌孕激素对于磨玻璃结节影响不大。

　　（3）80岁以上的高龄患者，或者体质比较差的患者，如果怀疑原位癌或微浸润性腺癌，也建议先随访观察。如果患者的结节密度比较淡，位置比较深，如果手术，至少需要左肺上叶尖后段切除，这种情况下可以选择随访观察（图3-2-1）。

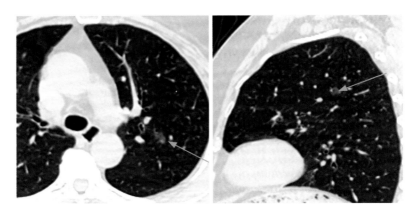

图3-2-1　左肺上叶磨玻璃结节

第三节　磨玻璃结节术前常见问题

1.问：做手术需要住院多久？

答：如果一切顺利，一般手术需住院5~7天。

2.问：手术需要多长时间？

答：常规手术1~2小时，比较复杂的手术需要3~4小时，但前后还有麻醉时间，以及术后苏醒时间，一台手术术前到术后一般需要3~4小时。

3.问：手术是微创还是开大口子？

答：目前95%以上的手术是单孔胸腔镜手术，一个3~4 cm左右的侧胸壁小切口。

4.问：手术有没有风险，或者后遗症？

答：一般而言，所有手术都有一定风险，临床上主要担心患者围术期心脑血管并发症风险。医生会努力尽量降低围术期风险；术后后遗症，主要表现为部分患者有短期到中期的切口疼痛（个别患者可能会持续几个月）。

5.问：肺切了以后，还透得过气吗？多久能恢复？

答：一般而言，医生术前会常规评估患者肺功能，术后多数患者剩余的肺能够支持正常的日常生活，除了切除的肺组织外，手术也会造成约15%的患者肺功能下降，这部分下降，一般在术后半年左右会恢复到正常。

6.问：在其他三甲医院做的检查有用吗？

答：其他三甲医院做的大型检查，一般都是认可的，不用重复检查，住院时告知住院医生即可。

7.问：手术后多久能恢复上班，要请多久的假？

答：手术一般1~2周，建议术后休息2个月再考虑上班。毕竟身体健康也很重要。

8.问：手术后还能不能开车？

答：手术后短期内不要开车，恢复1~2个月后，如果肩部运动正常，可以开车。

9.问：外地患者能不能用外地的医保卡？

答：目前国家正在开通异地就医报销流程，多数医院可以使用外地医保卡，一般的诊疗流程是网上办理异地就医备案，或者至当地医院或医保中心咨询转诊政策，在当地开据转诊证明，定向转诊到实际就诊的医院。在实际就诊的医院就诊完毕后，回到当地报销。出院报销需要出院小结、疾病证明等资料，可以出院时办理。其他术后病理结果等材料复印，需要在出院后的随访复查中前来医院办理。

10.问：办理住院需要带些什么？

答：住院证、医保卡、身份证、既往所有的就诊资料，以及简单的日常生活用品。

11.问：手术要不要人照顾？

答：一般术前不用别人照顾，术后至少要有一个人照顾。

12.问：这两天要来月经了，要不要紧啊？

答：手术一般要避开生理期，最好是避开月经期间手术，一般只要避开生理期的第1天就可以了。

13.问：平时服用很多药物，手术前要不要停药？

答：一般而言，术前降压药、糖尿病药和降血脂药，或者治疗心律失常的药物都不要停，如果是阿司匹林、华法林、泰嘉（通用名硫酸氢氯比格雷）、潘生丁（双嘧达莫片）或其他抗凝药物，术前要停药4~7天才能手术，术前一定要告知医生。

14.问：等待手术期间有什么注意事项，可以吃海鲜吗？

答：一般而言，手术前后饮食以清淡为宜，如果术前吸烟，一定要戒烟，包括二手烟的接触，如果术前长期吸烟，除戒烟外，还可以自行购买一些化痰药物服用。患者应避免在雾霾天气外出运动，避免饮酒，一般饮食关系不大。

15.问：肺部结节或磨玻璃结能治好吗？术后要不要化疗？

答：如果是早期肿瘤，手术切除根治概率很高。多数不需要化疗。

16.问：手术之后能不能坐飞机？可不可以去高原地区？

答：如果是手术后近期，一般出院后1周左右可以坐短途飞机。如果是6~7个小时的长途飞机建议术后3周以上再乘坐。如果是去青海、西藏等高海拔地区，建议术后先休养2~4周再前往。

第四节　磨玻璃结节术前一定要戒烟——吸烟的危害与风险

有些患者，经常在医院外科病房的楼道里，穿着病号服，坐在楼梯间里吸烟，吞云吐雾。

术前戒烟是手术成功的必备条件。肺切除术有一定的死亡率，但直接死于手术与麻醉的概率非常低。常见的死因是术后并发症，其中术后肺炎是最常见与最主要的死因，而术后肺炎的发生又与术前是否继续吸烟有极大的关系。

未戒烟或戒烟不足2周的患者，临床上特点很明显，具体如下。

一、麻醉及气道管理复杂

肺内、气道炎症明显，麻醉医生气管插管后，大气道都是痰液，放一根吸痰管持续吸痰，痰都是黄脓痰。小气道炎症，导致气道痉挛，肺萎陷不下去，持续膨胀，麻醉医生只能加用解痉药和激素控制气道痉挛。因为肺如果没有萎陷，外科医生无法做手术，特别是胸腔镜手术，肺持续不萎陷，没有任何操作空间。麻醉医生要反复操作，调整气管插管的位置，反复吸痰，用解痉药物。有的患者，对侧单肺通气无法维持氧合，需要术中间断双肺通气。手术还没开始，就已经比其他患者多花了40~60分钟麻醉的时间，麻醉时间越久，术后发生并发症的风险越高，特别是增加了术后肺部感染的风险。而这才是第一步。

二、手术操作复杂

如果肺不萎陷，当外科医生用卵圆钳夹肺的时候，肺就会容易破损。没有戒烟的肺，肺组织及周边组织质量特别差，像组织水肿，又像烂豆腐，一夹、一碰就渗血，渗血会影响外科医生的判断，如果术野中一碰就出血，满术野的渗血，严重影响外科医生的情绪，正如古人云："一鼓作气，再而衰，三而竭。"一再地渗血需要外科医生不断地重复以下动作——止血、缝肺、寻找解剖间隙、平复心情；再止血、再缝肺、再寻找间隙、再平复心情。相当考验外科医生的耐性。等手术做完，还要仔细地再止血一遍。

三、术后恢复慢

这种肺组织，患者术后容易出现痰咳不出，咳痰乏力，患者呼吸急促，氧饱和度不高，术后如果只用普通的单药预防性抗炎治疗（绝大多数术后非吸烟患者只需要这种层次的治疗），患者很容易出现肺部感染、肺不张等并发症，为了降低并发症的发生风险，一般要两药联合使用。万一出现肺部感染、肺不张，后续治疗中可能需要气管镜吸痰，有可能要上更高档次的抗生素，延长住院时间；甚至气管插管，上呼吸机，上体外膜肺氧合（extracorporeal membrane oxygenation，ECMO）抢救等，增加治疗费用和住院日（如果患者不吸烟或戒烟，在上海市肺科医院治疗术后可能只需要住2天医院，如果没戒烟，术后有可能要住院5~7天）。

四、增加发生肺栓塞的风险

没有戒烟，会增加患者术后肺栓塞的风险，肺栓塞和脑梗、心梗，一旦发生，死亡率很高。

以上因素都给患者的麻醉、手术及术后的恢复，无形中提高了难度。所以，请广大患者朋友们，术前一定要戒烟。

莎士比亚在《哈姆雷特》中曾写过这样的句子：To be，or not to be：that is the question。生存还是毁灭，这是个问题。默然忍受命运的暴虐的毒箭，或是挺身反抗人世的无涯的苦难，通过斗争把它们扫清，这两种行为，哪一种更高贵？

第五节 哪些患者术前需要定位，磨玻璃结节术前如何定位？

如果磨玻璃结节不紧靠胸膜，单凭肉眼或者胸腔镜无法发现，只能靠手去触摸。且不说胸腔镜口子那么小，无法用手进行触摸，即便是开胸，用手仔细摸，也不一定能准确触摸到病灶，这给手术医生造成了定位困难。在临床中，医生主要采用以下方法来定位。

术前定位的方法包括：CT引导下经皮肺穿刺亚甲蓝注射（就是打点颜料）、放置微弹簧圈（放个小圈圈）、Hook-wire定位（拉个钩子）、放射性示踪剂注射（打点药水，这个有轻度辐射，国内不常用）、经电磁导航支气管镜引导注入染色标志物或微弹簧圈等。术中对于肺部结节的定位方法包括术中肉眼观察、卵圆钳胸膜表面滑动定位、术中手指触诊定位、术中胸腔镜B超探头定位，术中CT定位等。对于直径大、CT值高或靠近胸膜表面或肺裂的磨玻璃结节，多数可通过肉眼观察结合术中触诊定位。

肺部磨玻璃结节患者手术前常需接受CT引导下肺结节穿刺定位，以辅助外科医生确定病变位置，决定切除范围。很多患者质疑CT定位穿刺的安全性，担心会不会因为CT定位穿刺导致肿瘤病变在肺内播散或转移，本文主要对这一疑问做出回答，并介绍穿刺定位的过程。

CT定位穿刺是一项安全的操作，不会引起肿瘤转移。

一、为什么会出现定位穿刺导致肿瘤转移的担忧

图3-5-1展示的是目前最常用的CT定位穿刺针Hookwire，定位针内芯为"倒钩"形标记物，在CT引导下将此标记物置入肺结节周围，以指导外科医生术中确定肺组织切除范围。之所以会出现穿刺定位引起肿瘤转移的担忧，是因为"倒钩"型标记物内芯接触肿瘤组织后，肿瘤细胞有可能附着在标记物内芯表面，在标记物内芯接触正常肺组织的过程中，导致肿瘤转移至周围肺组织。

二、为什么定位穿刺不会导致肿瘤播散

（一）套管保护装置防止穿刺导致的肿瘤"针道转移"

这种肿瘤穿刺引起肿瘤播散的担忧有没有依据呢？在CT引导下肺组织活检穿刺过程，这种基于穿刺针直接接触穿刺针周围正常组织而导致的肿瘤转移的说法有一定的理论依据，在肿瘤学上称之为"针道转移"。早期肺肿瘤活检

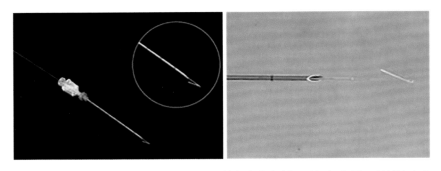

定位穿刺针附加套管装置，定位针内芯经外侧套管穿刺入肺组织内部，穿刺针内芯不接触针道周围组织，避免发生肿瘤播散。

图3-5-1　目前最常用的CT定位穿刺针Hookwire

所使用的穿刺针，没有采用相应的套管保护装置，导致接触过肿瘤组织的穿刺针与针道周围正常组织直接接触，针道转移的发生率相对较高。但是，目前所有肺病变活检系统均附加穿刺套管，肿瘤内科肺癌穿刺活检过程中，由穿刺活检操作引起的针道转移发生率<1/10 000。

如图3-5-1所示，目前所有肺结节定位穿刺针均配置穿刺套管，定位针内芯在套管内进入肺组织内部，其无法接触到穿刺针道的正常肺组织，因此，定位穿刺过程不会导致肿瘤播散。

（二）定位穿刺的穿刺针无须"刺破"病变组织

磨玻璃结节术前定位穿刺与内科活检穿刺不同。当进行内科活检穿刺时，穿刺针必须"刺破"肿瘤组织，通过"抽吸"的方式获取病变组织，以协助诊断。但磨玻璃结节术前定位穿刺只是为了标记病变位置，以指导医生确定手术切除范围，穿刺针无需"刺破"病变组织，只需要将穿刺针放置于病变附近即可实现病变标记的目的。

图3-5-2为上海市肺科医院胸外科CT引导下Hookwire定位图像，图像中可以看到定位针没有经过病变组织，病变组织的完整性没有被破坏，所以不会发生穿刺定位引起肿瘤播散的意外。

（三）穿刺针道周围肺组织与肺病变组织一起切除

另外，即使在磨玻璃结节定位穿刺过程中，定位针意外刺破病变组织，也几乎不会导致肿瘤播散。这是因为手术切除过程中，定位针穿刺周围的肺组织与病变组织会一起完整切除，根本不存在肿瘤针道转移的机会。

图3-5-3为接受定位穿刺的肺组织切除标本，图中白色箭头标记的灰白色

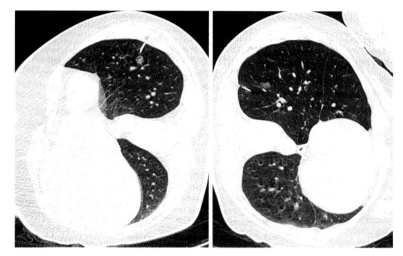

定位针无须"刺破"病变组织，标记物放置于病灶周围即可指导外科医生确定手术切除范围。

图3-5-2　CT引导下肺结节定位穿刺图像

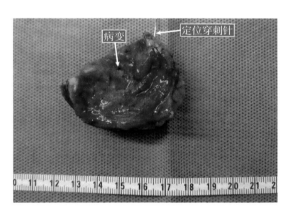

定位穿刺针道周围肺组织与肺病变组织一起切除。

图3-5-3　定位穿刺肺结节手术切除标本

区域为病变组织。如图3-5-3所示，定位针、定位区域周围肺组织及病变组织被一起完整切除，因此定位穿刺不会导致肿瘤播散。

综上所述，由于外科术前定位穿刺针具有完善的套管保护装置、定位穿刺针无须破坏病变组织完整性、术中穿刺针周围肺组织与病变组织一起切除，所以CT下定位穿刺不会引起肿瘤播散转移。磨玻璃结节术前CT下定位是一项安全、简便、成熟的操作方式，对于术中确定病变位置、手术切除范围具有重要价值。

　　穿刺定位的优点是能提高术中切除范围的准确性，缺点是定位后损伤肋间神经，引起疼痛，有的患者术后几个月甚至还会感觉定位点疼痛。临床工作中，15%~20%的磨玻璃结节患者术前需要定位，如果结节位置能够根据自然的解剖位置定位，医生是不会安排穿刺定位的。

第六节　磨玻璃结节的微创手术切口的选择

有患者提问，为什么要选择单孔腔镜切除肺部结节或磨玻璃结节？这是因为单孔胸腔镜手术切口少，整个手术的完成只需要一个3~4 cm的小切口，损伤更小，切口更加美观，术后恢复快，疼痛更轻。

一、单孔电视辅助胸腔镜手术的定义与由来

单孔电视辅助胸腔镜手术（video-assisted thoracic surgery，VATS）概念包括单孔切口（3~5 cm）、软性胸撑撑开主操作孔，不撑开肋骨；完全腔镜下实施的解剖性肺叶切除和系统肺门、纵隔淋巴结清扫术。

单孔VATS最早于1998年由意大利学者Migliore等率先开展，2004年，Rocco等率先明确提出单孔VATS的概念，并于2013年率先报道了600余例以肺楔形切除、活检等简单操作为主的单孔VATS手术；2011年，Gonzalez-Rivas等率先报道了单孔全腔镜肺叶切除术，2013年首次发布了与解剖性肺切除相关的102例报告。

VATS肺叶切除用于早期非小细胞肺癌（nonsmall-cell lung cancer，NSCLC）的治疗地位已得到确认，其近期临床效果优于开胸手术；其远期临床效果不逊于甚至优于开胸手术。近年来，涌现出单孔胸腔镜及单孔剑突下胸腔镜的肺癌外科治疗方法，安全性和可靠性类似于常规三孔VATS肺切除术。与传统三切口相比，单孔VATS切口减少，整个手术的完成只需要一个3~4 cm的小切口，损伤更小，切口更加美观，术后疼痛更轻。

图3-6-1展示的是从四孔—三孔—双孔—单孔VATS手术变化过程，切口减少，更微创。

二、单孔VATS手术的操作

单孔VATS术中放射状牵引肺，改拉为推；根据手术步骤摇床以增加肺的暴露。全肺或下叶切除可采用从下向上逐步推进的方式；上叶切除，可采用从下向上逐步推进方式；无肺裂者，可最后处理肺裂；处理中叶静脉或舌段静脉时，如采用endo-GIA处理角度困难，可采用血管钛夹处理。术中器械交叉，肺门血管和支气管充分游离，尽量鞘膜内处理，骨骼化游离，有利于切割缝合器的置入。采用内镜器械分离肺门血管主干，对于肺动脉、肺静脉主干均用内镜下切割缝合器缝合切断，对于直径<3 mm的肺动脉分支可采用内镜切割缝合

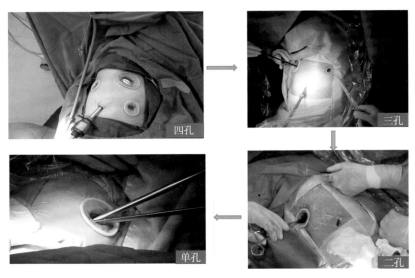

图3-6-1　胸腔镜手术变化过程

器，或用内镜打结、钛夹钳钳夹、hemolok钳夹结合超声刀或结扎速切割闭合系统处理。

三、单孔VATS的主要优势

与传统三切口相比，单孔VATS切口减少，主要优势在于仅损失一个肋间神经，有望进一步降低术后切口疼痛，缓解胸壁麻木，还原开胸下的视角。独特的视野，尤其对上纵隔的显示具有明显的优势，手术过程符合肿瘤外科手术原则。同时加快患者术后恢复，缩短术后住院时间。

四、单孔VATS手术是否安全

Gonzalez-Rivas等报道，该团队95%以上的肺部手术可采用单孔VATS径路完成，随着经验的积累，单孔手术能够达到传统VATS肺癌系统淋巴结清扫的要求，也并不会必然增加围手术期死亡率和并发症发生率。2016年，谢冬等报道了1 063例单孔VATS手术，为目前文献报道中单中心最大数量的报道，充分证实了单孔胸腔镜手术的安全性和可行性。

第七节　能否做气管不插管的微创手术?

经常会有患者询问能否做气管不插管的微创手术?

这一术式存在很多争议, 20多年前, 就有学者提出开展气管不插管的胸外科手术, 在部分医院或医疗中心, 也是一直宣传气管不插管给患者带来的益处, 并宣称气管不插管可以提高患者远期生存率。

首先介绍一下, 常规插管手术采用的双腔气管插管单肺通气术, 是胸外科医生的一项发明, 也是技术的进步, 它能保证在一侧肺萎陷的情况下对侧肺正常通气, 维持机体的正常心肺氧合功能。在发明气管双腔管之前, 胸外科医生都要强调快, 快速打开胸腔, 用一块大纱垫压迫肺组织, 提供有限的暴露。同时, 强调要提前处理气管或支气管, 这样才能保证手术侧的出血, 不至于泄漏到对侧健康的肺组织。

气管不插管可能存在的优势包括减少气管插管过程对于声门喉部的刺激, 减少肌松药的使用。术中肌松药的使用是术后患者从全麻药物中复苏的最重要因素, 减少肌松药物的应用, 可以加速患者术后康复。这些理论上的优势, 确实看上去非常迷人。

临床上, 开展气管不插管手术本身并不复杂, 精心挑选恰当的患者 (手术简单, 不存在困难气道插管的风险), 只要麻醉医生愿意配合, 密切地监管患者, 快速地进行手术操作, 在多数县市级医疗中心都可以开展这项手术。

但气管不插管的手术, 在许多麻醉医生看来, 是一种倒退, 是一种不完善的气道管理, 这恰恰是争议所在。因为采用气管不插管手术, 势必要减少肌松药的使用, 术中患者可能会出现麻醉比较浅, 膈肌波动幅度比较大, 影响精细的手术操作, 如果术侧出现肺内分泌物增多, 或者血性液体倒流, 有可能增加手术风险, 可能会导致对侧肺内血液或痰液的播散。如果术中需要中转气管插管 (在某些临床研究中, 中转气管插管的比例在10%以上), 侧卧位的气管插管给临床操作带来一定难度。气管不插管, 也给手术中常规的操作带来困难, 如肺组织切缘的漏气测试难以进行。

气管不插管的手术还存在广泛争议, 并不适合于所有的患者, 此观念已经提出20多年, 只有少部分外科医生和麻醉医生坚持开展这项工作。在全世界范围内, 气管不插管手术的不流行, 也侧面反映了这项技术还有待改进。为了安全着想, 不推荐常规开展气管不插管的胸外科手术。

第八节　如何保留肺功能——肺段切除

1.问：有时候磨玻璃结节不在优势部位，又不想切除太多的肺怎么办？如何保留我宝贵的肺功能。

答：表现为磨玻璃结节的早期肺癌，特别是病灶位置较深者，可以采用肺段切除，以减少肺功能损失，同时保证肿瘤根除。

2.问：肺段切除有哪些？

答：肺段切除包括姑息性肺段切除与意向性肺段切除；简单肺段切除和复杂肺段切除。

3.问：是不是所有的肺部结节都适合肺段切除？

答：①并不是所有病灶都适合肺段切除，特别外周的病灶估计是不典型腺瘤样增生（AAH）或原位腺癌（AIS）的，一般楔形切除就足够了，这些结节不伴有淋巴结的转移，保证一定的切缘就不会发生复发转移，不需要刻意行肺段切除。有些医生鼓吹所有病灶都做肺段切除，从不做肺楔形切除，认为肺段切除技术含量高于肺楔形切除，实际上只要方法得当，越简单的手术对患者生理干扰越小，根治的概率更高。有些患者的磨玻璃结节切除若干年后，有可能需要第二次手术干预，如果第一次手术分离游离了肺血管，就给第二次手术增加了难度。②病灶所在的位置：有些病灶位于多个肺段之间，无法做肺段切除，需要做联合肺段或肺叶切除。有些病灶离肺段血管或支气管过近，达不到安全切缘，而无法行肺段切除。

4.问：过去很多研究都提示肺叶切除效果优于肺段切除，为什么还要选择肺段切除？

答：因为很多研究报告都是欧美国家发表的，很多数据都是20年以前的，那时肺癌的主要手术对象还是以实性结节或肿块为主（发现比较晚），那时的肺段切除，很多都是妥协性的肺段切除，很多研究是采用美国国家癌症研究所的监测、流行病学和最终结果（Surveillance, Epidemiology, and End Results，SEER）数据库的数据做的研究，SEER数据库是美国的一个开放性数据库，但数据不详细。在此条件下对比得出的结论，只是适用于特定时期的特定肿瘤。那时肺段手术，以妥协性肺段切除为主。所谓妥协性就是肺功能不足，被迫做的肺段切除手术。此类患者本身体质及心肺功能都更差，接受姑息性手术后，预后当然会更差。

与20余年前对比，当前肺部结节或磨玻璃结节发现更早，做的肺段手术都是意向性肺段切除，不是妥协性、姑息性手术。手术的对象也不同，磨玻璃结节早期肺癌，气道内播散比较少，周围淋巴结不转移，肺段切除后，患者的心肺功能影响降低，当然预后更好。

5.问：肺段切除怎么做，每个人有多少种肺段，具体怎么操作？

答：具体的操作比较复杂，包括肺段的定位以及肺段界限的确认，现在已有很多技术。肺段界限的评估是胸腔镜下解剖性肺段切除的技术难点。传统方案是阻断预切除段支气管后，术中膨肺以评估肺段间裂。这种方法的缺点是肺段之间存在交通性通气，膨肺压力难以控制，阻断处远端的肺仍可膨胀而无法评估肺段间裂。近年来采用的方法包括：①支气管镜引导下，术中肺段支气管选择性喷射通气；②近端支气管堵塞后，蝶形针穿刺，对预切除肺段支气管通气。这两种方法术中肺段通气压力较低，可避免段间的交通性通气。其他方法包括：①术中远端段支气管内注射亚甲蓝溶液，行肺段染色；②术前CT三维重建及虚拟模拟技术；③荧光胸腔镜等。

以下展示几例肺段切除的病例，分析肺段的切除。

病例1 病灶主体位于左肺上叶前段，行左肺上叶固有段切除（图3-8-1）。

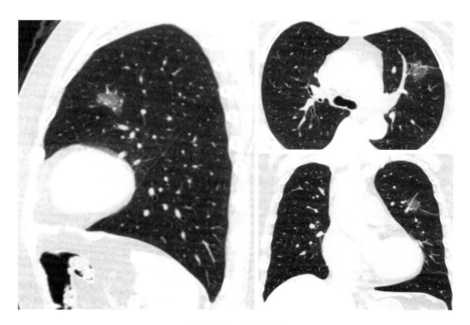

图3-8-1　病灶位置

病例2 患者CT提示病灶位于左肺下叶前基底段（S8），行胸腔镜下左肺下叶S8段切除术（图3-8-2）。

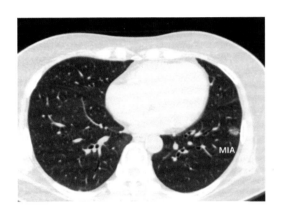

MIA，微浸润性腺癌。
图3-8-2 病灶位置

病例3 病灶位于左肺下叶背段，以及左肺上叶尖后段，行单孔胸腔镜下左肺上叶尖后段联合左肺下叶背段切除术（图3-8-3）。

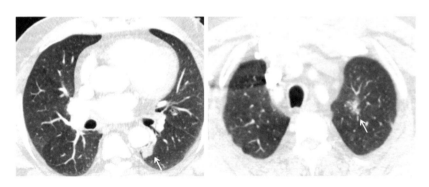

图3-8-3 病灶位置

病例4 右肺上叶结节，左肺上叶结节位于前段与舌段交界处，行同期手术，右肺上叶楔形切除术联合左肺上叶前段+舌段切除术（图3-8-4）。

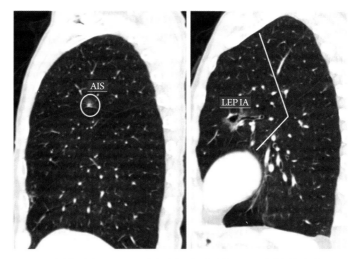

AIS，原位腺癌；LEP，肺上皮细胞通透性；IA，浸润性腺癌。

图3-8-4　病灶位置

病例5 右肺上叶前段结节，行右肺上叶前段切除术（图3-8-5）。

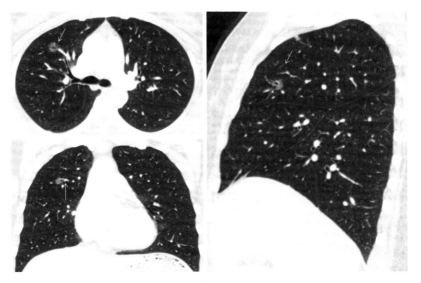

图3-8-5　病灶位置

第九节　磨玻璃结节围术期注意事项及术后护理

为了能够顺利度过围手术期，患者需注意以下事项。

一、心态

经过外科手术等治疗，多数疾病是有可能治愈的，因此患者对自己的病情和治疗期间的不良反应要有正确的认识，务必保持乐观开朗的情绪，坚信自己一定能够战胜疾病。只有调整心态，树立信心，积极配合治疗，才能调动身体内部的抗病机制，消极悲观对康复是非常不利的。亲属也要保持良好的心态与精神面貌配合照顾患者，鼓励并帮助患者逐步适应术后的种种不适，包括胸痛、气急等症状。告知患者术后胸痛、气急等短期症状是正常的，不要过于担心和紧张，以纾解患者紧张情绪。

二、咳嗽、咳痰预防肺不张

患者如果感觉有痰，尽量咳干净，积在肺里面的痰液可导致肺内炎症，使患者出现发热等症状。术后刚开始咳嗽咳痰，里面会有血痰，或者是红色的，或者是黑色的，都是正常的，咳干净了才能避免并发症。有时，即使没有痰，术后前两天也要多咳嗽以促进肺部有效扩张，最好每小时坐起来，有效咳嗽几次。有效的咳嗽是指深吸一口气，突然咳出来，只需要咳几次就行。不要做清嗓子一样的无效咳嗽，这种咳嗽肺内积痰不会排出，只会增加咳嗽引起的胸痛。咳嗽时亲属可协助患者坐起拍背，配合药物雾化吸入稀释痰液，利于痰咳出，以保持呼吸道通畅。患者应做吹气球锻炼，每天做十几次，以增加肺活量，利于肺膨胀。

三、术后活动

导尿管拔除后，多数患者（全肺切除的患者除外）可适度进行下床活动，早期的活动可以减少肺栓塞、脑梗或心梗的发生。特别是老年、肥胖患者，术后容易发生肺栓塞，而肺栓塞可导致患者猝死，所以更应注意早期下床活动。术后第1天（全肺切除的患者除外），患者可以先在亲属搀扶下，在床旁原地踏步走。然后逐步增加活动量，逐步过度到在房间里，或者在走廊里行走，需要注意的是，每次活动都要有亲属搀扶陪伴。

四、饮食

术后第2天即可进半流质食物（藕粉、面条、小馄饨等），待肛门排气排便后逐渐恢复正常饮食。吃饭时，一定要坐起来吃，千万不要躺着吃饭或喝水，以防误吸到肺。术后吃饭只能吃7成饱，不能太饱胀，以防止胃部饱胀导致膈肌严重上抬，加重患者术后气急症状，气急加重后再进食就容易发生呛咳，这是非常危险的。

因此患者术后，特别是重大手术后，初期（2~3天）不宜进食过多。对有些全肺切除的患者，医生直接禁止患者进食。一般而言，肺部手术患者饮食无特殊禁忌，均可摄入优质蛋白质，但应避免过于油腻的食物。为了促进排便，患者一定要食用酸奶、香蕉、粗纤维青菜或者蜂蜜（糖尿病患者排外）。很多患者术后进食差，容易出现低钾血症，而低钾血症会加重患者的腹胀，推荐常规食用香蕉、新鲜橙汁补钾。禁止吃辛辣刺激的食物，禁烟酒。糖尿病患者，术后要控制好血糖，如果血糖控制不好，则会影响切口的愈合。

五、排便

术后患者的肠蠕动逐步恢复，一般术后3~4天内肛门会排气、排便，如果排便有困难，切勿用力，以防诱发脑卒中、肺栓塞、心梗等疾病，可使用开塞露或甘油灌肠剂帮助排便。

六、胸痛

胸外科手术后胸部疼痛较为强烈，这是正常的，有时疼痛并不是在切口周围，而是在腹部的前部，这是由于疼痛是沿着肋间神经分布的，还有一些患者是定位点比较痛。因术后常规放置胸管，胸管没有拔除时，疼痛会加剧，胸管拔除后疼痛会显著缓解。如果疼痛影响了睡眠，可在医生指导下应用止痛药。有时，虽然胸痛但要努力克服，千万不能因为怕痛而不敢下床，不敢咳嗽，这反而会影响术后恢复，手术伤口有针刺样疼痛和麻木感，与手术时切断了胸壁的神经有关，患者需保持耐心，数月后这种不适感就会慢慢消退。

七、出院后常见问题

（1）出现咳嗽：咳嗽症状属于正常术后现象，是由于手术后的胸膜刺激反应，患者出院时医生会开止咳药，回家后患者应按时服药，或者喝口水把咳嗽感觉带过。咳嗽症状因人而异，时间一般为1~2个月，有些患者持续时间较长。

（2）伤口疼痛会持续一段时间，患者回家以后如果疼痛明显或影响睡眠，可以口服止痛药。

（3）低热：患者术后1周可能会出现低热症状，可以多喝水，必要时服用退热药物。

（4）锻炼患侧上肢的功能，防止出院后患侧上肢不能抬高，久而久之会使患侧肩部低于健侧肩部，即患者站立时一侧肩高、一侧肩低，甚至自己穿衣、梳头都受到限制，影响以后的生活质量。

第十节　磨玻璃结节术后出院常见问题与表现

患者要保持积极乐观的精神面貌，正确面对疾病，不管最终病理结果是否为恶性，都要勇敢面对。目前绝大多数早期肺癌，通过外科手术或结合术后的后续治疗可以治愈，多数患者术后也不需要化疗。人一生的路很长，起起伏伏，有挫折，有痛苦。疾病有时是提醒我们，关注生命中最需要珍惜的东西，提醒我们，探寻生命的意义。希望在医院的旅程只是广大患者生命中的插曲。

一、出院后饮食

患者术后需严格戒烟戒酒，宜高蛋白清淡饮食，应多食蔬菜水果、酸奶，保持大便通畅。忌刺激性及辛辣食物。如果有糖尿病，积极控制好血糖。特别不推荐素食，很多女性患者术后进素食，或者伙食吃得差，这样容易出现营养不良，这部分患者术后容易出现胸腔积液，有了胸腔积液，就容易加重术后咳嗽。一些女性患者特别注意要补充饮食中的红肉成分，有些患者只喜欢吃鱼虾蟹之类的食物，不喜欢吃猪牛羊肉，如长期缺少红肉，容易引起缺铁性贫血。

二、出院后症状

术后咳嗽、咳痰、低热、胸痛、少量痰血、出虚汗等都是常见症状，患者不用紧张，按时用药，定期复查即可，如有特殊不适，及时就医。

（一）胸痛

伤口疼痛因人而异，一般疼痛持续几个星期或几个月。胸痛也是术后常见症状，有时在切口附近，有时在切口前方，比如乳房附近或乳房下方，有时是刺痛或者是抽痛，这种情况多是肋间神经痛，不必过于紧张。多数患者会出现胸痛、麻木症状，会在术后数月或数年后逐步减轻，如果疼痛不影响睡眠，不需要进一步处理，若疼痛加重，可以口服止痛药物，如果胸痛影响到了晚上的睡眠，建议睡前服用止痛药物[散利痛（通用名复方对乙酰氨基酚片）、芬必得（通用名布洛芬缓释胶囊）或者曲马多等]。如果口服止痛药不能缓解，可以考虑肋间阻滞治疗。

（二）咳嗽或干咳

个别患者依旧会有间断性刺激性咳嗽，原因很多（支气管残端的刺激、胸腔积液或肺部感染等），持续时间3~6个月。胸管拔除后，不用再刻意主动咳嗽，可以继续进行腹式呼吸训练。

（三）胸闷气促

如果是轻微的胸闷气促，可能是由于切除部分肺组织，肺功能下降所致，如果没有出现口唇发绀、心律加快的症状，可以正常行走，卧床休息时无须吸氧就能入睡，那么多数患者无须特殊处理。

（四）低热

患者术后1周可能会有低热症状，可多喝水，必要时服用退热药物。

三、出院后的活动与运动

患者出院后依旧要多下床活动，近期避免剧烈运动，注意劳逸结合。手术近期一般不推荐剧烈运动，可以做一些简单的散步、慢跑运动，以微微出汗、心律不加快为宜。手术后，肺部的切口需要3~6个月才能彻底愈合，因此，患者术后半年内禁止剧烈运动。

（一）上班

早期肺癌患者出院后，一般2个月左右可以上班；出院1年内，如果是浸润性腺癌或中期肺癌，可以从事文职工作或轻体力劳动，以休养为主。如果术后需要化疗或靶向治疗，不建议上班。

（二）肩部运动

患者出院后，一定要加强术侧肩膀的活动，多做梳头及举手动作（患侧手臂爬墙，循序渐进），术后近期如果肩部缺乏运动，可能几个月后会出现手臂无法上举等症状。坚持呼吸锻炼，可以多做深呼吸训练，锻炼腹式呼吸，改善肺功能。

四、出院后的伤口护理

患者出院后，如果条件允许，每天或隔天进行伤口换药。切口有时会略有红肿、水泡现象，不用紧张，定时换药。如果伤口愈合不良，或者回家换药过程中，发现伤口有感染，一般需要增加换药次数，比如，改成一天换药2次。如出现局部的伤口感染，一般不需要全身服用抗生素。一般拆线2周后方可洗澡。

五、其他

患者如果遇到以下症状，需要重视，及时就医或与手术团队联系。

（1）咳嗽持续加重，伴有发热、黄脓痰或咳出较多液体。

（2）胸闷严重，无法平卧，同时伴有心律加速。

谁的一生，不曾有过一段至暗时光？越是至暗的黑夜，越要活出一束光。

第四章　磨玻璃结节患者的术后治疗

第一节　磨玻璃结节早期肺癌是否需要化疗？

一、术后是否需要化疗

医生在日常工作中最常被患者问到的问题就是"手术开好了，将来还要不要化疗"。这个问题很容易回答，也很难回答，因为涉及的内容很多。这个问题只能由患者的主刀医生来回答，答案主要取决于以下几个方面。

（一）患者的手术是否是根治性的

如果患者的手术是姑息性的，术中发现胸腔内有其他转移病灶，或术中有残余病灶，或其他部位还有肿瘤，那么术后肯定要化疗。如果是根治性手术，是否化疗需要结合患者的肺癌分期及病理报告。

（二）患者肿瘤是早期还是中晚期

（1）如果是最早期的肺原位癌、微浸润性腺癌，或者ⅠA期肺癌，而且手术是根治性切除，原则上，手术后可以不化疗。但如果患者比较年轻，而且是病理类型属于恶性程度较高者（腺鳞癌、肉瘤样癌、大细胞神经内分泌癌、小细胞肺癌），或病理提示细胞分化活跃，或是分化差，或病理提示肿瘤侵犯淋巴管、微血管，或病理亚型提示微乳头类型，以上类型的患者复发风险高，是否化疗应该由患者的主刀医生权衡利弊，综合考虑。如果患者年纪较大，肺功能偏差，术后恢复差，或合并心脑血管并发症，最好不做化疗。

（2）如果是ⅠB期肺癌，那么化疗可能对患者有利。比较年轻、没有其他脏器功能严重损害的患者可以考虑化疗。

（3）如果是ⅡA期、ⅡB期、ⅢA期或者ⅢB期肺癌，原则上，都应考虑化疗或靶向治疗，除非有肝肾功能衰竭或其他禁忌证。

（三）患者的年龄

如果患者年龄是75岁以上，一般不推荐应用化疗，如果是70~74岁，可以考虑单药化疗，选用不良反应较为轻微的药物。

（四）患者术后的恢复情况及合并症的情况

如果患者术后恢复较好，应在术后3~5周，开始化疗；如果患者术后恢复差，术后存在支气管瘘或其他并发症，建议延缓化疗。

（五）肿瘤基因检测的结果

可检测患者是否有$EGFR$突变或ALK融合，目前研究发现，如果患者有$EGFR$突变或ALK融合，术后选择联合相应的靶向药物治疗，效果可能优于单纯化疗。

（六）患者自身基因检测的结果

某些患者自身基因的表达水平可能会影响化疗药物的疗效，如果存在某些基因的表达，可能导致化疗效果不佳。如多药耐药基因（$MDR1$）及其编码P-糖蛋白（P-gp）表达增加，或者多药耐药相关蛋白（MRP）基因表达增加，或者谷胱甘肽解毒酶系统活性增强，或者细胞质耐药因子$ERCC1$、$β-tubulin-III$、$RRM1$表达改变，都可以导致化疗耐药，这些患者化疗后疗效有限，患者及医生应慎重考虑是否化疗。

（七）与化疗不良反应相关的基因检测结果

某些基因可以提示患者化疗后发生不良反应的风险高低。如$GSTP1$、$RECQ1$、CDA、$COX2$等，可预测化疗后患者严重血液毒性或严重胃肠道毒性等不良反应的发生。

（八）患者自身的意愿及经济条件

如果患者经济条件有限，早期肺癌患者可以放弃化疗，把钱用于提高生活质量、舒缓患者心情的方面（如较为轻松的旅游），也不失为一种好的策略。

（九）残余单纯性磨玻璃结节

单纯性磨玻璃结节，一般对于化疗无效，因为化疗本身也是利用癌细胞代谢活跃的特征定向打击癌组织。但单纯性磨玻璃结节生长比较惰性，常规化疗对单纯性磨玻璃结节无效。

二、如何选择化疗方案

化疗是目前治疗肺癌最有效的手段之一，化疗是一种全身治疗的手段，药物随着血液循环遍布全身的绝大部分器官和组织，因此，对一些有全身播撒倾向的肺癌及已经转移的中晚期肺癌，化疗都是主要的治疗手段。肺癌化疗主要包括术前新辅助化疗、术后辅助化疗、晚期肺癌或转移性肺癌的一线化疗、二线化疗，以及维持化疗等。目前证据显示，对于可耐受患者，化疗能够显著延长生存时间，改善生活质量。但并非所有的患者都需要进行化疗，对于早期肺癌，特别是ⅠA期肺癌，化疗的益处很少。总体而言，肺癌化疗有效率并不高，治疗过程中可逐步出现耐药现象，各种类型的肺癌需要不同类型的化疗药物，而且化疗也存在一定程度的不良反应，包括消化系统反应、骨髓抑制、脱发及肝肾功能损害等。

总体上是选择第三代化疗药物（紫杉醇、多烯紫杉醇、吉西他滨、诺维本或培美曲塞）+顺铂或卡铂的两药联合方案。

顺铂、卡铂都是非常经典的药物，总体差异不大。部分研究显示顺铂的疗效略优于卡铂，但顺铂的胃肠道不良反应比卡铂严重；卡铂的肾功能损害小于顺铂，但卡铂的骨髓抑制作用比顺铂严重。紫杉醇类药物的主要不良反应是过敏反应和周围神经炎，多烯紫杉醇（泰索帝）的骨髓抑制作用较强；吉西他滨的骨髓抑制体现在血小板降低明显；培美曲塞的骨髓抑制以及胃肠道反应较小。

化疗方案的选择主要考虑以下因素。

（一）肿瘤因素

1. 肿瘤的病理分型

腺癌患者，优先选择紫杉醇、多烯紫杉醇及培美曲塞类药物。鳞癌患者，优先选择紫杉醇、多烯紫杉醇及吉西他滨类药物。

2. 肺癌的驱动基因

如果存在EGFR突变、ALK融合基因、ROS1融合基因、KRAS基因、BRAF基因及RET融合基因，则优先考虑靶向治疗。

3. 肺癌的化疗敏感性指标

ERCC1或TS指标阳性，提示铂类药物化疗疗效有限。

4. 肺癌的免疫指标

PD-1或PD-L1指标阳性，可以考虑使用肺癌免疫治疗。

（二）患者因素

（1）PS评分：患者白天不睡觉的时候，是躺在床上时间长，还是下床活动时间长，如果是躺在床上时间长，那么体质比较差，一般不化疗。如果是躺在床上和下床活动的时间一样长，化疗可能会有好处，但目前还存在争议。如果是因为腿脚疾病而导致的卧床不计入其中。

（2）患者是否合并严重并发症。

（3）患者的给药方式。

（4）如果患者心脏、肾脏功能不全，一般不选择顺铂方案，优先考虑卡铂。

（三）经济费用因素及患者的意愿

经济费用因素及患者本人的意愿也是医生选择化疗方案时需要考虑的一个重要因素。

三、实战篇

病例1 患者，男性，65岁，左肺上叶鳞癌术后pT2N1M0-ⅡB期，术后恢复好。既往有糖尿病以及糖尿病肾病病史。

方案选择：吉西他滨+卡铂。

选择理由：吉西他滨对于治疗鳞癌效果较好，顺铂对于肾脏负担较重，患者有肾脏病史，故选择卡铂。

病例2 患者，女性，52岁，右肺上叶腺癌pT2N0M0-ⅠB期，术后恢复好。既往无合并症。

方案选择：多西他赛+顺铂或培美曲塞+顺铂。

选择理由：多西他赛及培美曲塞对于治疗肺腺癌这一病理类型效果较好。

病例3 患者，男性，42岁，右肺下叶腺癌pT3N2M0-ⅢA期，术后恢复好，术中发现N2多站融合，无法根治性切除，既往无并发症。基因检测结果显示

*EGFR 19*阳性突变。

方案选择：EGFR-TKI。

选择理由：姑息性手术后，残留病灶的治疗，存在*EGFR*突变，一线考虑靶向治疗。

病例4 患者，男性，64岁，右肺下叶鳞癌pT3N0M0根治性切除术后，无并发症，体质较好，经济困难。

方案选择：诺维本+顺铂。

选择理由：同类药物中，诺维本的价格较便宜，但需要患者多次入院。

病例5 患者，男性，52岁，左肺上叶鳞癌，术后化疗4次后局部复发，体质差，无法耐受再次手术，PS评分2分，*EGFR*、*ALK*、*ROS1*阴性，PD-L1染色阳性。

方案选择：免疫治疗。

选择理由：耐药鳞癌的二线治疗可考虑免疫治疗。

第二节　磨玻璃结节早期肺癌是否需要放疗？

肺癌的放射治疗包括根治性放疗、姑息性放疗、减症性放疗及预防性放疗等。不能耐受手术的早期肺癌可考虑根治性放疗；对于肿瘤没有获得根治性切除或中晚期肺癌（Ⅲ~Ⅳ期）患者术后需要追加放疗。放疗的方法包括常规放疗、立体定向放疗、TOMO放疗、伽马刀、射波刀、质子刀等。放疗的不良反应包括放射性肺炎、放射性肺纤维化、脱发、骨髓抑制、放射性脑反应、局部皮肤反应等。

一、什么是放疗？

肿瘤放射治疗是利用放射线治疗肿瘤的一种局部治疗方法。放射线包括放射性同位素产生的α、β、γ射线和各类X射线治疗机或加速器产生的X射线、电子线、质子束及其他粒子束等。大约60%的肺癌患者需要结合放射治疗。放射治疗在肺癌治疗中的作用和地位日益突出，已成为治疗肺癌的主要手段之一。

在CT影像技术和计算机技术帮助下，现在的放疗技术由二维放疗发展到三维放疗、四维放疗技术，放疗剂量分配也由点剂量发展到体积剂量分配，以及体积剂量分配中的剂量调强。现在的放疗技术主流包括立体定向放射治疗（SRT）和立体定向放射外科（SRS）。立体定向放射治疗（SRT）包括三维适形放射治疗（3DCRT）、三维适形调强放射治疗（IMRT）；立体定向放射治疗外科包括X刀（X-knife）、伽玛刀（γ刀）和射波刀（Cyber knife），X刀、伽玛刀和射波刀等设备均属于立体定向放射治疗的范畴，其特征是三维、小野、集束、分次、大剂量照射，要求定位的精度更高和靶区之外剂量衰减得更快。

为了达到最大的肿瘤控制及最小的毒性作用和不良反应，现代放疗的最重要的原则包括合适的模拟定位、精确的靶区勾画、适形的放疗计划及保证放疗计划的精确实施。

二、什么是普通放疗？什么是立体定向放疗？

普通放疗是常用的传统放疗方法，照射范围包括肿瘤、附近转移灶、附近将要转移的区域，一般每天照射1次，每周5次，每次给予常规放疗剂量。优点是肿瘤及附近淋巴结区都能照射，费用低廉；缺点是周围正常组织得到不必要的照射，产生放疗不良反应。立体定向放疗，也就是常说的伽玛刀（γ刀）或X刀，是放射线通过多个不同的方向聚焦到肿瘤灶，在破坏肿瘤的同时能较好地保护周围正常组织。治疗的结果像手术刀切除一样，肿瘤坏死消失，所以形象地比喻成"刀"。

三、哪些肺癌患者需要接受放疗？

肺癌的放疗包括针对肺癌原发病灶的放疗、肺癌脑转移灶的放疗和肺癌其他转移灶的放疗。

对于因合并内科疾病不能耐受手术的早期肺癌患者，以及不能接受手术切除的局部晚期肺癌患者，拟行手术的肺上沟瘤或N2肿瘤的诱导放疗。小细胞肺癌患者同步放化疗或序贯式放化疗，原发灶肺癌切除术后行辅助放疗。

对于因高龄、合并内科疾病不能耐受手术，以及拒绝手术治疗的患者，放射治疗是最佳替代手段。美国国立综合癌症网络（National Comprehensive Cancer Network，NCCN）指南已将立体定向放疗（stereotactic body radiationtherapy，SBRT）作为不能耐受手术的早期肺癌患者的替代治疗方案。对于因高龄、肺功能低下，或因并发症不能接受手术的磨玻璃结节早期肺癌患者，可以考虑放疗。

肺癌脑转移放疗可分为治疗性放疗以及预防性放疗。

四、如何选择放疗技术？

目前有许多放疗技术可以选择，包括伽马刀、立体定向放疗、射波刀、TOMO、质子刀等，这些放疗技术应该如何选择，是不是越新越好？实际上，各种放疗技术本身都有其适应证。不同的患者适用于不同的放疗技术，不应该过度跟风应用最新的技术。最新的技术未必是最合适的，特别是许多新技术价格奇高，而且不被纳入医保范畴，给患者增加了经济负担。其疗效并不随其价格的飙升而提高，未必比传统的放疗技术疗效高，因此没有必要一味追求最新、最贵的放疗技术，应当选择价格合理而有效的治疗技术。

第三节　如何选择靶向治疗方案？

一、什么是靶向治疗，如何选择靶向治疗

肺癌在所有癌症中发病率、死亡率均居首位，多年来的研究表明，癌基因、抑癌基因、生长因子等基因的异常，在肺癌的发生、发展中起到相当重要的作用。一些与细胞周期、血管形成以及肿瘤浸润和转移有关的作用机制也已阐明。这些发现为肺癌的预防和治疗提供了"靶点"，让实现"精确制导"成了现实。一个新的治疗领域从此诞生，即肺癌靶向治疗。

所谓分子靶向治疗，就是以癌症发生过程中的某个关键分子为目标，从而研究出针对这个分子的药物，达到抗肿瘤的目的。分子靶向治疗具有特异性高、对正常组织损伤小的特点。随着治疗有效率和生存率的提高，把肺癌看作一种"慢性病"来治已经逐渐成为临床医生的共识。

靶向治疗的异军突起，已经颠覆了肺癌是绝症的传统观念。靶向治疗通过定向阻断癌细胞的增殖转移信号传导，破坏癌细胞的代谢，阻止肿瘤新生血管的生成，断绝癌细胞的血液和养分供给，从而抑制肿瘤的生长。分子靶向药物具有靶点特异性，只作用于肿瘤细胞，对正常细胞很少或不起作用，因此只会杀死肿瘤细胞而不伤害或很少伤害正常细胞。对于那些不能耐受化疗、不愿意接受化疗的患者来说，靶向治疗无疑是非常好的选择。

不论是靶向治疗还是化疗，都是对患者进行全身治疗的手段，区别在于：肺癌患者化疗时药物进入体内，在杀伤肿瘤细胞的同时，由于选择性不高，正常细胞也有一定伤害；而靶向治疗则因为有特异性靶点，因此不会伤害正常细胞，可能引起的不良反应较小。一般来说，有些患者会出现轻度腹泻和皮疹症状，个别的会有间质性肺炎。再加上靶向治疗药物起效一般很快，平均7~10天就可见症状改善，患者的体质和生活质量能很快得到明显提高。

靶向治疗的出现，为更好、更长地延长患者生命提供了一种新选择。患者每天只要口服1粒药，不用住院，甚至有些患者还能重新返回工作岗位。可以说，肺癌靶向治疗是21世纪医药界贡献给人类的一个礼物，它具有更高的选择性和更小的不良反应，正成为肺癌治疗的新趋势。

靶向药物的疗效比化疗显著，不良反应比化疗小，尤其是针对基因检测为阳性的患者。所以要先做基因检测，再用靶向药物，有了基因检测报告，才能针对性地用药，除非没有机会取得病理标本（如果没有机会取得病理标本，还可以考虑采用液体活检的方式做基因检测，液体活检主要是采用血液标本做基

因检测）。在基因突变的基础上，选择靶向药物，肺癌靶向治疗的有效率一般为80%~90%。

二、常见的肺癌靶点突变，以及适用的药物

（1）EGFR突变（最常见的突变是19，21外显子突变）适用的药物包括：吉非替尼、厄洛替尼、阿法替尼（第二代药物）、奥希替尼（第三代药物）、伏美替尼（第三代药物）等。

（2）ALK突变适用药物包括克唑替尼、阿来替尼。克唑替尼的常见用法：每日2次，每次250 mg。

（3）ROS1突变适用克唑替尼，常见用法：每日2次，每次250 mg。

（4）BRAF 600突变适用的药物：曲美替尼联合达拉非尼。达拉非尼，一般用法是每天2次，每次150 mg，曲美替尼的一般用法是每天1次，每次2 mg。

（5）KRAS G12C突变适用的药物：sorasasib（AMG510），adagrasib（MRTX849）。

Ⅰ/Ⅱ期CodeBreaK 100临床试验（NCT03600883）研究数据显示，在124例接受免疫检查点抑制剂和（或）铂类化疗后出现疾病进展的局部晚期或转移性NSCLC患者中，sotorasib客观缓解率（ORR）达到36%，疾病控制率（DCR）为81%，中位缓解持续时间为10个月，58%的患者缓解持续时间（DOR）≥6个月。

（6）RET基因突变可以考虑普拉替尼治疗。

三、服药流程

（1）患者用药前需复查血常规、肝肾功能、胸部CT，排除间质性肺炎和严重的肝肾功能损伤。

（2）用药2周后复查1次血常规和肝肾功能，防治靶向药物引起的血象异常，或肝肾功能损伤。奥希替尼容易引起血小板下降，很多靶向药物会引起肝功能损伤。如果血小板降低，根据降低的程度决定是否停药。如果肝功能损伤很严重可能需要停药，进行保肝治疗。如果ALT/AST上升得不是特别高，可以不停靶向药物，联用保肝药物治疗。如果出现肝功能损害，还需定期复查肝功能。

（3）用药1个月后，建议复查1次胸部CT，防止间质性肺炎的发生。用药期间，如果出现胸闷气急症状，要考虑是不是间质性肺炎，或者是病情进展、胸腔积液或心包积液。

（4）用药时间：如果是晚期肺癌，一般建议一直用药至出现药物耐药

（药物耐药就是出现转移或复发，或者新病灶）。术后辅助治疗一般用药2~3年。

四、靶向药物服用的注意事项

（1）每日固定时间服用药物，饭前或者饭后服用均可；如漏服本品一次，可以补服，但距离下次服药时间间隔不可少于12小时；不可因漏服而一次加倍剂量服用药品。

（2）靶向药物的安全性好，但是服药期间不建议服用西柚类水果和果汁，因为西柚类主要被肝脏细胞色素P450酶系统中CYP3A4酶代谢，大量研究表明它同时也能抑制CYP3A4酶的活性，从而影响药物的代谢。

（3）很多靶向药物会引起肝功能损伤，建议服用靶向药物1~2周后检测肝肾功能，如出现肝功能异常，需要同时应用保肝药物。但不要轻易停药，轻度的肝功能异常通过保肝药物治疗一般可以控制；严重的肝功能异常，可能需要停药，具体情况需要咨询医生。建议服药期间，至少每个月复查肝功能1次。

（4）靶向药物的不良反应小，但是少量患者会出现皮疹、皮肤干燥等症状。如果出现轻度皮疹症状，可局部使用复方醋酸地塞米松乳膏（皮炎平）、氢化可的松乳膏（1%或2.5%）或林可霉素利多卡因凝胶（10%），以及红霉素软膏。对皮肤干燥伴瘙痒者，可予苯海拉明软膏或复方苯甲酸软膏涂抹瘙痒局部。易瑞沙等药物可能会引起患者皮疹，特别是面部皮疹，类似青春痘，有研究表明皮疹增多反而提示药物效果较好。

（5）少数患者会出现腹泻症状，常规处理方法：①进低纤维、高蛋白食物和补充足够液体；②避免进对胃肠道有刺激性食物；③多休息；④用止泻药物，严重者用洛哌丁胺（易蒙停）。

（6）药物相互作用：靶向药物与CYP3A4酶抑制药（如酮康唑、伊曲康唑、红霉素、维拉帕米等）联用可能减少靶向药物的代谢，导致血药浓度的增加，此时需减少靶向药物的剂量，以防止发生严重不良反应。而与CYP3A4酶诱导剂联用（如地塞米松、苯巴比妥、苯妥英、卡马西平、利福平、异烟肼等）可增加靶向药物的代谢，导致血药浓度降低，此时可适当增加靶向药物的剂量。

因此服用靶向药物期间，如与上述药物联用应予注意，药物剂量的增减须在医生指导下进行。口服其他药物时，尽量避免与靶向药物同时服用，推荐至少间隔2个小时以上。

（7）有些特殊药物使用后会产生一些特殊反应，比如克唑替尼服用后，有些患者会出现视物模糊、视力下降现象，多数患者症状会有所改善，继续服用药物，不至于影响视力。还有少数患者会出现睫毛过度生长症状。

（8）<6%的接受靶向治疗的患者有可能发生间质性肺疾病或肺纤维化，

如果患者在靶向治疗中，逐步出现胸闷气急或气短症状，要警惕间质性肺炎的可能。用药1~2个月后，建议复查1次CT，评估有无间质性改变。

（9）服用靶向药期间，患者每2~3个月需做1次CT复查，监测肺癌病情的变化。

（10）服药期间不建议也不反对服用中草药，但是中药材的服用可能加重肝脏的代谢负担，患者需知晓。

（11）因申请参与慈善救助需要，服药期间的发票、药盒、铝板都应妥善保管，部分患者可申请参与中华慈善总会的慈善赠药活动，具体事宜需咨询慈善办理人。

（12）注意不同省市的靶向药物价格不同，报销政策不同，特别是国家"4+7"带量采购优惠政策所在区域，有些靶向药物比其他省市医保后还要便宜。

五、用靶向药物能活多久？

主要看药物的疗效，效果因人而异。EGFR突变，第一代药物如果有效，平均用药12~18个月能够控制，如果复发，40%左右的患者有机会更换2~3代药物。少数患者可以持续2~4年，甚至终身有效。

第四节 单纯性磨玻璃结节能够采用化疗、靶向治疗或者免疫治疗吗？

经常会有患者有类似疑问，单纯性磨玻璃结节如果不手术，能够采用中药治疗、化疗、靶向治疗，或者免疫治疗吗？

一、能否采用化疗

多项研究提示，单纯性磨玻璃结节化疗后病灶没有明显缩小，当然这些研究并不是刻意针对单纯性磨玻璃结节患者做化疗来研究的，而是用于研究其他肿瘤行全身化疗前后的疗效，对比磨玻璃结节的病灶，发现化疗后结节没有明显变化。这也非常容易理解，因为化疗本身就是依据癌细胞的增殖速度比较快的特性，锁定人体中快速分裂增殖的细胞进行攻击，只对处于某种分裂期的细胞起到杀灭作用，而单纯性磨玻璃结节属于惰性肿瘤，增殖扩增的速度比较慢，因此化疗对于单纯性磨玻璃结节一般没有效果。

二、能否采用靶向治疗

靶向治疗主要针对晚期肺癌，以及早中期肺癌的辅助治疗或新辅助治疗。靶向治疗的前提是含有基因突变，单纯性磨玻璃结节的基因突变比例比较低，表现为单纯性磨玻璃结节的原位腺癌到微浸润性癌，一般*EGFR*突变的比例为10%~15%，术前很难拿到癌组织做基因突变的检测（血液基因突变检测阳性率也很低），而且靶向治疗一般比较缓和，因此靶向治疗的疗效比较有限。

三、能否采用免疫治疗

（一）什么是免疫治疗

正常情况下，人体免疫系统可以识别并清除癌细胞，但狡猾的癌细胞能够通过各种隐蔽的方式蒙混过关，其中非常重要的一种方式就是PD-1，以及PD-L1系统。在这个过程中，机体的免疫系统就像是"警察系统"，负责抓机体内部的坏蛋（癌细胞），癌细胞虽然也有种种表面特征，比如它身上的纹身（基因突变），但它们身上还有一张"良民证"PD-L1蛋白，它们总是能靠着这张"良民证"蒙混过关，欺骗机体的"警察系统"。因此PD-L1免疫治疗就是阻断癌细胞的"良民证"，动员机体自身的免疫系统来杀死癌细胞。

（二）哪些患者能从免疫治疗中获益

不伴有*EGFR*突变、*ALK*突变或*ROS1*突变的患者，能够从免疫治疗中获益，伴有*EGFR*突变的患者直接应用免疫治疗效果不佳。因此，一般开展免疫治疗之前，常规建议行基因突变检测。

最常见的就是吸烟引起的肺鳞癌、肺腺癌患者的基因突变（*EGFR/ALK*等）其突变概率比较高，有机会进行靶向治疗，而不吸烟的鳞癌患者90%~95%无法接受靶向治疗。吸烟导致的肺癌基因突变更多，更为混乱。通过基因测序表明，吸烟的肺癌患者基因突变的数目是不吸烟者的10倍还多。免疫治疗是通过激活人体内的免疫细胞，杀伤癌细胞。基因突变越多，免疫细胞越能识别出肿瘤细胞，杀伤效果越好。这就是为什么免疫治疗对吸烟诱发的肺鳞癌效果好的原因。

（三）单纯性磨玻璃结节能否采用免疫治疗

目前免疫治疗用于单纯性磨玻璃结节治疗的研究比较少，单纯性磨玻璃结节病灶中的基因突变比较少，免疫治疗的疗效有限。

（四）能否采用中药治疗

对于怀疑为恶性肿瘤的单纯性磨玻璃结节，多数中药不能逆转癌细胞，目前还没有这方面的明确报道，而且部分中药服用过程有可能增加患者的肝肾毒性，因此不推荐患者常规应用中药治疗单纯性磨玻璃结节。

（五）能否考虑肺移植

双肺多发磨玻璃结节，呈满天星样改变，有上百个磨玻璃结节，这种情况能否考虑肺移植？这种情况并不少见，此类患者是临床工作中的难点，有些患者可以考虑尝试靶向治疗，但不推荐肺移植，因为肺移植手术后患者本身5年生存率只有50%~60%，这些早期磨玻璃结节肺癌患者，即使不治疗，预期生存期也超过5年。

第五节　磨玻璃结节术后病理升级的处理

磨玻璃结节术中会做一个快速病理切片，称之为冰冻病理。能够在30分钟左右给出一个初步的结果，提示结节的病理是原位腺癌（AIS）、微浸润性腺癌（MIA），还是浸润性腺癌（IA）。少数中心病理科水平比较高，还能初步报告肺腺癌亚型的分型，有没有实体成分，有没有微乳头成分，有没有气腔扩散（spread through air spaces，STAS），准确性在95%左右。因此，临床上曾碰到一些病例，术后正式病理结果比术中冰冻病理报告恶性程度要高，这种情况被称为术后病理升级。术中冰冻病理报告的是不典型腺瘤样增生，术后正式石蜡病理报告结果为AIS、MIA，甚至IA的可能；或者术中病理报告提示是AIS/MIA，术后病理报告为IA。当然也有病理降级的，术中病理结果报告为IA，术后报告为MIA，当然降级的比例更低。

这些术后病理升级的比例不高，但给患者以及医生带来了困惑，到底如何处理这些情况呢？这个手术切缘是否充分，是否需要再次手术，还是选择后续巩固治疗？

如果病理升级，不影响临床手术判断或切缘距离的，可以不用处理，如术中是AAH或者AIS，术后升级到AIS或MIA，这几种情况下手术中做了楔形切除或肺段切除，不影响疾病的治疗效果，不需要后续处理。

如果病理升级，术中是AAH/AIS/MIA而术后是IA，也要分层次区别处理：如果结节比较小，术后石蜡病理报告提示肿瘤是附壁样型为主，没有高危复发因素（比如微乳头、实体型或STAS），同时术中切缘超过肿瘤最大直径的2倍，这种情况下，也不用再次手术处理。当术后病理报告提示肿瘤有高危复发因素时，如果手术是肺段切除或肺叶切除，只要切缘足够，不需要再次手术或其他治疗；如果手术只做了楔形切除，病灶的切缘又特别近，这种情况下，有复发的风险，可以考虑再次手术（肺段或肺叶切除）或考虑后续靶向治疗。

第六节　肺癌患者肺切除术后的随访

患者必须清楚一旦患了癌症就要做好长期与之斗争的准备，在美国有人将其形象地比喻为一份全职工作，把持续的检查与治疗看成是自己不得不去为之奋斗的一份全职工作，直到最终达到治愈。肺癌治疗后随访的目的与内容包括：评价治疗疗效、监测原发肿瘤的复发、关注第二原发癌症的发生、提高生活质量。

无论选择何种治疗方式或模式，肺癌经过治疗后都应该终身随访，如果是术前治疗应每月检查1次，以便及时判断治疗效果，完成治疗后应进行再分期检查，以最终判断患者是否适合手术治疗，其具体内容与初次检查相同。

如果是术后复查，随访间隔需要根据病理类型、病理分期及是否合并高危复发因素等进行调整。

原位腺癌：术后复发比较少见，如无明显残余病灶，AIS术后可每年复查1次胸部CT平扫，不必复查头颅磁共振、全身骨扫描、气管镜或肿瘤标志物。

微浸润性腺癌：术后复发比较少见，若无明显残余病灶，MIA术后可每年复查1次胸部CT平扫，不必复查头颅磁共振、全身骨扫描或肿瘤标志物。

浸润性腺癌：依照肺癌NCCN指南随访。

ⅠA期浸润性腺癌：前3年，每6个月复查1次胸部CT，每年复查1次头颅磁共振、骨扫描、腹部B超，以及肿瘤标志物。第4~5年，每年复查1次胸部CT、头颅磁共振、骨扫描、腹部B超，以及肿瘤标志物。

ⅠB期~ⅢB期：前2年，每3个月左右复查1次胸部CT，每年复查1次头颅磁共振、骨扫描、腹部B超，以及肿瘤标志物。第3~5年，每半年复查1次胸部CT，每年复查1次头颅磁共振、骨扫描、腹部B超，以及肿瘤标志物。

在常规检查期间若患者出现不能解释的体重下降、疼痛和其他肿瘤扩散的症状，不要拘泥于上述时间的限制，应及时给患者作相应检查。

肺癌复发有3种类型，即肺的局部复发、临近部位复发和远处转移。故全面检查包括严格询问病史及体检。余肺是肺癌常见的转移部位，此外常见于脑、骨、肝、肾上腺等脏器。常用方法为胸腹部CT、脑颅CT、全身骨扫描、腹部B超、PET及相关肿瘤标志物的检查。

第七节　术后随访中出现癌胚抗原或肿瘤标志物升高的处理

磨玻璃结节肺癌患者术后随访过程中，出现癌胚抗原（carcinoembryonic antigen，CEA）或肿瘤标志物升高应该怎么办？此时的处理办法应该根据CEA升高程度而定。

若是轻、中度升高，只是比正常值略高，复查即可，可以考虑做腹部CT或者胃肠镜排查有没有其他脏器的问题，以及进行妇科体检。常规随访胸部CT、头颅磁共振、骨扫描。

若是严重升高，建议立刻做PET。如果PET阴性，做胃肠镜检查。

CEA升高有3种情况：

（1）无意义的略微升高，体内其他影像学检查都没问题，此类患者须定期复查，每3个月左右复查1次CT。

（2）肺癌复发引起的CEA升高，这是最常见原因，有些患者PET可以发现转移灶。

（3）同期罹患其他原发肿瘤引起的CEA升高，胃肠道肿瘤（胃癌、结直肠癌、胰腺癌）及妇科肿瘤（卵巢癌、子宫内膜癌）等都可以引起CEA的升高，需要考虑到排除这些肿瘤的可能性。

其他肿瘤标志物，要看它本身与肺癌的相关性。很多肿瘤标志物略微升高一点，不一定有问题，特别是神经元特异性烯醇化酶（此指标只与长期大量吸烟的小细胞肺癌有关）。

第八节　磨玻璃结节肺癌复发还能手术吗?

一、肺癌复发的风险有多高，肺癌复发率高吗?

肺癌是恶性肿瘤中恶性程度较高的一种，肺癌复发转移风险较高，ⅢA期肺癌术后复发风险可以达到50%~60%，Ⅱ期肺癌术后复发风险为40%~50%，ⅠB期复发风险为20%~30%，ⅠA期复发风险在10%左右。理论上不典型腺瘤样增生（AAH）、原位腺癌，或者微浸润性腺癌都不会复发，但可能会出现第二原发肿瘤。极少数复发病例，都是术后持续吸烟的病例。

理论上浸润性腺癌都有复发风险，所以磨玻璃结节肺癌术后都要定期复查。

肺癌复发与生存的其他相关因素:

（1）吸烟: 手术后继续吸烟可显著增加复发风险，增加第二原发肿瘤概率，降低生存时间。

（2）二手烟: 二手烟的暴露增加复发的风险。

（3）饮酒: 乙醇是明确的致癌物，少量饮酒并不能预防肿瘤。

（4）性别: 男性比女性复发风险高。

（5）姑息性手术复发风险高于根治性手术。

二、肺癌复发有哪些症状?

复发的症状跟首次肺癌相似，早期复发患者多数没有症状，是在定期复查体检中发现，其他常见症状包括胸痛、咳嗽咳痰、肿瘤标志物升高（CEA）、MRD升高（MRD即微小残留病灶，是指癌症治疗后残留在体内的少量癌细胞，类似于肿瘤标志物，但更加敏感，可以在CT还没有变化的时候就提示复发转移）等。

如突然出现支气管残端增大，肺门、纵隔淋巴结肿大，新发的胸腔积液或心包积液，或肺内多发结节，或骨扫描出现异常浓聚等提示肺癌复发可能。

三、肺癌复发好发部位

肺癌复发转移的部位可以表现在全身所有部位，最常见的部位包括肺（同侧肺，对侧肺）、肺门纵隔淋巴结、锁骨上淋巴结、腹腔淋巴结、颈部淋巴结、颅脑、肾上腺、骨、肝脏、皮肤（表现为皮下结节）等。

四、肺癌一般在几年内复发

肺癌复发最常见的时间是术后第2~3年。因此肺癌术后前3年，是随访观察的重点时机。患者应每3个月左右复查1次胸部CT，每年复查1次头颅磁共振、骨扫描、腹部B超。

五、肺癌复发后的生存期？

肺癌复发后的生存期因人而异，要看复发后的新分期。如果是晚期，还要看药物治疗的疗效，比如靶向治疗，或者免疫治疗的疗效，决定后续的生存时间。复发后患者需要重新分期，肺癌的二次分期，可以预测生存时间。如是局限性复发，新分期还是Ⅰ期或Ⅱ期肺癌，那么还是有机会通过外科治疗根治，预后较好；如果是Ⅲ期复发，伴有纵隔淋巴结转移，可以考虑积极的全身治疗（化疗、靶向治疗、免疫治疗2~3个月），再次评估能否手术切除，此类患者的5年生存率，既往是20%~30%；如果是Ⅳ期复发，预后就等同于晚期肺癌，生存时间主要取决于远处复发的部位、数量，以及药物治疗的疗效。

六、肺癌复发能否二次手术

肺癌复发后能否二次手术，要看具体情况。如果是肺部局部复发，无纵隔淋巴结转移，或者远处转移，还是有机会手术。但术前需要再次分期，评估是否为早、中期肺癌，排除远处转移后才能手术，术后往往还要辅以化疗或免疫治疗。如果是远处复发，若是单站转移，如单发的脑转移、肾上腺转移、肺转移，可以考虑手术切除结合全身治疗；若是多发转移，无法二次手术，比如是脑部复发转移，可以考虑化疗联合颅内放疗；若是胸膜腔内复发，多数没有机会再次手术。

七、肺癌复发后二次手术能否采用微创手术

过去肺癌复发了，由于首次手术后造成的粘连，以及肺门结构的改变，给第二次手术带来巨大的挑战。但近年来，随着腔镜微创技术的提高，半数以上患者复发后的二次手术，还是可以考虑微创手术，特别是第一次手术采用微创方式，第二次手术，乃至第三次手术，都有机会采用微创手术治疗。第一次手术采用开胸手术的部分患者也可以采用微创手术，主要是切口附近的粘连比较严重，多数可以在胸腔镜下分离。

八、肺癌复发后能否治愈

需要根据复发的形式判断。如果是局部复发，或者局限性复发，通过二次手

术还是有根治机会。若是远处转移的复发，更多的要考虑基因突变检测，明确有无靶向治疗的机会。如果有基因突变，争取靶向治疗，如果没有基因突变，更多考虑化疗联合免疫治疗，可以使得一些复发的肺癌逐步转变为慢性病。

九、肺癌复发后化疗的选择

肺癌复发后，如果之前没有接受过靶向治疗或化疗，可以根据是否有基因突变，决定是否行靶向治疗。如果没有基因突变，可以考虑化疗联合免疫治疗。

如果前期接受过化疗或靶向治疗，要看末次治疗距离复发时间的长短。末次治疗距离复发时间1年以上者，再次使用原方案化疗可能会有效；如果末次治疗距离复发时间<6个月，说明上次化疗的药物可能已经耐药了，在上次化疗的时候，肿瘤已经有了潜在的生长，这种情况下，一般需要调整化疗方案，选择其他药物治疗。

十、病例

以下列举几例肺癌复发后行二次手术的病例。

病例1 患者第一次手术在外院，被诊断为右肺上叶磨玻璃结节，行右肺上叶楔形切除术，术中冰冻病理报告为原位腺癌。术后1年残端增厚，病灶最大直径达2 cm，考虑复发。同时考虑首次病理不准确，患者一开始不能接受诊断结果，观察3~4个月后，PET-CT检查提示原部位是高度异常浓聚，决定再次手术。使用微创单孔胸腔镜行右肺上叶+中叶切除术（图4-8-1），术后病理报告证实为浸润性腺癌，发现此患者肺部是双肺多发磨玻璃结节，左肺还有部分残留的磨玻璃结节，因左肺微小磨玻璃结节目前不影响患者生存，未进一步治疗。

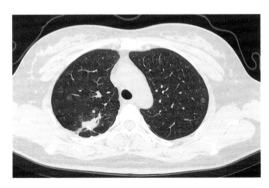

图4-8-1 复发的病灶侵犯到右肺中叶

146

病例2 患者右肺上叶切除术（第1次手术）术后6年行左肺下叶楔形切除（第2次手术），右余肺残余磨玻璃结节逐步增大，予以第3次手术，行右肺余肺楔形切除术（图4-8-2）。

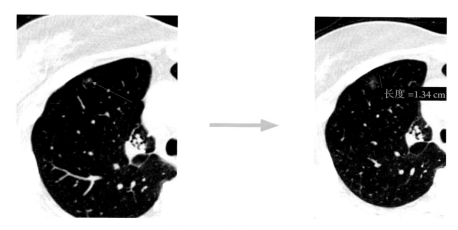

图4-8-2 结节逐步增大

病例3 患者第1次手术（外院手术）行右肺上叶切除联合右肺下叶背段切除，第2次手术（外院手术）行左肺上叶舌段联合前段切除，随访中发现右肺磨玻璃结节残余复发，病灶逐步增大，予以第3次手术（图4-8-3）。

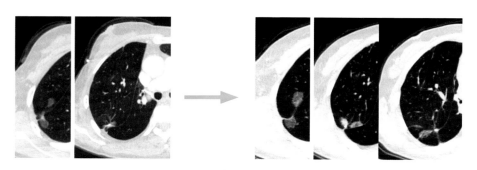

图4-8-3 三次手术结节的CT影像

病例4 患者右肺上叶肺癌，行右肺上叶楔形切除术后2年，原手术残端出现肿块，考虑肺癌复发，排除远处转移后，予以再次手术，微创手术切除右肺上叶。术后予以化疗及靶向治疗（图4-8-4）。

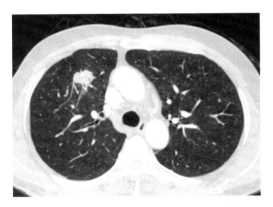

图4-8-4　术后2年原手术残端出现肿块

病例5 患者行右肺上叶切除术后，肺裂残端（钉缘）出现肿块，考虑肺癌复发，排除远处转移后，予以第2次手术，术后予以化疗（图4-8-5）。

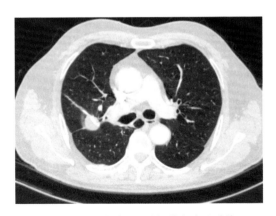

图4-8-5　肺裂残端（钉缘）出现肿块

病例6 患者在外院接受第1次手术，术中冰冻切片提示原位腺癌（错误的术中病理），术后石蜡病理升级为浸润性腺癌（术后病理升级），行左肺上叶楔形切除。术后11个月复发，转入我院后病理基因突变检测为*ROS1*阳性，遂予以克唑替尼靶向治疗，治疗3个月后病灶缩小，再予以第2次手术切除左肺上叶，术后，继续予以靶向治疗，随访至今病情稳定（图4-8-6）。

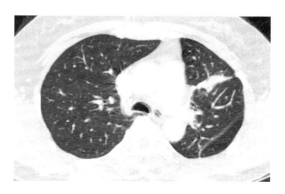

图4-8-6　患者术后复发的CT影像

第九节 术后残余磨玻璃结节

临床工作中，有些患者手术切除了主病灶，但还有一些残余结节，由于结节太小，或者位置太深，无法全部切除。这些残余结节的随访成了很多患者术后的心病。

一、残余结节是否会生长？

由于有既往的肺癌病史，残余结节生长的风险比普通结节要高。韩国有研究显示，主要病灶切除后，随访3年，存在术后残余结节的患者中7.3%的患者出现结节缩小，52.4%的患者结节大小不变，还有40.2%的患者结节增大。另外一位韩国学者Kim及其研究团队观察了接受主灶切除术后的92例新发或多发磨玻璃结节患者，在纳入的139个结节中，有23个（16.5%）结节体积增加。此结果与既往报道的无肺癌史患者的磨玻璃结节生长率无明显差别。

二、残余结节生长的主要模式

残余结节生长的主要模式是结节本身的增大，较少出现新发结节。

三、影响残余结节生长的主要因素

（1）残余结节的初始直径>8 mm或>10 mm，生长的风险更高。

（2）手术后继续吸烟。

（3）残余结节中存在实性成分。

肺癌术后，残余结节是有可能出现缓慢增大的，因此，第1次手术要尽可能切除可能会增大的结节，术后定期复查，对于明显增大的高危结节，有可能需要再次手术。

第十节　肺癌术后患者的生存期

一、肺癌患者预后的不确定性与5年生存率

日常工作中医生常被患者亲属问这样的问题"我父亲患肺癌并已手术切除肿瘤，他到底能活多长时间？""我亲属这个病是晚期了，晚期肺癌还能活多久""我们这个肺癌，不能手术了，还能活多久？"实际上，这些问题很难回答。

患者及其亲属必须明确和面对癌症"不确定性"这一巨大特点，这种不确定性是指没人能确切地告诉患者在未来的几年你会怎么样，医生也无法告知谁的治疗是真正成功的，谁的癌症一定会复发。

临床工作中经常有患者问，磨玻璃结节术后能活多久？为什么很多文章都说5年生存率是百分之几，难道手术后只能活5年了吗？

当谈到预后，医生常用的术语是5年生存率，这并不意味着患者只能够活5年，只代表在被诊断为肺癌5年后仍然活着的患者比例。实际上，磨玻璃结节多数只有考虑恶性肿瘤的才手术治疗，术后存活时间主要取决于术后肺癌病理亚型和病理分期。磨玻璃结节术后病理如果是不典型腺瘤样增生（AAH）、原位腺癌或者微浸润性腺癌，手术切除后，早期肺癌或癌前期病变基本上能够得到根治，不影响患者寿命，术后不需要进一步治疗，只需要定期随访。

这种困惑是比较常见的，因为很多肿瘤都是在诊断或术后5年内复发，5年左右没有复发、没有转移，基本上这个肺癌可以被视为治愈了，5年后再复发的概率比较小了。因此医生一般都是统计5年生存率。而不是说肺癌发生之后只能活5年（这是很多患者的误区或错误理解）。之后再发生的肿瘤多数为第二原发肿瘤，当然也有非常少见的5年以后发生转移的病例。比如根治性切除术后Ⅰ期肺癌的5年生存率可以达到70%~80%，意味着70%~80%的患者在5年后还存活，有20%~30%的患者去世，有的是因为肿瘤原因去世，有的是治疗并发症去世，还有的是因为其他原因去世。Ⅱ期患者5年生存率在40%~60%，ⅢA期只有30%左右，Ⅳ期只有10%左右。

总之，统计资料无法预测任何一个个体的具体情况，任何一位患者的肿瘤都是独一无二的，因为没有两个病例是完全一样的，患者对治疗的反应也是千差万别的，相同的肿瘤在不同人身上生长速率和结果也是不尽相同的。

二、影响肺癌患者生存时间的因素分析

影响肺癌患者生存时间的因素包括患者的年龄、性别、吸烟史，身体的基

本状况，肿瘤的分期，肿瘤的亚型，患者接受的治疗，有没有手术切除，有没有化疗，有没有靶向治疗，有没有放疗等因素。磨玻璃结节早期肺癌的预后较好，特别是原位腺癌、微浸润性腺癌，5年肿瘤特异性生存期几乎为100%。

（一）年龄

年龄越大，预后越差，年龄大的患者很多治疗措施都无法接受，预后比较差。

（二）性别

女性预后好，男性预后相对差。

（三）吸烟史

预后效果：从来没有吸烟的患者预后好于吸烟的患者，目前戒烟1年以上的患者预后好于目前仍在吸烟的患者。手术后或化疗后，还持续吸烟的患者，预后最差。

（四）体重

根据BMI指数，正常的BMI指数人群预后好，过瘦的患者营养不良，很多治疗措施跟不上，体质虚弱，影响预后。晚期肺部肿瘤患者很多都有气急症状，过胖的患者一方面组织需氧量升高，增加肺功能的负担，更容易出现气急、气促；另一方面，过胖的患者容易出现高血压、高血脂、糖尿病，血栓形成，进而影响患者预后。因此患有肺部肿瘤的患者，不能营养太好，营养过剩对于身体也不好，粗茶淡饭最好。

PS就是体力状况评分，身体的基本状况可以依靠PS评分评估。一般而言，白天不睡觉的时候，患者如果卧床休息的时间超过下床活动的时间，这说明他的PS评分>2分，这些患者往往不能接受化疗，一般手术效果比较差。

（五）肿瘤的分期

肿瘤分期越高的患者预后越差，Ⅰ期肿瘤预后好于Ⅱ期，Ⅱ期肿瘤预后好于Ⅲ期，Ⅲ期肿瘤预后好于Ⅳ期。

（六）肿瘤的亚型

预后：原位腺癌/微浸润性腺癌>附壁样为主型>腺管型/乳头型>微乳头型/实体型。

各种治疗中，能够手术的患者一般预后优于无法手术的患者，能化疗或靶向治疗的患者预后优于只能对症治疗的患者。

（七）其他提示预后比较差的指标

严重贫血、中性粒细胞与淋巴细胞比值（血常规）>5、低白蛋白血症等指标提示预后比较差。

三、心理因素与肺癌预后

每位肺癌患者的生存期，有时真的很难预料，这与每位患者发病时本身的体质状况、心态、成长经历、所在地区医疗条件、家庭成员的支持、家庭经济条件等多种因素有关。同时，不仅仅是生存期重要，生活质量，患者的心态状况也很重要。

莫问东西，请活好当下的每一天！疾病，既来之，则安之，坦然接受它，面对它，战略上藐视它，战术上重视它，把它视为生命中的一部分，心理这关过了，很多带瘤生存的患者预后也很好。

第十一节　肺切除术后还能剧烈运动吗？

临床工作中，经常遇到这种疑问：肺切除术后，是不是就不能正常活动了，不能正常生活了？还能不能正常工作？

答案恰恰相反。正常的人，肺是具有一定储备能力的，如果60分是及格线，能够保证患者正常生活，正常地运动。那么正常人在术前肺功能一般是110~120分，肺切除术后，绝大多数患者剩余的肺通气功能是能够满足正常生活与正常工作的，半年以后也能满足一定的剧烈运动的要求。当然，如果是竞技类体育运动，成绩肯定会受限。

一、肺楔形切除

一般而言肺楔形切除，切除的肺组织相对较少，如果是一侧肺的单个楔形切除，一般切除后，肺功能可能剩余90~110分。切除的肺组织，一般小于总肺功能的1/19。

二、肺段切除

肺段是一个功能单位，人体总共有19个肺段。如果是单个肺段手术，一般切除的肺组织是总肺功能的1/19；如果是尖后段、尖前段、舌段切除，一般是总肺功能的2/19；如果是固有肺段切除，一般切除范围占总肺功能的3/19。一般肺段切除后，肺功能可能剩余90~100分。

三、肺叶切除

人体共有5个肺叶，左侧2个，右侧3个肺叶，左肺上叶占5/19，左肺下叶占4/19，右肺上叶占3/19，右肺中叶占2/19，右肺下叶占5/19。一般肺叶切除术后，肺功能可能剩余80~90分。

四、双肺叶切除

右肺上叶联合右肺中叶切除，切除肺功能大约占总肺功能的5/19；右肺中叶联合右肺下叶切除，切除肺功能大约占总肺功能的7/19。

五、全肺切除

全肺切除是切除一半的肺组织，全肺切除术后肺功能影响较大，可能剩余肺功能为50~70分。部分老年患者术后不能剧烈运动。

受时间因素的影响，既往的经验表明，手术本身也会降低部分肺通气功能，手术对于肺功能的影响大约为15%，一般手术后3~6个月，手术本身导致降低的肺功能会恢复。

从上面的分析看，绝大多数肺切除手术后，患者的肺功能影响不大，术后可以正常生活、工作与运动。正常的运动可促进肺功能的恢复，但这个运动量需要逐步提升。早期术后患者的运动以散步、慢走为主，剧烈运动要术后半年以上才能开展。因为手术后伤口要完全恢复一般要半年左右时间。如何定义剧烈运动，运动时如果只是微微发汗，没有明显的心率加速，就是轻微运动，如果运动中出现大汗淋漓，心率达到120~150次/min，即为剧烈运动。

还有患者会问，肺切除后，还会长出来吗？

肺切除后，肺本身不会长出来，但由于肺组织有一定的战略储备，例如，肺叶切除术后，剩余的肺组织会膨胀、扩大、填补原先被切除肺组织的空间，肺功能会得到一定程度的代偿。因此，如果术前肺功能（通气功能）是110分，切除3/19的肺组织后，肺功能不等于110×16/19，有时候能达到100~105分，这就是肺的代偿膨胀因素。

因此，对于绝大多数患者而言，肺切除术并不是那么可怕，多数患者术后能够正常生活、正常活动、正常工作，半年后能承担一部分重体力工作。不用过度担心。

第五章　生活与心理

第一节　磨玻璃结节患者生活的宜与忌

一、戒烟

（1）如果既往患者有吸烟史，则须严格戒烟。吸烟是明确致癌因素，万一需要手术，吸烟会增加手术难度，增加围术期风险。

（2）如果有二手烟接触史，须严格避免接触二手烟。二手烟接触史包括年轻时接触父母的二手烟，结婚后接触配偶的二手烟，或者工作场所中同事的二手烟，老了以后在家里吸儿子的二手烟。有些老年女性自己一辈子没吸过烟，但吸了一辈子的二手烟。

二、避免在雾霾天户外运动或跑步

笔者接触过几位20岁出头的磨玻璃结节年轻患者，恰恰是户外长跑爱好者。

三、避免家庭环境中装修材料的影响，避免接触氡

国内外众多研究表明，健康人暴露于含有氡的环境中，患恶性肿瘤的风险会显著增加。有资料表明，氡在$1\ m^3$的空气中每秒转换的数量增加$100\ Bq/m^3$，患肺癌的风险增加16%。接触氡比吸烟更加危险。

四、控制体重、运动和饮食对癌症预防的重要性

对绝大多数不吸烟的患者而言，癌症风险最重要的可变决定因素就是控制体重、饮食的选择和身体运动的水平。虽然遗传易感性会影响患癌症的风险，在种群和个人中癌症风险大部分的变异并不是取决于遗传因素。体重对于肿瘤预后的影响是一个"U"字型曲线，体重过轻（营养不良）或者体重过重（营养过剩）都是引起预后较差的因素。缺少运动和不健康的膳食模式也是高危因素。

保持标准体重、坚持运动、健康饮食，可以大大减少患癌症或死于癌症的风险。为此，我们要做到以下3个方面。

（1）维持健康的体重。

（2）采取积极运动的生活方式。

（3）健康饮食，以植物类食物为重点，控制摄入食物和饮料的数量有利于达到和维持健康体重；限制加工肉类和红色肉类的摄入；每天至少摄入300~500 g的蔬菜水果；选择全谷类食物来代替精制谷物。

五、预防的药物

这实际上是一个肺癌化学预防的问题。目前还没有证实某种药物对于磨玻璃结节有预防作用，或者具有控制其发展的作用。目前流行病学证实，阿司匹林、二甲双胍可能具有一定抗肿瘤作用。因此，对于老年磨玻璃结节患者，特别是合并心血管病的患者，可以考虑口服小剂量阿司匹林（每日100 mg，要注意药物服用后有胃肠道出血、颅内出血的风险，一定要在医生评估后使用，不要随意和其他抗凝药物一起使用），同时可降低心脑血管疾病风险；合并糖尿病患者可以考虑口服二甲双胍控制血糖（这2种药只是可以考虑，不是推荐，目前还没有直接证据证实有效）。

六、关于饮食和癌症相关性的常见问题

（一）海鲜

"磨玻璃结节需要忌口吗？很多人说海鲜不能吃，鸡不能吃，鸡蛋不能吃！"

对于西医来说，磨玻璃结节患者没有特别禁忌的食物，只要注意营养均衡、容易消化即可，无论是海鲜、江鲜，还是河鲜，如果喜欢吃，就吃一些，很多欧美人基本都不吃淡水鱼，他们只吃海鱼，也没出现肿瘤患者预后特别差的情况。千万不要被一些没有根据的"经验"，把自己的生活封闭在狭小的空间。

（二）保健品

"需要吃保健品吗？"

且不说诸如虫草或铁皮枫斗之类的食物是否存在重金属超标，目前无任何证据表明这些贴着保健品标签的东西，对磨玻璃结节的治疗控制有好处。

（三）乙醇

"饮酒会增加癌症风险吗？"

饮酒会增加口腔癌、咽癌、喉癌、食管癌、肝癌、肠癌、乳腺癌的风险。饮酒的人应该限制饮酒量，男性每天不能多于2杯，女性每天不能多于1杯。一杯酒被定义为330 mL的啤酒，140 mL的白酒。乙醇和尼古丁同时摄入会增加患癌风险，远远大于单一的饮酒或吸烟对癌症风险的影响。

（四）抗氧化剂

抗氧化剂包括维生素C、维生素E、类胡萝卜素和一些其他的植物营养素。研究发现，吃较多富含抗氧化剂的水果蔬菜的人群，可能会降低患有某些癌症风险。但氧化还原反应本身是机体新陈代谢平衡的一个正常机制，过度的氧化或抗氧化是抑制肿瘤还是促进肿瘤，目前还不清楚，具体机制比较复杂，因此不是特别推荐。目前建议可以通过食物获取，而不是吃抗氧化剂药片。

（五）鱼类

"吃鱼可以预防癌症吗？"

目前没有证据证明吃鱼可以预防癌症。

（六）大蒜

"大蒜能防癌吗？"

一些研究发现大蒜可能会降低肠癌风险。大蒜和其他洋葱科食物，可能被包括在多种蔬菜范围里，被推荐为可以预防癌症的食物。

（七）肉类：加工肉类

"癌症患者应该避免吃肉吗？"

许多流行病学研究证实了摄入大量的加工肉类与增加的肠癌、胃癌风险的关系。这种关系可能部分原因是因为亚硝酸盐，它被添加到许多午餐肉、汉堡和热狗中，为了保持颜色和防止致病菌污染。罐头肉、烟熏肉、腌肉、香肠、火腿，增加了潜在的致癌化学物质的接触，因此应该尽量减少食用。

（八）有机食品

"被标有'有机'的食物是不是可以更有效地降低癌症风险？"

目前，没有研究结果证明有机食品是否可以降低癌症风险，或者比其他农耕方法生产的产品带来其他更多的健康好处。

（九）硒

"什么是硒，它能降低癌症风险吗？"

目前只有动物研究表明，硒可以预防癌症，但是人体实验没有结果。没有可靠的证据表明硒补充剂可以降低癌症风险。所以，不建议食用硒补充剂，应该要避免服用高剂量的硒补充剂，因为容易引起硒中毒。

（十）大豆类产品

"以大豆类为基础的食物可以降低癌症风险吗？"

大豆中含有一些植物营养物质，也是异黄酮植物营养素很好的来源，它可以降低雌激素活性，可能可以预防性激素依赖性癌症。食用传统的大豆类产品，如豆腐可以降低乳腺癌、前列腺癌、子宫内膜癌风险，但肺癌不是性激素依赖型肿瘤。总体而言，食用豆制品能否预防癌症，目前还不确切。

（十一）茶

"喝茶（绿茶或者红茶）能够降低癌症风险吗？"

喝茶不一定能预防癌症，但喝茶是较为健康的生活方式。需注意喝茶时要避免在同一时间服用药物，以免影响药物代谢。

（十二）反式脂肪

"反式脂肪会增加癌症风险吗？"

反式脂肪包括人造黄油或者起酥油，和癌症风险关系不明确。建议减少或者避免食用反式脂肪，因为有增加脑梗、心梗等心血管疾病的风险。

（十三）蔬菜和水果

"吃蔬菜和水果会降低癌症风险吗？"

虽然食用蔬菜和水果可以降低癌症风险的充分证据被削弱了，因为最近发表了更多的无效研究或者只有微弱影响的研究报告，但是整体的证据表明，食用蔬菜和水果可以降低一些癌症的风险，包括肺癌、口腔癌、咽癌、喉癌、食管癌、胃癌和肠癌。不同种类的蔬菜和水果可能会不同程度地降低某些癌症风险。蔬菜和水果中哪种化合物最有可能防癌目前还不可知，不同的蔬菜和水果也许富含不同种类的、可以防癌的植物营养素。近期研究发现，增加蔬菜和水果的摄入可能有助于降低肥胖风险，因此，很有可能可以间接地防癌。最佳建议是每天至少摄入300~500 g多种颜色的蔬菜和水果。

（十四）素食饮食

"素食饮食能够降低癌症风险吗？"

素食不一定能防癌，但是长期素食有可能导致营养不良、缺铁性贫血，进而影响抗肿瘤治疗的应用。

（十五）维生素C

"维生素C可以降低癌症风险吗？"

许多研究发现食用富含维生素C的食物与降低癌症风险有关，但直接吃维生素C片剂或泡腾片没有作用。目前没有证据表明维生素C能防癌，建议慎重考虑。

（十六）其他明确的致癌物

其他明确的致癌物包括酸菜鱼中的酸菜、槟榔、染发剂。

（十七）药物的影响

多数药物对于磨玻璃结节影响不大，胰岛素注射对于某些肿瘤的生长有促进作用，而二甲双胍、阿司匹林等药物有抑癌作用。因此，合并糖尿病的患者，宜应用药物控制血糖，尽量避免应用胰岛素，最好口服二甲双胍控制血糖。长期酗酒可能致癌，但偶尔饮酒不会影响。

第二节　磨玻璃结节与婚育

一、磨玻璃结节与婚姻

对于特别年轻的患者，不主张早期手术，不典型结节的患者可以考虑继续随访复查。对于婚嫁年龄的患者，可以优先考虑解决人生大事，之后再继续评估。

二、磨玻璃结节与生育

对于小的磨玻璃结节，考虑为AAH或AIS者，可以考虑妊娠。

三、磨玻璃结节与性生活

（一）磨玻璃结节患者能否有性生活？

对于大多数磨玻璃结节和肺癌患者而言，性生活是无害的，合理有节制的性生活有益于患者的身心康复，正常性生活是患者重新融入社会、生活重新步入正轨的重要标志，多数医生鼓励患者康复过程中恢复正常的性生活。

但是在某些情况下，患者性生活是危险的。在手术后恢复期（术后1个月），性交可能造成出血或牵拉伤口，有时也会增加感染的风险。故术后恢复性生活的时间要依具体情况而定，这取决于手术的类型及伤口愈合程度，可征求医生意见。

（二）放化疗期间能否有性生活

接受放化疗的患者常常经历身体免疫机能低下的阶段。在此期间，患者最易发生感染，故能否有性生活最好咨询医生。多数观点认为，如果患者的身体状况已能涉足公共场所，一般来说性生活不会有任何危险。如果患者因为放化疗而出现白细胞降低等免疫机能低下症状时，尽量避免性生活，以免发生不必要的感染。

（三）患者性生活的注意事项

放化疗期间，由于药物的应用，患者容易产生阳痿、性冷淡等，伴侣应予以理解和支持。患者在性生活中应避免过于疲劳引起免疫力下降，尽量采用有利于患者休息的体位。此外，放化疗期间，患者应特别注意防止性病的传播。

在患者免疫机能低的情况下，生殖器疱疹或淋病感染的危险增大。性交后排尿有利于冲洗掉能引起外生殖器区域感染的细菌，所以在性生活前喝一些水便于性交后排尿是良好的习惯。

第三节 有磨玻璃结节的患者能怀孕吗?

很多育龄期患者会问这些问题："大夫,我患有磨玻璃结节还能不能怀孕?""如果怀孕了,这么长时间不能做CT,会不会有危险?""怀孕期间雌激素、孕激素水平升高,会不会影响结节?""一不当心怀上了孩子怎么办? 这孩子能不能要?"

如果考虑为磨玻璃结节早期肺癌,结节直径>1 cm,怀疑浸润性腺癌,那么不宜直接怀孕,建议手术切除后,待病情稳定了再怀孕。术后不影响患者将来怀孕,但建议至少手术后3个月再备孕。经常碰到患者手术后没多久就怀孕的情况。

对于直径1 cm以下的,或者是虽然直径>1 cm,但密度比较淡的单纯性磨玻璃结节,估计病理类型是原位或微浸润性腺癌的患者,这种担心都是没有必要的。因为磨玻璃结节一般进展比较慢,不至于在怀孕期间快速进展到晚期肺癌,一般孩子养下来,坐好月子,就可以来复查CT了。乳腺癌和卵巢癌可能是性激素依赖性肿瘤,因此患者可能会在怀孕期间因为雌激素或孕激素水平升高刺激肿瘤增大,但磨玻璃结节不是激素依赖性肿瘤,一般不受雌激素或孕激素水平影响,多数不会在怀孕期间迅速增大。

第四节　磨玻璃结节肺癌患者的心路历程

　　每个患者对自己被诊断为肺癌的事实所作出的反应不尽相同，有人反应剧烈，有人轻微。部分患者第一次听说被诊断为肺癌时，感到震惊甚至被击倒，常见的情绪有麻木、生气、怨恨、惊吓和不满、困惑、负罪感等一系列情感。它改变了患者既往已经习惯的生活，使患者承载着难以名状的重负和精神上的压力，以及生理的痛苦，将要面临的全新而又复杂的人际关系困扰着他们，心理活动也随之发生极大的改变。

　　吸烟者常常自责，非吸烟者指责身边的吸烟者，反复自问为什么会发生在自己身上。吸烟固然是导致肺癌的因素，但不是所有吸烟的人均会患肺癌或肺部结节，医生也无法告诉每个患者具体的病因。患者必须明白自己不能改变过去，自责和指责不能使自己感到好受，应该尝试与自己和解，原谅既往的种种。尝试与其他有类似经历的人进行交流并从中得到支持，有助于患者走出这种不良的心理状态。

　　在疾病的不同阶段，这种情绪的改变有不同的特点。如等待确诊阶段，患者常常寝食难安，害怕癌症的降临，焦虑是这一阶段的主要心理反应。在确诊至接受治疗阶段，患者大多会经历否认、悔恨与恐惧、认同等心理过程。在得知自己被确诊为肺癌后，很多患者开始会拒绝接受这一残酷的现实，总认为医生弄错了，想方设法地去条件更好的医院找权威医生复查，企图推翻原来的结论。

　　当明白无误地被告知患癌症后，有些患者对过去曾忽略了对身体健康的关注或对做过的错事追悔莫及，认为这是一种报应。有些则怨天尤人，感叹命运的不公，随之思考个人的前途与命运、家庭的影响，评议自己的人生价值。

　　许多患者错误地认为自己的癌症一定会复发，目前没有好办法可以阻止肺癌复发。事实是，患者的肺癌有可能不复发，即使复发，从治疗完成到复发的时间也比以前要长。可以理解每个癌症患者都担忧自己的健康，惧怕癌症引起的疼痛，害怕自己不能自理，成为家庭和朋友的负担，害怕不能再过正常人的生活，害怕无休止的治疗过分损害他们的生活质量。甚至有些患者认为反正难免一死，故继续吸烟，事实是即使被诊断为肺癌后再戒烟也会获得很多好处。更有甚者因惧怕肺癌最终影响呼吸而窒息死亡。许多患者从家庭、朋友、医生，甚至"专家"处得到了消极的信息而悲观失落，事实上，经过治疗的患者有许多预后非常好的例子。

　　术后患者还面对着大手术对身心的打击，此时患者应及时将自身感受告诉医生和亲友，寻求一切可能的帮助，并与家庭成员及亲友保持良好的关系，这都有助于康复。手术创伤常导致患者出现焦虑和沮丧的心理，有些患者或许表现为先精力充沛、心情愉快后疲乏而暴躁，甚至食欲不振而难以入眠。加之，因患癌症带来的恐惧和对前途的担忧等更加剧了这种不良的情绪。患者不要将这些不良的情绪放在心里，应告诉亲人让他们和自己一起分担，亲人应帮助患者渡过难关。家庭成员也应积极地参与开导患者，以使其从中恢复，鼓励他们自理生活，不要过分地给患者以"保护"。患者应寻找合适的康复患者团体，从精神上共同对抗肿瘤。并与经治外科医生保持良好的随诊关系，确保有问题时能得到及时的处理。

患者经过治疗，肿瘤已经切除或放化疗有效，在感到庆幸的同时，又担忧复发的危险，而一旦复发，容易产生绝望心理。因此亲属和医务人员要富于同情心，在诊治过程中从患者语言、行为特点出发，发现其内心心理活动，给予其热情关怀与疏导，鼓励其树立战胜疾病的信心，使其消极心理状态转化为积极的心理状态，从而维持各器官系统的正常功能，达到心理平衡，增强应激能力，提高机体的免疫功能，增强患者战胜疾病的信心。较紧密的家庭成员关系对治疗有积极的作用，惧怕死亡已成为多数癌症患者的主要心理问题，家庭成员的安慰能够使患者很好地从中解脱。适当的镇静治疗也有助于患者从中解脱。如出现严重的焦虑和沮丧情绪时，需要心理学家和精神病专家的介入。

第五节　令人困扰的肺小结节综合征——肺病不重，心病重

　　临床工作中，有一种特殊的疾病——肺小结节综合征。它的主要表现千差万别，可以表现为胸痛、胸闷、气急；也可以表现为咳嗽、咳痰，久咳不愈；或表现为低热症状；还有患者表现为个别肿瘤标志物超过正常值一点点，特别是神经元特异性烯醇化酶（NSE）。

　　目前小结节被过度地宣传"轰炸"，很多人误以为小结节就是肺癌。患者茶饭不思，晚上无法入睡。这些人的CT图显示肺部有小结节，但小结节实际上只有3~4 mm，根本不会导致上述症状，但患者心理负担过重，来到医院一定要求医生把小结节切掉，不管小结节是良性还是恶性的。

　　其实这些患者身体上的症状都是心理疾病导致的，在心理学上称作心理疾病的躯体化症状。心理疾病躯体化症状，是心理疾病的表现形式，以身体上一定的器官疾病的症状表现出来。其特点在于：散乱无系统性，复杂而无一定的规律性，加重或缓解无一定时间性。患者由于过度担心，可能会出现很多躯体化症状，包括久咳不止、胸闷、胸痛、全身乏力、天天晚上睡不着、茶饭不思、上班也没心思等。

　　其实很多<5 mm的磨玻璃结节和<1 cm的实性结节都是良性的，经过医生的诊断以及定期随访是非常安全的，这些小结节与患者的症状是毫不相关的，患者的这些症状主要是心理因素导致的，完全没必要过于担心，杞人忧天。患者应该勇敢地直面问题，定期随访，绝大多数小结节只是生命中的"插曲"。

　　目前小结节的过度宣传给患者造成不必要的心理压力，患者压力过度反而陷入心理亚健康状态，医生应该关心这些患者，进行心理疏导。

第六节　磨玻璃结节肺癌恐慌症以及与"磨"共舞

癌症是现代社会的毒瘤，对于患者的伤害远远超过大家的想象，对患者的心理、生理、家庭生活、社会地位及社会生活，都造成了全方位、毁灭性的打击。临床工作中，人们往往只重视生理上肿瘤的切除，对于磨玻璃结节患者而言，除了肺结节，还有"心病"要除。如何帮助患者顺利走出人生阴影，协调家庭关系，重新走进社会，返回工作岗位，不仅需要患者自身的坚强，而且需要家人的陪伴与呵护、理解与支持，同时还需要医护人员以及社会心理工作者的帮助与疏导。抑郁与焦虑是肺结节患者最容易出现的心理症状。

痛苦而可怕的回忆，可能来自亲人的去世，有的患者的亲人死于癌症，或者自身既往的手术经历给其心理造成了巨大的阴影和恐慌。

一、肺结节的心理症结

以下展示一些患者最常见的心理症结。

（1）"我得了癌症，在家里，在社会上，还有我的位置吗？我该怎么活下去？"。

（2）"我可能很快要离开这个世界了，我这辈子还没活够，我还有那么多想去但没去过的地方，有那么多想做还没做过的事情，都来不及了，我这辈子有什么意义？"。

（3）"我还有2个孩子，还没有长大成人，将来怎么办？我要是走了，老公再婚了，继母会不会虐待孩子？"。

（4）"到底要不要开刀？天天随访下去，什么时候是个头？"。

（5）"到底是实性结节还是磨玻璃结节，哪一个更危险？""我的结节是单纯性磨玻璃结节，还是混合性磨玻璃结节？"。

（6）"结节旁边有血管，怎么办？要不要紧？"。

（7）"结节旁边有很多毛刺，要不要紧？会不会是癌？"。

（8）"我患有磨玻璃结节，同时神经元特异性烯醇化酶升高，那么这个结节会不会是小细胞肺癌？如果是小细胞肺癌，我还能活多久？"。

（9）"我身上还有子宫结节，甲状腺结节，乳腺结节，我怎么是结节体质？肺上这些结节是不是转移过来的？"。

（10）"我开这个刀，有没有风险？会不会下不了手术台？万一麻醉之后醒不过来，怎么办？"。

（11）"结节会不会已经转移了？""我还能活多久？"。

（12）"如果开完刀这个结节很快转移了，那么我这个刀是不是白开了？这份罪也是白遭了？"。

（13）"开刀以后，我还要不要化疗或放疗？如果化疗，我能不能吃得消？会不会头发全掉光？我要不要剃光头，如果剃光头，我以后怎么见人？"。

（14）"如果做化疗或靶向治疗，我家里的存款还够不够用？花那么多钱，以后怎么还房贷？如果后面钱花多了，要不要卖一套小房子？万一我走了，以后留给老公和孩子的钱还够不够？"。

（15）"我开刀看病期间，谁来照顾我？谁来送孩子上学？"。

（16）"我还有年迈的父母，我自己倒下了，将来谁来照顾他们，给他们养老？"。

（17）"我要去开刀了，怎么跟家里父母说？如果实话实说，他们能不能接受？怎么能瞒住他们？"。

（18）"我到底要去哪里开刀？本地？上海？北京？还是广州？""找谁开刀？在本地开刀，安全不安全？隔壁老王去年开刀去的上海，我如果在本地开刀，会不会没面子？"。

（19）"我去开刀了，今年我带的这个高三班级的孩子怎么办？如果等到寒假或暑假开刀，我这个结节还来得及吗？"。

（20）"单位里，领导和同事知道我得了这个病，会怎么看我，会怀疑我的能力吗，将来我还会有机会职位升迁吗？"。

（21）"在家里，我得了这个毛病，我公公婆婆会怎么看我？"。

（22）此外，还有许多难以启齿的困扰，如"这个肺结节会不会影响我的性功能，得了癌症，我还能不能跟配偶同床？"。

（23）"我还能不能生孩子？我如果生了孩子，将来会不会把肿瘤遗传给他们？"。

（24）"我开完刀，还能不能跑步？还能不能游泳？还能不能打球？"。

（25）"我生这个毛病，以后还能不能吃海鲜，还能不能吃鸡蛋？到底哪些是发物？哪些能吃，哪些不能吃？"。

（26）"我这个毛病到底是什么原因造成的？跟我家里装修有没有关系？我上班接触那么多化学品，跟接触这些化学品有没有关系？以后我要不要换工作，如果换工作怎么办转岗？这个毛病的原因如果不知道，我开了刀，以后还会不会再复发？"。

这些问题都严重困扰患者，有些专业问题可以问医生，但是有些问题医生也给不了明确的答案，还有些问题的答案只有患者自己知道。

二、与"磨"共舞

对于大批微小磨玻璃结节患者而言，在长期随访过程中，需要学会接纳这个结节，接纳这个磨玻璃结节作为身体的一部分，它是一个孩子，迷失了方向，但还不至于酿成大错。夜深人静之时，试着与它对话，它是一个提醒，提醒大家生命的意义，提醒大家思考"如何度过今生"，鼓起勇气吧，做生活的强者，"即使明天世界就要消亡，今天我也要浇灌生命之花"，不要把自己当成一个患者，做回"自己"，而非"患者"生活！

第七节 磨玻璃结节与西天路上的妖怪

磨玻璃结节，在有些患者眼里就变成了"魔结节"，在他们心里变成了"心魔"。当发现肺部结节以后，很多人就吃不下饭，睡不着觉，没心思上班。吃不好，睡不好，人就会感觉虚弱，身体不舒服，反过来加重心理负担，进而更加没有胃口，睡眠不佳，形成一个恶性循环。

其实肺部的磨玻璃结节，或者是肺部结节的生长过程，就像《西游记》中唐僧取经路上遇到的妖魔鬼怪，遇到的八十一难。有些结节是"人"，有些结节是"妖"，有些结节是"大魔头"。要不要切，关键看肺部结节的性质，它是人，还是妖？

一、大魔头结节

有些妖怪本领高强，能够上天入地、有七十二般变化，这类妖怪最可怕，比如九元灵圣，一口就能把孙悟空含到嘴里，比如大鹏精，飞行速度比孙悟空还快，再比如牛魔王，也会七十二般变化。它已经修炼成精，超过了普通肉搏型妖怪，且具有一些特定技能，类似于小细胞肺癌、微乳头型浸润性肺癌。

这种结节有可能在很小的时候就已经可以"上天入地"——进入脑子，或者进入骨髓，或者遍布全身。普通的物理攻击不足以完全消灭它，手术后，化验结果如果显示是这种类型的妖怪，就要补充"魔法攻击"，比如化疗、靶向治疗，或者免疫治疗。

二、中等法力妖怪

有些结节是中等法力的妖怪，比如虎力大仙、狐力大仙，或者鹿力大仙。这些结节的术后病理一般为浸润性腺癌，并可能伴有淋巴结转移。它们具有一定兴风作浪的本领，有一定长生不老的本领，但毕竟法力不高，通过"物理攻击结合魔法攻击"，即手术联合化疗、靶向治疗，或者免疫治疗，还是能够最终消灭的。

三、小妖怪

有些结节是小妖怪，比如"有来有去""奔波儿灞""灞波儿奔""精细鬼、伶俐虫"，或者没有恶性攻击倾向的"孤直公、凌空子、拂云叟、劲节十八公、杏仙"等。绝大多数在临床中遇到的早期肺癌（原位腺癌、微浸润性腺癌）都类似于这些小妖怪，它们有些道行，已经修炼成人形，但还不擅长变化之术，不会腾云驾雾，基本属于肉搏型妖怪。类似于孤直公、凌空子、拂云叟、劲节十八公或杏仙。这种类型的小妖怪，性质已经变了，不会再变回原来的虎、狼、豹，但它们没有法力，没有变化的能力，基本上没有太大作恶的本领，不至于立刻危及患者生命，普通物理攻击（微创手术）可以消灭。

那就有患者会问了，这些小妖怪会修炼成大boss吗？

有的，但比例不高，而且需要经历一个漫长的"修仙"过程。这个"修仙"的过程也是相当艰难，妖怪的心思很简单，长生不老，永生，肿瘤也是如此。它们通过突变，突破正常细胞分裂的上限，其中最著名的就是海拉细胞，它是一位美国黑人女性的宫颈癌细胞，全世界癌症研究者都使用它的后代细胞研究肿瘤，从某种意义上说，这种海拉细胞已经获得了永生（死神永生）。

绝大多数这种小妖怪，在几个月甚至几年的时间内，不会变成大妖怪。80%的单纯性磨玻璃结节在发现后3~5年内不会变化（没有修炼成功），仅有20%的单纯性磨玻璃结节会在3~5年内增大，或者密度变实，或者变成空泡型，多数还是有机会通过物理攻击治愈。这些小妖怪还没有获得永生的本领，将来，希望有更好的方法能够逆转这些小妖怪，这就是为什么有些位置比较深、结节密度比较淡的病灶，手术需要切除太多的肺组织时，医生推荐患者随访。一方面这种处理对患者的危害不大，另一方面希望将来有更好的、无创伤的处理措施。

四、法宝型妖怪

还有些妖怪自身本领不强，有一定的法师技能或肉搏技能，但主要依靠法宝来兴风作浪，比如金角大王、银角大王、铁扇公主、黄眉老佛。当然他们的弱点也很容易被控制，就是找到它们的穴位，这就像某些基因突变型肺癌，比如EGFR突变类似于紫金红葫芦、ALK突变类似于阴阳二气瓶。

有了这些法宝，这些结节就能兴风作浪，呼风唤雨，但只要我们找到了他们的弱点，就能靶向攻击它们的穴位，短期内就能让它们风轻云淡、风平浪静，这就是靶向药物。如何找到它们的穴位，关键就是要做肿瘤的基因检测，有时没有肿瘤标本，通过血样本的检测也能得到。

五、土匪

有些劫难是人为的，比如唐僧遇到的土匪（后来被孙悟空乱棍打死），这种就类似于某些良性肺部结节，说到底，他只是人类，哪怕他再作恶多端，也不具备修炼成妖的本领，掀不起大的风浪。好比肺内小的钙化结节、错构瘤、硬化性细胞瘤，或者陈旧性肺结核。这种结节完全没有必要过度担心。

　　因此，在笔者的门诊中，如果怀疑是妖怪的疾病类型，要尽快做检查，用"照妖镜"照照看。如果没有转移，尽快行"物理攻击"，攻击后对"妖怪的尸体"进行化验，如果确定是大"boss"，后期再给予"魔法攻击"。如果怀疑是中等法力的妖怪，尽快安排"物理攻击"，得到妖怪的尸体，进行化验，如果没什么法力，后面就不用魔法攻击了。如果怀疑是低等妖怪，安排合理的时间，进行物理攻击，得到妖怪的尸体，一般后面定期照"照妖镜"（高分辨率薄层胸部平扫CT）就行了。

第八节　肺有小结节，心有千千结——磨玻璃结节患者的心理调控

时间回到2019年1月，上海市肺科医院胸外科专家门诊。诊室门口排着长长的候诊队伍，空气中弥漫着焦灼的气息。一位看上去还算文静端庄的中年女士，绕过候诊的人群，挤到最前面，径自地打开诊室的门走了进来。

"主任，我想加个号，请您帮我确诊一下，我的小结节到底是不是恶性的？"大夫正在给其他患者看病，被这不请自来的患者给打断了，但他还是温和地回答："今天的患者很多，加号都满了，加不进了，请您下次再来吧。"然而患者听后，情绪突然就激动起来："我的肺小结节都7 mm了，我等不及了，你就帮我加个号吧，帮我看看片子也行啊，我就等在这里，反正也不影响你看病。"说着说着，竟然哭了起来，无论医护人员怎么劝说就是不肯出去。

因笔者当时在做肺小结节患者心理研究的课题，凭经验判断该女士可能患有轻度的抑郁。于是，我先安抚了一下她的情绪，然后把她带到隔壁诊室进行了谈话。

"大夫，我是受过高等教育的人，是一名中学老师，要不是查出肺小结节，我也不会这么失控。"患者一边抹着眼泪，一边说道。"今年7月份单位体检，查出我有肺小结节，在当地看了医生，医生说可能是原位癌，建议我手术，大家都知道，肺癌有多么可怕啊！可是我才45岁啊，儿子刚上高中，我要是有个三长两短，孩子该怎么办？再说得了癌症，同事会怎么看我？他们一定会觉得我很倒霉，也很可怜，我工作一直都不错，我不想被别人怜悯；如果做手术，会不会很疼？效果不理想怎么办？复发转移了怎么办？接下来的日子该怎么过？感觉人生一片灰暗，好没希望啊！"说完哭得就更伤心了。

经过心理疏导后，该女士情绪渐渐平复下来，等到最后，谢冬主任帮她看了片子，并做了专业建议。其实，问题并非她想象的那么严重，只需要做个微创手术就可以，治愈的可能性很大。

上述这位女士的心理行为表现，在肺小结节患者中具有一定的代表性。大多数患者在检查出自己肺部有小结节后，都会出现不同程度的心理变化，如震惊、恐惧、否认、怀疑、自怨自艾、悲观失望等，患者既担心自己的小结节是恶性的，又担心良性的小结节会演化成肺癌。尽管随着现代医学的进步，早期肺癌通过及时的治疗在临床上已经可以达到治愈，但由于患者缺乏对早期肺癌的认知，仍把其等同于痛苦、绝望、恐惧和死亡的疾病，从而出现焦虑、睡眠障碍、抑郁或躯体不适等问题。在肺小结节患者的心理问题中，最常见的便是焦虑和抑郁，这也是影响患者生活质量最重要的负面因素。严重的心理负面情

绪不但会降低患者对疾病的认知能力及对临床治疗的依从性，还会影响肿瘤的发展和变化。

在中国成年人中，肺小结节的发病率为5%~10%，临床研究表明，肺小结节的恶性概率总体较低，但结节的检出还是对患者的情绪产生了很大的困扰。因此，对于肺小结节（特别是诊断为恶性）患者来说，首先要过的第一关就是心理关。患者在确诊肺小结节后，大多会产生怀疑：我努力工作，热爱生活，与人为善，为什么会是我？有的患者在查出肺小结节前，还生过其他重大疾病，就会感觉人生的暴击接二连三，慨叹老天为何对自己如此不公。

人吃五谷杂粮，难免会生病，至于生什么病，除了先天遗传因素外，还和自己日常的饮食习惯、生活环境、心理状态等因素密切相关。得了肿瘤，一时出现紧张害怕、焦虑抑郁等情绪都很正常，但如果一直深陷其中就有问题了。本来得了肿瘤，身体就受了伤害，如果让负面情绪一直困在心中，岂不是自己给自己来了二次伤害。研究表明，长期的负面情绪，不但不利于疾病的好转，还会破坏人体的免疫力，促使肿瘤的发展和转移。

面对突如其来的肺小结节，患者该怎么做？

首先要做的就是处理好自己的情绪。当确诊肺小结节后，如果打击一时无法承受，可以和家人或知心好友倾诉自己心中的压力和痛苦。有研究表明，家人和亲友等社会支持会让患者获得战胜疾病的勇气和力量。另外，在身体状况允许的情况下，继续正常工作，保持适量运动，坚持兴趣爱好等，可以转移对疾病的过度关注。如果无论自己怎么努力，情绪就是无法调节，长期陷入焦虑抑郁等负性情绪中不能自拔，建议你寻找专业的心理咨询师，或许他们的帮助会让你走出困境。

其次，要到正规的医院找到专业的医生进行诊断和治疗，而不是第一时间去找"度娘"，被那些无良的商家所迷惑，耽误病情，贻误治疗时机。另外，在找到专业的医生后，就要相信医生的判断，没必要再去"货比三家"，正所谓"听得越多，困惑就越多"。

最后，经过手术治疗的患者往往会担心肿瘤复发转移，出院后一直心存焦虑和恐惧。尽管手术把肺上的小结节切除了，但患者又把它种在心里了。这里要说的是，对待肺小结节，我们既要重视，又要藐视。所谓重视就是遵从医嘱，该复查就复查，该随访就随访；所谓藐视就是我们的脑子里不能整天都想着它，如果一直乱想下去，说不定想着想着肿瘤就真的转移了！心理学上有个著名的"墨菲定律"，就是说你越不想发生的事情，如果一直去想它，往往就会发生了。所以说，有时"病"还真是想出来的。

另外，换个角度看问题，其实得了肺小结节也未必全是坏事。生病后，可能会发现以往忙忙碌碌、毫无规律的生活是时候该调整一下了。因为疾病，你可以心安理得地好好休息；治疗期间家人的悉心照料，会让你感受到亲情是如此美好；生病过程中体验到的疾病痛苦会让你觉得健康是多么重要！

　　苦境正是面对自我的契机，请认真思考：我来到这个世界上是为了什么？著名心理学家毕淑敏说过："痛苦和磨难是人生不可分割的一部分，只有接受这一事实，我们才能超越它，更加看清生命的意义。"面对人生风雨，正确打开方式是：勇敢面对—坦然接受—正确处理—洒脱放下。这个过程，不仅仅是一个人的处事方法，更是一个人的修炼过程。真正痛苦的人，其拼搏的身姿令人感动，能使人平添坚强生活的勇气。

　　所以，当肺小结节光顾的时候，请放下心中的焦虑和恐惧，勇敢面对，坦然接受，正确处理，洒脱放下，就会发现风雨过后，一片彩虹。

　　最后，我们一起赏析现代诗人汪国真一首诗歌的节选，恰恰适合您的心境。

热爱生命（节选）

汪国真

我不去想，

身后会不会袭来寒风冷雨，

既然目标是地平线，

留给世界的只能是背影。

我不去想，

未来是平坦还是泥泞，

只要热爱生命，

一切，都在意料之中。

第六章　患者自述：我和磨玻璃结节不得不说的故事

第一节　一场虚惊

我的家是个"长寿之家"，我有位要好的同学是做保险的，她每次看到我都跟我开玩笑，"我不会让你买大病保险的，你们家都是健康长寿的"。

她说这话并非没根据，我的曾祖母90岁高龄寿终正寝，她去世那年我22岁，祖父母都活到九十多岁，他们去世时我40出头，我的父母身体健康，父亲65岁退休后还在单位留用到近80岁，所以我对自己的健康一直有自信。

我的噩梦是从2016年8月开始的，身体例行检查时发现子宫息肉直径2 cm多，住院微创切除，病理报告显示为腺肉瘤。这一结果对我来说宛如五雷轰顶！然后做了一系列检查、B超、CT、增强CT、PET-CT，到上海会诊，蜡片做免疫组化……一番惊心动魄、度日如年的折腾，等待之后，终于等来了好消息，免疫组化结果是子宫内膜息肉，一场虚惊。

此时我还没松口气，就发现增强CT和PET-CT的结论上都写着"右肺上、中叶磨玻璃结节"，最大的结节有的写8 mm，有的写6 mm。我惊魂未定的一颗心又被揪了起来。

2016年11月19日，我去了另一家医院，找熟悉的医生又做了CT。我躺在CT操作台上，医生做完了没叫我下来，我就有种预感，突然那机器又启动了，医生又给我做了一次……我知道，完蛋了。

最后医生给了我3条检查结果的可能性：第一，8月份做的子宫手术转移到肺了（虽然免疫组化排除了，但毕竟有这"前科"不能不怀疑）；第二，原位腺癌；第三，炎症。医生推荐我马上去上海市肺科医院，做病理才是金标准。

回到家后我就开始在网上找上海市肺科医院的医生"肺是长在胸内的，为什么还有胸外科？我又要去找谁？"当时的我，对于这条漫长且未知的求医之路，充满困惑。

2016年11月25日，我来到肺科医院，吃好中饭上楼等医生上班，每隔一会儿就看一眼医生的诊室，离上班还有一个多小时的时候，只见一个人正快速走向那间办公室并推门进去，我意识到这就是我要找的医生！我三步并作两步推门进去，语无伦次地说起自己的情况，要求医生给我加个号，又请医生帮我看看片子，医生一只手举起片子对着窗户看了一下，对我说："我看是原位的。"但我还是不放心，又提醒他："你开灯再看看清楚嘛！"（回想当时的自己竟是那样的失态），医生脾气很好，开了灯把片子放上去又看了一下说："我看还是原位啊。"当时医生还问我怎么来的，家里离上海挺近？我说挺近的，但是又是公交又是地铁也要两个多小时呢。医生微微笑了一下，我全过程都感到很放松，这位医生给我的感觉是沉稳、态度温和、年轻有为。于是，我又回到了家中，等他通知住院手术的电话。

回家后第3天就接到他的电话，通知我可以住院了。从入院、手术到出院整个过程没超过10天。到年底就出院满2年了。在这期间我也看了接诊医生写的一些关于磨玻璃结节的科普文章，心情从一开始的绝望到现在渐渐放松。

因为双肺结节是多发的，所以每一次复查时还是如临大敌，特别是看结果的时候，每次都会神经高度紧张，紧紧盯着医生的脸。现在每每回想到自己这些经历，都会发自内心地感到惊险又欣慰。

心理健康小贴士：

从文章叙事风格上看，作者应该是一位快言快语的乐天派。把2次重病经历称为"虚惊一场"。这种性格或许和其家族的长寿基因有关，长寿并非是一生健康不生病，而是当面对疾病或人生重大变故时能保持积极乐观的心态。

作者最初发现子宫腺肉瘤排除恶性，继而又发现肺部有多个磨玻璃结节，对大多数人来说，遭受如此打击一定会悲观失望，怨天尤人。而她却积极寻找治疗方案并理性选择自己信任的医生，这种乐观的心态及对医生坚定的信任，对她疾病的治疗和康复都有着积极的意义。

从作者身上，我们可以学到换个角度看问题：发现子宫肿瘤是息肉是幸运的，磨玻璃结节是原位癌是幸运的，找到优秀的医生是幸运的，这种逆境中看到微光的思维方式，特别值得我们去学习。

第二节　不念过去，不畏将来

2017年11月28日，我参加了单位组织的肺部低剂量螺旋CT查体。在之前，我偶尔咳嗽、吐黄痰，时感疲劳。

CT结果示：右肺下叶后、内基底段小的磨玻璃结节，占位？建议抗炎治疗后复查。

一看到"占位"两个字，我的心就"咯噔"了一下，曾经的护理经验告诉我，"占位"可能预示着"肿瘤"。我赶紧把查体结果拍照发给了好友医生。

好友医生让我到医院打印CT影像，同时将片子的电子版拷贝过来，以便找上级医院的朋友看看。

到了医院影像科，医生让我坐在电脑前，用鼠标标示着图片让我看。我看到了一个类圆形的与周围颜色不一致的小东西。

"这就是那个磨玻璃结节"，影像科医生说，然后转动鼠标，让我连续看了结节的几个画面，同时从结节的密度等各个方面进行了分析和讲解。

"有可能是早期肺癌。"影像科医生望着我，轻声说。"不用害怕，这么早就发现了是很幸运的，是可以根治的。你可以观察1个月再来复查。"他又补充道。

我这是第1次听说磨玻璃结节，第1次知道早期肺癌。

告别影像科医生，我驱车回家，虽然心里很不愿意相信这个结果，但是，理智告诉我这可能就是真的。因为我从影像科医生的眼睛里，看到了一种因为医生的专业责任而必须把自己发现的问题及时如实告诉患者的神圣。

回到家，我把情况告诉了好友医生，她让我明天一早到她所在的医院抽血检查。第二天，我如约到医院，抽血化验后化验结果提示有支原体感染，医生让我吃阿奇霉素。几天后，肿瘤标志物的结果也出来了，都很正常。

也可能是支原体感染引起的炎症吧，我安慰自己，盼望这个"早期肺癌"是虚惊一场。

12月25日，预约CT复查。这次是弟弟和我一起去的，如果复查的结果就是"早期肺癌"，那么，请他和我一起听听影像科医生的说法，要比我转述明白得多。

从CT室出来，我看到的是弟弟和影像科医生严肃的表情。我知道，那个可能是"早期肺癌"的磨玻璃结节可能没有什么变化。

确实如此。影像科医生让我们看了"肺癌诊断指南"，告知了一些微创治疗早期肺癌的办法，让我弟弟拍了结节照片，认真写了诊断意见，并推荐了两个影像专家，建议我再找专家确诊一下。

告别影像科医生回到家中，我的心情比较复杂，掺杂着一点遗憾：来之不易的孩子刚上高一，还没有长大，但我却生病了。但我知道，在接下来的日子里，我首先要做的就是，确诊这个磨玻璃结节是不是早期肺癌，要不要手术切除。

第二天，我到单位请好假，回家后就开始上网搜索"磨玻璃结节"，然后发现了上海市肺科医院的谢冬医生的文章——"遇到肺磨玻璃结节莫惊慌"，文章语言幽默，有问有答，图文并茂，让我很快就比较全面地了解了有关磨玻璃结节的很多知识，比如形状性质、检查方法、手术方式等。

通过谢医生的文章我还知道了线上问诊的方法。我立即下载了线上问诊App，把自己的检查结果和磨玻璃结节照片分别发给了上海的影像科医生、胸外科医生和北京的胸外科医生。我知道他们都很忙，不可能立即回复，而对急于知道结果的我来说，先收到谁的回复都是一颗定心丸。然后，我一边继续阅读医生们的文章，翻看他们与患者的在线问诊对话，一边等待他们的诊断意见。

过了几天，我陆续收到了医生们的回复，上海胸外科医生在回复中说，早期肺癌，尽快微创手术切除。北京胸外科医生在回复中说，建议手术切除。上海影像科医生在回复中说，消炎复查，如果3个月后还没有吸收就应该手术。同时，朋友找的北京另一所医院胸外科的医生也发来了看片意见：结节风险性较高，建议手术切除。

结论很清楚了，早期肺癌可能性极大，需要手术切除。考虑到实际情况，家人建议到另一位胸外科医生所在的医院手术，并立即到北京办理了住院手续，排队住院。

新年即将来临。我想让孩子有一个快乐的寒假，想让年过70的老父亲平静地过春节，所以，我让知情的家人保守我要手术的秘密，想等着手术后恢复一段时间再告诉他们也不迟。到那个时候，看到已经康复的我，即便知道是"肺癌"他们也不会再担惊受怕了。

病情基本确定，我开始静心做事。2018年2月10日，按照查体前就与出版社和新华书店约好的，我到山东书城与读者见面，并进行了一个多小时的公益讲座。回家时我还拿到了出版社印好的新书《谢谢你讲给我听》的清样，并在去北京复查前把书稿清样全部看完，然后寄给了责编。

3月初，孩子开学返校了，我决定到北京找医生复查。因为我早就搜索并关注了他所在医院的微信公众号，所以通过公众号很容易就提前挂到号。如约到北京做了CT：结节没变，炎症彻底排除，准备手术。同时，我告知了医生自己的生理周期，以方便他安排手术时间。

回家等住院通知的日子，我做了两件事：收拾好行李，随时准备去北京；给孩子写了一封信，安排了自己万一发生不测下不了手术台之后的一系列事情。写那封信的时候，我流泪了，这是我从知道自己患早期肺癌至今为止唯一的一次流泪。

接到住院通知后，我立即启程赶往北京，顺利办好住院手续，按照医嘱做了术前检查。4月10日上午，医生为我做了楔形切除手术，术中病理是腺癌。第二天拔尿管后我就开始下床活动，4天后拔了引流管，医生评估：状态良好，出院回家。

回家后，知情的几个好友不但把我的冰箱冰柜全部填满，吃的喝的一应俱全，还轮流来为我做饭。好友医生隔两天就利用休息时间来给我的引流口消毒换纱布、陪我聊天。那段时间，我的身心温暖如春天。

我也想过为什么得肺癌了：从小体弱，记忆中每年的冬天都会感冒、吃药或者打针；2008年遭遇工作和家庭双重重大变化；母亲和哥哥等亲人离世，过度悲伤；寄宿制学校劳动强度和精神压力大；没好好吃饭和锻炼……

我一直认为文字是有力量的，这次治病经历让我更加确信这一点。我觉得自己之所以能够十分信任医生、依从性非常好地接受医生给出的治疗方案，能够平静地躺到手术台上，能够坦然地接受"肺腺癌"的病理结果，是因为在这之前，我已经阅读了很多关于磨玻璃结节、早期肺癌和胸腔镜手术的文章，看到了很多接受过手术的早期肺癌的病例资料。所以，知道谢医生要出这本书后，我也愿意把自己的经历写下来。如果有人看了这些文字能从中获得力量，哪怕是一点点启发，我觉得自己的付出都是有价值的。

写这些文字的时候，已经是术后的第4个月了。现在的我，每天按时作息，饮食规律，每天走路1小时。6月份出版发行的新书封面是一个羽化成蝶的女孩，就恰如现在的我。不是谁都有机会破茧成蝶，也不是谁都懂得珍惜蜕变的机会。我是幸运的：单位查体让我获得了早发现病灶的宝贵机会，有火眼金睛的医生为我及时确诊让我少走很多弯路，有妙手仁心的医生为我精准手术排除了后顾之忧，有真心实意的亲友呵护、照顾、陪伴，让我倍感幸福……我会努力，好好珍惜这份幸运！

我祝愿所有生命有裂缝的人都能像我一样拥有并珍惜这份幸运！不杞人忧天，不盲目乐观；积极正规治疗，主动自我改变；调整好心态，调控好情绪；不念过去，不畏将来，珍惜当下，不负韶华。

能做的都做了，无论结果怎样，都没有遗憾。

作者简介：

仪修文，女，高级教师，心理咨询师，儿童文学作家，出版著作7部：《最美的关系》《说给爸爸妈妈的心里话》《标签》《李木子的秘密之异想天开》《李木子的秘密之无处可逃》《李木子的秘密之守口如瓶》《谢谢你讲给我听》。

心理健康小贴士：

从仪女士患病的经历中，我们可以看到理性的光芒和力量。在CT检查得知自己肺部占位到确诊是肺癌，虽然内心有焦虑恐慌，但没有过多自怨自艾、慨叹命运不公，而是积极寻求治疗方案：咨询专家、选择手术医生、安排好工作和家庭后，平静坦然地接受了手术治疗。

术后，仪女士在休养身体的过程中，理性地分析了自己患病的原因：亲人的相继离世使自己的情绪过度悲伤，工作强度过大导致身体不堪重负。通过这次患病，让她切身感受了亲友的关心和人世的美好，也懂得了关爱自己，珍惜生命。

面对身体的重大疾病，仪女士做到了坦然接受、理性面对，并从中获得了积极正向的力量。

第三节 一位24岁马拉松爱好者的自述

近来很喜欢用文字去记录生活中的一切，看了电影会写影评，吃个泰国菜还写两句点评。正巧看到了写稿邀约，便想，有何不可呢，既然也不多费力，重要的是写给自己，写的过程也是自我放松和疗愈的过程。要是能给别人有那么一丁半点启发或者慰藉那真是求之不得了。

简单介绍一下自己吧，本人现在24岁，可以叫我Alicia[看过*The Good Wife*（《傲骨贤妻》）之后很喜欢女主Alicia]。同济大学在职研究生尚未毕业，现供职于上海一国企。去年5月公司例行体检检查出6 mm的磨玻璃结节。6月中旬微创手术楔形切除结节，病理切片是微浸润性肺癌。

去年9月复查过1次，一晃又过了10个多月了，看时间也实在应该再去复查1次了，一直被各种琐碎的事情拖着还未成行，又或许是我内心没完全接受自己是个生病的人吧，总会去复查的，嗯，最近会去的。

先记3件事情吧，我看到的和经历的，也算是很平凡的日常。

一、第1件事

前不久高中同学Z突然发来微信：你在复旦读研究生吗？叔叔来上海有事，我和弟弟顺便来玩玩，和弟弟在复旦打球。我说不是，我在同济，只不过也不远，想想一晃7年没见了吧，于是尽快地结束了手头的事情，去复旦北区体育馆找他们。到体育馆已经快晚上8点了，站在体育馆中央原地转了一圈也没有看到熟悉的脸，拍了张照片微信给同学：你们在这儿吗，我怎么没看到你们呢？挪了挪步子，正眼就看到了他，一招手寒暄几句，问了近况，说是，国考没过准备继续考博士，弟弟今年18岁，在西安交大读书，放暑假，刚好有空一起过来。

问到他叔叔来干什么的，他答道：叔叔来看病的，前段时间检查出来肺癌晚期。问我知不知道肿瘤医院和肺科医院，以及我不认识的大概是一个医院院长的名字，我把我知道的都据实相告，也顺便说了我手术的情况。他便说去年看到我发的住院的朋友圈，还不知道具体是什么情况呢。

Z同学招了招手把他叔叔叫了过来，说：这是我同学，她去年也得了和你一模一样的病，做了手术，你们可以交流一下。我在心里皱了皱眉：我们怎么会是一模一样的病，不过，这倒也不重要。

Z同学的叔叔清瘦，看着很面善，50岁上下的样子。穿着一件白色T恤，齐膝盖的短裤，一双居家拖鞋，头发很稀疏（大概是化疗的原因吧）。

Z叔叔过来时候，同学问我，你做了淋巴清扫吗？我摇头，你吃靶向药了吗，我继续摇头，那化疗？依然摇头。我解释说我是类似于早期的癌症吧，只是做了肺楔形切除。Z叔叔说他们去了国医馆找了老中医看了，帮忙开了一个调理的方子，问我需不需要，我笑着摇了摇头。具体还说了很多，大意就是嘱咐我要多多调理身体，早点睡觉，不要去空气不好的场所，千万不能熬夜等。

这是一个自己得了晚期肺癌的叔叔啊。Z同学说，晚期，已经转移到脑部，C城的名医都看过了，来上海也只是寻个调理身体的方子。Z叔叔45岁，华中师范大学研究生毕业后做了高中老师，在生病之前还想着在50岁之前再奋斗一把。

二、第2件事

上个星期在做牙齿美白的等待期间翻看电影，碰巧看到《我，厄尔还有将死的女孩》这部电影。主人公是个不能接受自己，自我厌恶，在高中以透明人身份存在的普通男孩，他可能都不会申请上大学，如果不是遇到那个得了白血病，不久人世的女孩。这是一部关于友情的小小文艺电影。电影中，男主画外音承诺了2次，这个女孩没死。最后，画外音说，抱歉，我好像一直就觉得她还没死。没死的话，也就不会有故事了吧。

三、第3件事

来新的公司以后加班少些了，不过有工程例会，大都是施工以及监理方的大老粗汉子，各个都吸烟，一般下午3个多小时的会议，整个会议室都烟雾缭绕。我尽量坐在门边，把门打开。

有一次我单人赴会，戴了口罩，好像不知是不是因为我的这样"夸张"的反应，吸烟的人变得少了很多。室内空气至少没有全程的烟雾弥漫了。

另一次，领导坐在我的旁边，随着会议室的人抽起烟来，会议还在讲其他无关紧要的事情，我便借口去洗手间了。回去的车上，他玩笑地说自己抽烟把我熏走了。我于是解释我去年做了肺部结节切除手术。没办法，5月才新来这家公司，别人还不知道我的情况，必须好好解释。

下面就正式开始写了，必须讲抱歉，我的故事还算不上故事，很是平淡乏味。

我还清晰地记得，在去年体检之前我的生活状态，每天晚上会在同济大学的操场上跑10公里，在家里的瑜伽垫上做训练，坚信自己一定能够瘦下来。现在想来，有点怀念那样热血的状态又有点心疼自己。

如果问我对检查结果的认同度，在手术穿刺之前我都怀疑，这一切都是误诊，就像我高中被诊断感冒引起病毒性心肌炎一样。我在2016年还参加过上海全程马拉松，4个半小时的成绩（这后来被医生认为是可能的诱因之一，原话是，你这不戴口罩在上海的路上跑，你的肺不就是个吸尘器么）。

拿到体检结果，我完全不知道自己面对的是什么，只是体检中心的人强烈要求我去医院进行检查，于是花了50块拿到了CT片子，想着既然是结节，那就跟肿瘤什么的差不多了吧，于是先去了肿瘤医院挂了个号，没成想医生说这个看不出良恶性，你可以随诊或者手术切除。

那这就尴尬了，这种决定我怎么能做嘛。还好有万能的互联网，我搜索了很多关于磨玻璃结节的文章，后来甚至上知网查了些论文，这也帮我找到了专业的医生。影像学科医生告诉我，怀疑结节是恶性，建议手术，让我和家人商量下再做决定。

我几乎没有和家人商量就决定手术了，因为从小到大关于我自己的决定全部都是我自己做的，我把我的情况告诉了爸妈，堂哥。不记得期间自己还想过什么和做过什么，大概不想让妈妈过来照顾自己，想自己请个护工（问过医生，不行，手术要家人签字）；怀抱侥幸心理，万一手术病理出来就是良性呢（事实说明不是）；生平第一次做全麻手术，大概又是一道巨难看的伤疤（预言成真，瘢痕体质，伤疤会发痒增生，长大，长出一团鼓起的富含毛细血管的棕色组织）。

想不起是否怀疑自己会不会就这么死掉，记不起是什么时间节点出现的这种想法了，大概是在查阅论文看到数据的时候，论文讲磨玻璃结节的检出率、死亡率、分类、术后5年存活率时。我也只不过是论文里面的一个数据而已，运气不好就是贡献给死掉的那个百分点了吧，当时是这么想的。还记得某天，不记得是心脏还是哪里拉扯剧痛，可能因为过于紧张害怕导致的吧。那段时间还看了于娟的《此生未完成》，关注了某个患癌去世的年轻博主，刷了她的微博。

关于手术，预约排到床位，请了假就到医院报到了，那时还什么都不懂，也不知道要经历什么。做了一系列检查，手术前空腹了一整天，护士说不然手术麻药下去人会休克的。晚饭时间，我被轮椅推进手术楼层等待手术，生平第一次感到那么虚弱，感觉自己陷进了轮椅里面，也不知是饿的还是药物的作用。手术室门口遇到一位阿姨，在我前面等待手术，说是切除半个肺，吓得我不轻。进手术室以后只记得麻醉医生问我血型，我说不知道，他看了看我胳膊上的标记，告诉我是AB型的。

全麻手术是完全没有感觉的，手术后麻药没有代谢掉的时候还会呕吐，我也是经历了才知道。

手术后要静养，恰巧一年一次的集中上课是在7月，十几天时间，跟公司请的手术的假期和上课的假期连在了一起，不用再为上课请一次假了。上课时候的我算是有史以来的佛系，能上就去上，不想上就在家休息。不想长胖，妈妈照顾我，还好不逼我吃米饭，每天吃排骨汤、鱼肉还有药，竟然也没有长胖。

手术后回到工作岗位，"怠工"好一阵，准点下班回家休息，刚好那阵公司也不忙。接下来的时间，我的生活像是湖面投过石子一段时间以后完全消去了涟漪，跟从前一样被学习、生活、工作充斥。

我的故事很短，也不精彩，我不想要有太精彩的故事讲。时间越过越快，一切还是未知。我不是战士，没有拼命奋斗，病要是要来，自知斗也是没用的。人生应该怎么过，没有参考答案，更没有标准答案。

心理健康小贴士：

作者Alicia是位有梦想、有追求、自律上进、独立自主的年轻人。不但一边工作、一边读研，还热衷运动、喜欢写作。

读书期间，为了保持身材，每天坚持跑10公里，回到家里继续做瑜伽运动；患病手术不想通知家人，想自己一个人搞定；术后康复期间为了保持身材，不吃米饭……这些高度自律的行为，看上去对自己有些小残酷，也有些紧绷的感觉。这次患病，似乎在给Alicia提个醒：对自己不要太狠，要适度放松哦。

精神分析大师弗洛伊德将人格分为3个部分：本我、自我、超我。"本我"遵循快乐原则，"超我"遵循完美原则，"自我"遵循现实原则，调节着"本我"冲动和"超我"需求之间的冲突。一个人只有很好地平衡"本我"和"超我"的关系，做到一张一弛，才能达到身心平衡，健康快乐。

Alicia通过写作来疏解自己的心情，这是一种很好的自我疗愈和放松的方式，通过我手写我心，会逐渐明白：好好地活着，本身就是意义。加油。

第四节　斗争到底

　　我今年67岁，去年（2017年）8月底在上海市肺科医院做了肺部微创手术。2017年3月27日，我在肺科医院第1次做CT检查时医生发现了肺部的结节：左肺上叶结节，肺癌？右肺多发结节。我被这个结论吓懵了！

　　我不沾烟酒，生活注重养生，多年来不发烧生病，连感冒都很少有，这么健康的人怎么可能患肺癌？回忆半个月前（2017年3月中旬）我因为感冒，剧烈咳嗽，在第一人民医院呼吸科检查，CT结论是肺炎，而且还不是很严重的肺炎，输液的第2天就退烧了。在第一人民医院治疗7天，我来肺科医院复查，竟查出了结节，而且左右两肺都有。我不敢相信这个事实，特别心慌。

　　我上网查阅了一些资料，也听了关于结节的广播，在门诊时医生也向我仔细解释了结节相关问题，家人也想方设法地安慰我，渐渐地我的坏情绪稳定下来。原来结节有良性和恶性的区分，几毫米大小的结节是不用手术的，但要定期做CT随访。

　　6月27日做了第2次CT检查，医生提出手术要求。术前做了PET-CT，医生提出了具体的手术方案，左肺被切除一半。术后1个月内剧烈咳嗽，走几步都会气喘；1个月以后就几乎不咳了；2个月开始可以走一段路；到现在（术后1年）走路都不会气喘（跑步追公交车还是不行的！）。左肺的手术部位偶尔还会有点疼，右肺上还有多发结节，定期随访。

　　专业的医院团队第一时间就发现病灶，为我赢得了治疗时间；专业的医生为我进行了知识的科普，解除了我的担忧，缓和了我的情绪，并为我制订了准确的治疗方案；专业的护理人员，让我在整个治疗期间都被关心着，被温暖着。这所有的一切都使我充满信心，每天乐观地生活，吃营养的食物，坚持走路锻炼身体，我要和体内的磨玻璃结节斗争到底。

　　最后，说点题外话，从家人处得知，我手术结束已经是晚上近9点，医生还有一台手术要做。我的女儿因为在家里带两个幼儿，所以没有来医院。术后她给医生发短信询问我的手术情况，原以为这么晚医生不会回复了，但是在夜里近12点还是收到了医生的回复。这件事让我们全家太感动了！医生们的工作十分辛苦，希望能有更多的人了解、理解、关心他们！

心理健康小贴士：

　　作者在一次肺部炎症治疗复查后，意外地发现自己肺部有多个结节，由最初的恐慌到后续的情绪稳定，与得到专业的诊断和治疗密不可分。

身患重病，找到专业的医院，找到敬业靠谱的医生，不但能及时地治疗患者"受伤"的身体，还能很好地抚慰患者"受伤"的心理。

作者很幸运，患病初期就找到了这样的医生团队，第一时间发现病灶并得到了积极有效的治疗，让他缓解了情绪、解除了担忧、感受到了温暖。

治疗康复期间，作者心怀对医生的感念，保持积极乐观的心态，做到合理营养、适度锻炼，对战胜磨玻璃结节充满了信心。

第五节 令人害怕的结节

6年前，也就是2012年的10月，那是莉莉（化名）和肺部磨玻璃结节这个陌生词汇的第一次接触。那时候的莉莉才30岁，在一次单位组织的体检中行肺部X线检查，结果提示：肺部有结节灶。对于这样的诊断提示，莉莉压根就没放在心上。当时莉莉的母亲十分地担忧，她担心女儿，有时候换季，女儿身体体质下降，会经常咳嗽，而且一咳嗽就是好几个月，总是不见好。于是母亲让莉莉进一步在当地县医院做了肺部CT检查，结果显示左肺有一个6 mm的结节，医生看后认为没什么大问题，注意复查，只要结节不变大就没问题，咳嗽跟这个结节无关。这是莉莉第一次知道自己肺部有个结节，但都不以为然，觉得只要不是很大就没有关系。于是在接下来的几年里，莉莉也会阶段性地咳嗽，但是咳个几星期就自行恢复了，并且在公司随后几年的体检中，肺部X线检查均正常，莉莉当时还庆幸自己肺部的结节消失了，就更没有留意，继续恢复正常的生活。

就这样过了4年，在2016年7月，莉莉又与往常一样出现咳嗽，而且越咳越厉害，偶尔咳嗽时会觉得胸闷喘不过气，而且咳嗽数月都不见好转，精神乏力，身体也逐渐消瘦，莉莉担心是不是肺部出了问题，于是再次来到当地县医院做了肺部CT。因为恰逢那天莉莉去医院去得比较晚，CT室里只有一个老医生在做检查，于是莉莉就把自己的情况跟医生做了说明，那位CT医生很耐心，帮莉莉把2012年的CT单子做了对比，很和蔼地跟莉莉说，他怀疑这个结节有可能是"肺部原位癌"，因为通过图片比较这几年结节都没有发生变化，如果是炎症性结节应该早就消失了。

"癌"这个字让莉莉听到后完全处于窒息的状态，想想自己还这么年轻，当时第一反应就是说医生肯定弄错了。于是莉莉便再次求医，次日去了当地的市医院就诊，当地医院的医生接过片子建议再次做CT和三维重建。在提心吊胆的等待中，片子出来了，报告单上提示，左肺磨玻璃结节8 mm，右肺结节5 mm，左肺结节高度怀疑AIS，右肺结节为AAH。莉莉回想起当时的情景，还能感受到那时的束手无策，不知道明天的日子该如何继续，但还是心存侥幸，会不会是医生弄错了？于是莉莉和家里人商量后决定再去大城市的医院就诊。大城市的医院临床病例多，应该比较权威，通过百度查找肺部结节方面的专家，在网上预约专家号。几周后，莉莉来到了大医院就诊，接待她的是一位很年轻的专家，一位医学硕士，一点架子也没有，对于莉莉这样没有熟人介绍的患者也很耐心，这位专家在读片后确定结节确实是肺部原位癌，主刀医生建议不用再观察，可以马上手术。

当时的莉莉只能接受这个事实，1周后便在医生的安排下进行了左肺结节手术。术后病理确实为左肺原位腺癌。当时的结果对于莉莉来说宛如晴天霹雳，但莉莉表面上看起来很坚强，一直安慰父母亲和丈夫："没事，也就一个结节拿掉了就好了。"可是出院后的莉莉心中一直很焦虑，一直都没有接受自己患癌的事实。虽然当时的主刀医生很耐心地告诉莉莉一般不会复发，治愈率很高，但是出院后的莉莉一直不停地查百度，是不是真的可以达到治愈率100%，癌症不是不治之症吗？难道真的能治愈吗？是不是主刀医生为了安慰患者出于好意才这么说的？想到这些，莉莉就整夜地睡不着觉，有时候莉莉还会跟丈夫说："估计我的生命最多就只有5年了，不能再陪伴你和女儿了，也说不准生命啥时候就结束了。"

就这样，术后休息了1个月莉莉去上班了，上班时莉莉感觉同事都用异样的眼光看着她，年纪轻轻咋就会生这个病，一直觉得身后有人指指点点，议论纷纷。那时候的莉莉感觉工作都没有积极性，也没有任何上进心，在这之前莉莉对工作很有上进心，也比较好胜，领导也觉得莉莉工作能力很强，可是术后的莉莉在工作中总会不间断出错，她似乎感觉自己的工作只是在混日子，每天都感觉生命已经走到了尽头，她害怕癌症复发，虽然主刀医生说不会复发，但是也不保证以后不会再发。她时不时梦见自己肺部又长出新的结节，害怕、迷茫、焦虑，不知道自己的路在何方，家中的父母亲还没有尽孝，年幼的女儿还未长大，害怕女儿突然没有了母亲，想到这里，眼泪就会不经意地流下来。

莉莉不禁回想起自己从小性格就比较自卑内向，身体体质不是很好，而且情绪管理能力也很差，脾气暴躁，遇事会生闷气，小时候莉莉的爸爸吸烟，莉莉一直被动吸烟，结婚后装修好的新房子没有闲置半年就入住了……莉莉回想起过往种种，感觉自己的结节就跟这些因素有关。一年半的时间过去了，还是很焦虑，听到周围某某人得肺癌死了，就会感到害怕，总觉得自己好像被贴上了标签，自己一直是个生病的人，跟健康的人不一样。感叹上天为啥要这样对待她，人生似乎没有了憧憬，一切美好的事情好像都和她无缘，莉莉还有很多的心愿要去完成，想和丈夫一起慢慢变老，想看女儿长大成人，成家立业。可是心魔一直困扰着她。莉莉希望自己接下的日子能保持平常心，合理膳食，保持运动，定期复查，从困扰中慢慢走出来。

心理健康小贴士：

从莉莉的患病经历中，我们可以看到其心理变化过程：6年前体检肺部发现一些状况，心存侥幸不放在心上；4年后得知病灶癌变，心里无法接受；术后康复期间，悲观失望，焦虑迷茫，"心"患疾病……

身患癌症时，人们通常会认为自己的恐惧、焦虑、悲观、抑郁等负面情绪是由癌症本身引起的，但心理学合理情绪疗法理论认为，诱发事件（如癌症）只是引起情绪反应的间接原因，而人们对诱发事件的看法和解释才是引起人们情绪和行为反应的直接原因。

莉莉在治疗后一年半的时间里，情绪一直陷在悲观抑郁中，认为自己是个生病的人，被人指指点点，议论纷纷，工作也不在状态，时常出错，担心癌症复发，不久人世，生活在无尽的悲伤和恐惧中。

研究表明，心理因素与肿瘤的发生发展有一定关系，不良情绪及某些个性特征都是肿瘤发生发展的"催化剂"，而患病后的应对方式直接影响疾病的治疗效果。

莉莉要想改变现状，首先要从思想上改变对癌症的错误认知，早期肺癌经过及时有效的治疗，术后保持积极乐观的心态，是可以治愈康复的。其次，如果靠自身和家人无法调整心态，建议寻求专业的心理咨询帮助自己走出困境。

第六节 生活的温度

我是一名法官，在审判、执行的一线奉献了最美的青春。如今已过知天命的年龄，依然忠实地履行着法官的使命。年幼偏食的我，一直是个瘦高个。虽然身材薄弱，倒也没有患过什么大的疾病。

国庆前，单位组织的例行体检中多了肺CT的项目。几天后的一个清晨，接医院通知后取来报告，跃入眼帘的完全是个陌生的字眼：右肺上叶GGN。查了百度，知道有点问题。因忙于工作，把这事给耽搁下了。后来，听同事议论，谁手术了，谁约了专家，看来此事小不了。于是，我在网上预约了专家。

2017年12月4日，单位组织宪法宣誓活动，我因病请假了，在上海市肺科医院复查，等待医生的宣判。不知是否是仪器更清晰的原因，结节从直径0.7~0.8 cm变为1 cm，这东西真像魔鬼，变化多端。"早期，需手术"，带着这个结论，我在恍惚中回家等待。

这段日子又逢父亲病重住院。陪伴父亲最后的这些日子，我的内心似这冬日寒冷无比。

2018年元旦过后，医院打来电话，有床位了。1月9日，住进日间病房，检查，等待。11日中午，通知亲属术前谈话。在焦急中等了好长时间，他们回来了。从他们不轻松的表情看，有问题，问题出在结节位置不佳，离胸腔太近，可能要取掉一叶肺。这是一个什么概念，之前从未想过。可事已至此，只得上手术台了。换上病号服，由专人推着，经过医院二楼的长廊，来到手术室。躺在手术台上，我还在瞪着眼胡思乱想。主治医生、麻醉医生来了，我便沉沉地睡了。醒来时，发现自己身在重症监护室，身上插了针和导管，疼痛难忍。与通常电视里看到的ICU不同，这是个太大的空间，长长的，容得下好几十号人。耳边不断传来呻吟声、咳嗽声，恍惚、恐惧、模糊中医生来巡诊，我举手要求转病房，当然未获批准。后半夜再次醒来时，护理人员给我干裂的嘴唇涂了点水，进了点流质食物，意识开始清醒，只见前面小间里有个重病号正在抢救，医生来来往往，诚知生命的可贵和医生的重要。早饭后，有了便意，护理人员拿来便盆放在床上，我却怎么也解决不了问题。于是央求护理人员扶我到厕所，在这里我因瞬间缺氧间歇昏迷。在一片嘈杂声中，我被推回自己的病床，护理人员被批评了一顿，我也像个犯错的孩子被冷落了。中午前后，陆续有人转普通病房，始终没有我的名字。失望中等到5点的探视时间，我竟有种想哭的感觉。家人短暂的见面，话还没说上几句就被叫走了，之后便是漫长的等待。终于，回到普通病房，有种减刑的感觉。于是，下床、踱步、咳嗽，导管里的液体慢慢变淡了，导管拆除了，出院的消息也来了。这天，冬日里的暖阳照着，心情格外舒畅。

一晃，3个月病假过去了。经历了"伤心缺肺"的人生低谷，重回到崇高忙碌的工作岗位。一再地告诫自己，放低对自己的要求，放慢生活的节奏，欣赏世间的美好。于是，情绪渐由急躁变得平缓。如今，除开腋下的疤痕和偶尔的气短提醒我是个生病的人以外，我已然如正常人般生活。操场上快走，广场上学步，小院里打太极。生活因此变得充实，人生夕阳当珍惜。

心理健康小贴士：

作者因肺部磨玻璃结节位置不佳，需摘取一片肺叶。经历了从术前的紧张害怕，术后重症监护的痛苦煎熬，躺在病床上的虚弱无助，重回普通病房的如释重负，到得知出院的心情舒畅。这一切的经历让其感受到了健康活着的意义。

术后康复期间，作者走出了"伤心缺肺"的人生低谷，重回工作岗位，在心态上放低对自己的要求，放慢生活的节奏，把自己当作正常人；在行动上积极锻炼身体，欣赏世间的美好……

这些积极的心态和行为不但转移了作者对疾病的关注，还让他感觉到了生活的充实和生命的美好。

第七节　水调歌头

宋代词人苏轼在《水调歌头》词中写道：人有悲欢离合，月有阴晴圆缺，此事古难全，但愿人长久，千里共婵娟。我特别喜欢他所描绘的意境和人生态度。望着凉凉的月色，忆起寥寥的人生，把些许的惆怅和对美好生活的向往，寄情于相思的明月，感怀于世间万物。我想，诗词中的笔墨情怀也许就是我一个磨玻璃结节患者，从最初听到这个消息时的恐惧、无助、怨愤，到现在的接受、释然、积极这一心路历程的真实写照。一年手术和治疗的过程是煎熬的、痛苦的，但也是我最不能忘怀的，最需要充满感激而温情的一段旅程。下面就和大家分享一下我的患病经历，愿与病友共勉。

我是一名44岁的中年女性，曾在大连与前夫开办塑钢窗工厂十余年，是一位个体经营者。2014年秋，是一个让我心力交瘁、满目疮痍的悲凉季节。当时正值家父病重、而我苦苦经营多年的婚姻生活又亮起了红灯。为了照顾老父亲，我一人在老家的一所医院看护他近7个月，最后含泪将父亲送走。在这7个月十分漫长而身心俱疲的日子里，我邂逅了我现在的丈夫。是他在我家庭最需要帮助的时候，在我个人婚姻生活最无望痛苦的时候，选择与我并肩作战，为我抚平心灵的创伤。再婚后的生活一如自己所愿，在他的呵护下，我久违的笑容又时时绽放在脸上和心里。曾几何时，我觉得自己是这个世界上最幸福的再婚女人。可是命运偏偏十分"垂青"我，在2017年9月初的一次意外检查中，我第1次听到了磨玻璃结节这个让我不寒而栗的名词。它为我婚后2年幸福、美满、短暂的生活又罩上了一层灰暗的愁容与阴影。

说起这次检查经历和求医过程，真的要感谢我现任爱人的妹妹也就是我的小姑子小微（化名）。2017年9月1日，我陪同丈夫到小微所在的健康体检中心，为他做肺部CT的例行年度复查（肺部曾有小结节多年）。待爱人做完检查确定没有任何问题后，他随嘴说："既然你也来了，就麻烦小妹跟主任说说，给你也做做？"

小微这人十分善解人意，立刻也为我安排了肺部CT检查。当时我躺在CT检查床上，心里一直还埋怨：他可真是的，我不咳嗽、也不喘的，肺能有什么病？在心理十分拒绝的情况下，做了一次看似毫无意义的检查。没想到，爱人只有短短几分钟的检查，在我身上却用了半个多小时。待我从检查床下来，见3人表情都比较凝重，爱人只跟我说："没事儿，就是右肺有一个小结节，很多人也都有的。"回身我们一并谢过放射科主任，就急匆匆地回了家。

在我一直放心地以为自己真的没有什么大事儿的时候，其实在当天下午，小微就暗地里拿着我的肺CT片子到当地最权威的医院找专家进行了会诊，其结果是"建议尽快手术"。我记得特别清楚，那天晚餐后我本想拉着爱人一起去遛弯儿，他却微笑着说："娟子，今天咱就不出去了哈，我跟你说个事儿呗。"爱人几度欲言又止，在我一再地追问下，他说："娟子，要不趁着这几天咱俩都没什么事儿，去上海你姐姐家溜达溜达？你右肺不查出有一个小结节吗？顺便到上海的大医院再好好地查一查？"听他这样说，我当时心里就一怔，心想，今天上午的检查肯定是有事儿，他不便与我直说罢了。为了不让爱人担心，我假装若无其事地说："行啊，我也正想出去走走呢！"说这话的时候，其实我内心是十分不平静的，更是十分恐惧的，但同时也是抱有一丝希望的。

在我内心挣扎痛苦的这几天，其实爱人和小微更是焦头烂额，一面瞒着我、安慰我，怕我有所察觉，一面由小微在线上选择医院、确定医生、挂号、找人买票等，做好出发前的所有准备，在发现肺结节的第3天，就飞到了上海市肺科医院，开始了我此次的求医治病经历。

由于小微他们的前期工作做得十分到位，我们到了上海之后特别顺利，下飞机后的当天下午，就在肺科门诊遇见了小微在线上联系的那位主任。一直以来，看病难、医患矛盾大、大夫臭脸等一些负面的消息，会时常充斥着我们的神经，让本就处于身心痛苦状态下的患者们，对医院望而却步、不知所措。可是所有的疑虑和问题，在遇见这位主任后便都消除了。只见这位主任十分和蔼亲切，对排如长龙的每一位患者都和颜悦色，不急不躁，而且十分有耐心，对一些亲属的咨询都百答不厌。我当时就在想：小微还真有本事，给我找的医生简直太好了，之前在一些医院都或多或少碰见过一些疾言厉色、火急火燎的医护人员。看来，今天我遇到了一位好医生。正在我满脑子思绪还在飘的时候，一句暖暖柔柔的男声入了我的耳帘："您好，您是XXX吧！请把片子给我。"虽然只有简短的几个字，但对于一个心急如焚又充满希望的患者来说，就如同冬日里的暖阳一般让我倍感温暖与慰藉。主任认真地看过片子后，对我和爱人说："你们是从东北来的？这么远来一趟可真不容易呀！您右肺确实有一个磨玻璃结节，大小在2.5 cm左右，但是您不用太担心，我们医院像您这样的患者也比较多，治疗和预后的效果也都非常好。所以针对您右肺的这个结节，我建议您还是住院系统治疗比较好，接下来可能还需要再做一些血液生化检查、心电图、PET-CT等，我们会根据您的检查结果，尽快来安排您后面的治疗和手术，您看这样安排可以吗？"本就深知病情的爱人，听到主任这样说，便急匆匆地说："主任，就按照您说的办，我们到这儿来，就是知道咱家医院治疗肺结节是全国最权威的，我们啥都听您的！"作为患者，为了不让爱人着急和担心，我当时便欣然接受了。就这样，上海市肺科医院的主任为我尽快安排了床位和PET-CT检查，9月5日就为我做了右肺磨玻璃结节微创手术。同时，为了尽量减少我的住院费用，主任在我术后3天病情比较平稳后，就建议我出院回上海的姐姐家继续观察治疗。所以，从发现右肺磨玻璃结节、到手术、出院，我一共才用了短短5天的时间。上海市肺科医院所有医者的高尚悯人情怀、精湛的医疗技术和想患者之所想、急患者之所急的大爱医德，可见一斑。

作为患者，我深知自己这一年来治病路上的不易与艰辛，我更深知从灰暗人生谷底到如今基本能释怀的心路历程。其实，从得知我右肺上有结节的那天起，我就开始了自己和自己做心理斗争的漫漫征途。

常言道："人有旦夕祸福，月有阴晴圆缺。"可是老天爷为什么偏偏就这么"眷顾"我呢？为什么把所有的不幸都降临到我的身上呢？为什么这么快就要来剥夺我来之不易的幸福呢？无数个为什么在我患病初期一直萦绕在我脑海，困惑着我。其实，自从得知肺上有个小结节，爱人有时满面愁容开始，从他和家人在我去上海前，刻意隐瞒我所做的一切事情开始，我的内心始终都没能平静过。在爱人上班不在家的时候，自己不知大声痛哭了多少回；在夜深人静的时候，紧张恐惧不知泪流了多少回；在望着爱人因为奔波劳累熟睡的样子时，不知心疼了多少回。我曾经怨恨命运的不公平，埋怨岁月太无情，叹息自己太无能和彷徨求医的是与非……可以说，当时的心境真的无法用言语来形容。浑浑噩噩、强装笑颜地度过了在去上海前的几日。

来到上海，一切都十分顺利，让我一直悬着的心有了些许的平静和舒适。虽然说手术很顺利，效果也很好，但磨玻璃结节的恶变程度也是很高的，再加之手术的创伤与疼痛，让我本就不太好的身体雪上加霜。在上海姐姐家观察康复的那一个月，度日如年，每天都在自怨自艾。因为创口疼痛不适，每日戴着口罩，不敢大声说话，不敢用力咳嗽，不敢进食，因为自卑更不愿与人交流。虽然说姐姐对我照顾有加，经常疏导我安慰我，还每天换着花样为我加强营养；外甥侄女们不远万里到上海来陪我散步聊天；爱人因为陪伴我，跟单位还请了有薪长假。所有的种种，在我看来都是因为我，因为我的疾病，让姐姐全家这样为我操劳，让孩子们撇家舍业来怜惜我，更让爱人放弃工作，我觉得这些都太不值了，因为我就是一个废人，一个时刻需要大家照顾的人。自卑、自责、对疾病未来康复的无望，都让我的情绪发生着巨大的变化，变得封闭自己，不愿与人交流，只沉浸在自己孤独、愤怒、怨天尤人的狭隘世界里。有时家人亲友的安慰、丈夫的关爱在我看来都是施舍与怜悯，甚至觉得自己是一个多余的人。郁闷、压抑、焦虑、易怒等负面情绪在术后的1个月之内，始终伴随着我。眉头紧缩、愁容满面、唉声叹气成了我那时的标配。

在上海，1个月的观察期就这样在惶恐、不安、焦虑痛苦中度过了。在回家之前，我们按照上海市肺科医院主任的出院指导，又进行了离开前的身体检查和咨询工作。这次，再见到主任，还是一如既往的忙碌和亲切。他十分耐心地询问了我术后这1个月的饮食、休息睡眠、创口疼痛等身体状况，目前都有哪些不适，还认真地为了检查了微创伤口……说话温柔易懂、查体轻柔仔细、指导耐心具体。尤其在我的心理疏导方面，主任更是安慰了我许多，还给我举了很多患者的案例，鼓励我要树立战胜疾病的信心。而且，主任见我来上海一趟确实不易，还叮嘱我爱人说："这次手术十分成功，不用过度担心，以后每3个月在你们当地医院复查肺CT，到时给我发过来即可，就不用这么来回折腾了。术后1年，我会根据她每次的片子情况，再告知你们是否需要到上海来进行彻底的复查。"听了他一番关切的言辞，我当时就豁然开朗了许多，心情也好了很多。我想：人家主任什么事都替我们想着，尽量减少治疗费用，上哪去找这么负责、这么有爱心、又这么技术高超的医生。正如主任所说，我还这么年轻，只要跟着医生的节奏，听医生的话，疾病这道坎儿肯定能顺利地迈过去的。俗话说，世上无难事，只怕有心人。的确，也就是从那一刻起，我沉重的心理包袱轻了许多，整个人也释然了许多，之前愤愤不平、郁闷恐惧的心情也好了很多。所以，我要特别感谢主任对我无微不至的关怀和精心的医治，此次上海之行注定是我人生旅途中最温情、最感恩、最值得终生铭记的一段美好时光。

带着主任的嘱托与期许，我在手术后的1个月顺利地先回到了婆婆家。一进家门，公婆、大伯哥、大姑子、小姑子，还有婆家的几个晚辈，都已经在客厅翘首以盼了。见我进来，一家人便都围过来，有的提过行李、有的扶我坐下、有的嘘寒问暖、有的张罗着开饭……好一番热闹又和谐的场面。看着婆家人为我所做的一切，我再也抑制不住自己委屈、压抑、不甘的情绪了，感激、感谢、感恩的泪水竟不受控制地夺眶而出。自己才刚刚走进这个家庭，还没有诞下一男半女，还没有承欢老人膝下，反倒是让他们为我担心，为我祝福。这是多么好的一家人呐，有体贴呵护的丈夫，有懂事孝顺的晚辈，有其乐融融的家庭氛围。所有这些，都是我的福气，我觉得老天爷还是公平的，是垂怜我的，真的要感谢老天爷给了我再婚后幸福美好的生活。就这样，家庭的欢愉和温暖，让我这样一个曾经幻灭了生活情趣的人，在术后又焕发了新的生命力，心情逐渐好了起来，对病痛的折磨也有了承受力。

在手术后静养的日子里，虽然我的身体状况日渐好转，但丈夫始终都不让我下厨做饭，怕油烟刺激到我的呼吸道；原本吸烟十分频繁的他，也会悄悄走到走廊吸烟，让我免受二手烟的危害；只要他工作不太忙，一有时间就会陪我散步聊天；每次当我说起孩子时，他总是安慰我要以自己的身体为重……爱人为我所付出的一桩桩、一件件，都让我十分地感动，但同时也很不安。感动的是他能不厌其烦地照顾着我，呵护着我；不安的是我怕自己的肺结节再复发、扩散或者恶变，再加之巨额的治疗费用，最后人财两空，给他和我所有的亲戚朋友们带来伤痛。每每想到这些，我的情绪就比较低落，之前所有的信誓旦旦、无所畏惧的想法，在此刻就会变得苍白无力。好在每次当我有这样想法的时候，爱人和小微都会及时地给予我心理疏导和适时的安慰。尤其小微还会经常跟我说一些不知从哪儿听来的消息。譬如，人在高兴时，细胞很圆润，就像18岁的年轻人，而人在生气郁闷时，细胞就像80岁的老头，皱皱缩缩的。她还时常指导我的饮食，建议我多吃大蒜、香菇、胡萝卜、豆类等12大顶级抗癌食物等。对于她每次的善意提醒，我都会欣然接受。而且在我术后每一次的当地复查中，小微都会竭尽所能地来帮助我，为我找最好的医生、安排最佳的检查项目，及时与上海市肺科医院进行网络、微信、邮件等渠道的反馈与交流，她已然成了我治病路上的桥梁和纽带。我知道，在这条祈求健康幸福的道路上，小微确实付出了很多，也承受了很多。

回顾自己患磨玻璃结节这一年来的所有故事和心得体会，真的是感触颇多。一路走来，从最初那灰暗阴沉了无生趣的日子，到如今容光焕发心情愉悦的模样，我经历了人生中自认为最难熬、最苦楚、最无望、也是最阳光灿烂的岁月。今天，我愿把自己的真实经历分享给大家，与大家共勉。朋友们，请记住家人们殷切祝福的目光，请记住亲朋好友们温暖有力的臂膀，请记住医生们大爱无私的医德，请记住这悠悠岁月的静好。愿你我携手前行，为自己的健康去享受生活的美好，感恩所有需要我们感恩的人们，让疾病成为我们筑梦路上那一段最温情、最无悔的旅程。

心理健康小贴士：

苏女士患病的心理路程可谓跌宕起伏：从最初得知患病时的恐惧；抱有一丝希望地接受医生建议手术；术后观察期的不安、焦虑和痛苦；复诊时在医生的鼓励和安慰下心里短暂的释然；术后康复期的自卑、担心，怕癌症复发给家人带来人财两空的悲观；到最后在丈夫和亲人的真情照顾和帮助下，战胜自我的心情愉悦……

对于癌症患者而言，面对身体的重大变故，出现心情的变化起伏是很正常的。但对于疾病的治疗和康复而言，保持情绪的稳定和积极乐观的心态非常重要。

所幸，苏女士拥有良好的社会支持系统。面对人生的重大变故，有真情耐心的丈夫和善良有爱的亲人帮助她度过人生难关。

第八节 血浓于水

时间过得飞快，转眼之间手术已有一年多，虽然还有几个小结节，但只需定期检查，现在生活已恢复正常。回想去年刚查出磨玻璃结节时，自己一时无所适从，担心、害怕、彷徨的情绪充斥着神经。想自己烟酒不沾，怎么会有结节，托人看片子，有的说没事，过半年再查，有的说肯定要手术，逃不掉的。

我去做CT是因为一个弟弟在2016年底的单位干部体检的胸部CT检查中查出磨玻璃结节，所以打电话叫我做CT，另一个兄弟在区级医院查出来也有磨玻璃结节，他们都没有征兆。兄弟小区内有朋友在大医院工作，朋友叫他再去拍一张CT，拍完被通知马上要手术，因为区医院有一个结节没有读出来，结节位置不好。兄弟打电话也要我到大医院查一查，可能是基因有问题，兄弟姐妹全有。真是不查不知道，一查全部有。几个人是微小结节，但是我父母没有，当时有一家大医院医生叫我们到他那里去看，做基因分析和跟踪。考虑比较后来到了上海市肺科医院，挂了专家号，再拍一张CT，在等待CT结果的这几天，我非常担心、害怕，像犯人等判决书一样，家人鼓励我说，别怕，现在医学发达，没问题的。

两天后，专家来电话说马上手术。听到这消息，真是又喜又怕，喜的是这病还可以手术，不幸中的大幸；怕的是手术后怎么办，恢复怎么样。快速联系病床，到医院做了一整套检查。在检查中，自己突然想不手术了，想过半年再说，在家人劝说下才定下心来。专家制订手术方案后鼓励我说，恢复很快的，不要有顾虑，放下包袱，安心治病和养身体。专家的话让我恢复了信心，两天后，专家亲自操刀，其精湛高超的医术使手术获得了很大的成功。切除两个结节，大的11 mm、恶性，小的5 mm。手术过程中，出血量少，醒来时听说下面还有几个小结节，没事的。在病房里，看到病友引流瓶血水很多，问护士为什么我的瓶子里血水这么少，护士说出血量少是好事。手术当天家中的兄弟媳、姐、姐夫，从早上7：30一直等到晚上10点手术结束。因为不知道什么时间手术，家又很远，亲人的关心、关怀至今难忘，手术第1夜，也是最累的那天是哥哥陪护的。虽然医院住了没几天，但医生和护士的关心，亲人们的关心关爱让我难以忘怀。大家的关心对我的恢复起了很大的作用，出院时护士还亲切叮嘱我术后的注意事项，告知什么时候复诊，叮嘱我要记得及时换药，当时的情景还历历在目。

由于手术及时，术后不需要化疗和吃药，出院后补充营养，不用忌口，少量活动，注意休息。午饭后在阳台上晒晒太阳，晚上出去走走，拆线以后就做做操，加大活动量，休息3个月后，恢复得很好。在家感觉没事就去上班了，同事们都说我的精神状况要比以前还要好，所以生病以后的心态很重要，医生、护士的关心和家人、亲人的关爱对战胜病魔、恢复健康有很大的帮助，现在我的精神状况很好。下班回家休息，养鱼、养虾，种一些花，看看鱼虾，心情很好。时间过得很快，心情好一切都好。所以，生病的人千万不要生气，看开一点，特别是像我这样有磨玻璃结节的患者，生气是磨玻璃结节的大敌，生病不可怕，可怕的是坏心情。在这里要感谢为我主刀的教授和他的团队，感谢病房护士。也要感谢家人和亲人，祝磨玻璃结节患者都能早日康复，天天有个好心情。

心理健康小贴士：

作者从体检中得知自己肺部患有多个小结节后，找到权威专业的医院进行诊断治疗，治疗期间得到了家人的精心照顾及医护人员的关心和鼓励，这对其身体恢复起到了积极的作用。

作者术后出院康复期间，午饭后晒太阳，晚上适量运动。身体恢复后，重回工作岗位，精神状态良好，下班后种花养鱼，保持心情愉快。

正如作者所言，生气是疾病的大敌，生病并不可怕，可怕的是坏心情。所以，对癌症患者而言，除了医护人员的治疗和家人的关心，更要保持积极乐观的心态，这对战胜病魔有着非常重要的意义。

第九节　心路历程

我是山东的一名磨玻璃结节患者，工作在一个以化工为主的大型集团企业。2017年9月中旬，我参加了公司组织的一年一度的例行体检。我对于自己的身体还是比较自信的，没有什么异常感觉，身体不胖，也没有富贵病之类的。半个月后拿到体检报告，报告提示左肺上叶1.0 cm×1.3 cm磨玻璃斑片影，要求抗炎治疗，排除占位。当时也不理解什么意思，上网一查吓了一跳，说有癌变的可能。当时心里就非常沉重，身上像背了个包袱一样，整天心事重重。从小胃也不好，每年秋冬交际时，胃病就或多或少地犯几次，但这一次胃病一直没有好过来，或许是心情压力影响吧，半年多的时间体重下降了10多斤。去了山东齐鲁医院、省立医院进行了多方面的咨询，呼吸内科医生建议跟进复查，观察其生长变化情况。胸外科医生建议手术切掉。当时我也没了主意，本身自己也不愿做手术，就抱着侥幸的心理多方咨询了一下。后来通过线上问诊平台联系上了上海市肺科医院的主刀医生，当时我把在当地拍的CT片用手机拍照后给主刀医生传了过去，主刀医生看了以后，说照片比较模糊，不能具体判断。我又通过熟人找到医院放射科的大夫给摘拍了几张，又给主刀医生发了过去，这次主刀医生非常肯定地说："估计早期肺癌，建议尽快手术。"我这才下定决心手术切掉。手术后病理结果为肺腺癌，还没有扩散，也不需要化疗。手术后因胃不好，营养也跟不上，身体恢复较慢，就通过蛋白粉等营养品辅助调养，再慢慢进行锻炼活动，刚做完手术后，便秘持续了近1个月的时间，通过调养最终慢慢恢复正常。

在咨询治疗过程中，家人、朋友都非常关心，都强烈建议去更高一级的专业医院去做手术，特别是我的妻子。最后我们选择了上海市肺科医院。虽然非常幸运，发现是早期，但内心还是存在着恐惧。一是担心会不会复发，二是肺上还有几个小结节，不知道它们之间有没有关联，以后是不是也会发展成这样的。虽然大夫说已经没问题了，但自己内心一时半会还是很难恢复平静。以前朋友、同学多，晚上经常出去聚餐。自己偶尔也吸烟，在酒桌上或打扑克时吸烟最多，当然这个过程二手烟吸得也多。现在基本上不太参与一些无意义的聚餐，也不太熬夜了。只要晚上一有时间，就去散散步，锻炼身体。同时自己也在想办法通过食疗或中药提高自身免疫力。希望有一个资深专业的医生能跟进交流指导，但给我做手术的医生没有在网上开通咨询，如果咨询别的大夫，又担心不太了解自己的情况，不能深入地给予帮助，所以也很纠结。因为胃一直不是很好，身体恢复得较慢。现在快到半年复查期了，还是带着一种惶恐的心情等待着。

经历了这一次手术以后，我认为人首先要保证身体健康，如果身体不行了，其他一切都是浮云。要保证身体的健康，首先要保证有一个愉快的心情、良好的心态；其次要保证规律、充足的睡眠；再次要保证饮食的均衡；最后一定要加强身体的锻炼。到了一定年龄，每年要坚持做一次体检，做到疾病早发现早治疗，即使是癌症，发现在早期，也应该能治愈。尽量不吸烟，少饮酒。虽然有的人吸烟饮酒也都没问题，但每个人的体质不一样，自身免疫也不一样，得病的概率也就不一样，至少不吸烟不饮酒，对于自身来说能降低生病的概率。生病以后，我在工作、生活、心态上也改变了很多，工作上做好本职工作，不追逐名利。生活上经营好家庭，一家人平平安安、健健康康在一起就是幸福。

心理健康小贴士：

作者在得知自己肺部患有结节并且有癌变的可能后，在手术和其他治疗方案间纠结徘徊，心情焦虑，压力重重，以至于半年内体重下降了10斤。最后，寻求上海专家建议后，决定手术治疗。

和大多数患者一样，作者尽管术后确诊癌症是早期，但还是心存恐惧，担心复发，心情波动起伏，难以恢复平静。同时希望能有资深的医生给予后续的交流指导，以解除自己的惶恐和担忧。其实，保持积极乐观的心态，和主治医生保持适度沟通对疾病的治疗和康复同样重要。

通过自己的患病经历，作者明白了身体健康的重要性，也明白了愉快的心情、规律的作息、均衡的饮食、适度的锻炼、定期的体检都是身体健康的重要保证。

第十节　滚蛋吧！我的磨玻璃结节

2017年11月初，我在单位体检中进行了颈部超声检查，被查出甲状腺结节，后来进一步检查发现有恶性可能，于当月就手术切除了甲状腺，结果为甲状腺乳头状癌。

2018年4月去上海六院做同位素治疗，治疗前做了各种检查，血液、超声还有CT平扫。住院的第2天，主治医生查房，逐个询问病员情况。轮到了我，医生说话语速很快：检查情况还好，可以做同位素治疗；另外，肺部有小结节，这个很多人都有，不要紧，也不是甲状腺癌转移的。

这是我第一次听说肺部结节。然后开始在手机百度，看到结节有实性的，还有磨玻璃结节，网上好像说磨玻璃结节比实性结节更有恶性可能，这回不淡定了。医院的检查报告并没有发给我们，我也不知道我的肺部结节是什么性质的，到底有多大。

六院有微信平台，可以查到所有的检查报告单。我急着在平台找，可是老天好像在故意捉弄人一样，我的CT平扫报告就是查不到，后来打了医院很多科室的电话，总算得到答复，说是平台故障，正在维修。做完治疗只好先回家，等着平台修复。

总算修好了！怀着急切又忐忑的心情打开CT报告单：右肺上叶后段磨玻璃结节，大小5~6 mm。心里顿时不安了，为什么是磨玻璃结节？然后又开始查找什么叫磨玻璃结节？哪种磨玻璃结节危险一些？越查心里越不淡定！

后来看到了上海市肺科医院医生几篇专门讲述肺部磨玻璃结节的科普文章，讲得很全面很细致。知道了磨玻璃结节是否有毛刺、分叶和胸膜牵拉；知道了磨玻璃结节是单纯性磨玻璃结节还是混合性磨玻璃结节；知道了磨玻璃结节荷包蛋形、牛眼形、空洞形都不是好东西等。看到这几篇文章，如获至宝，看了一遍又一遍。结合自己的CT报告，对比一下，心情似乎好了很多。但还是不放心，这种报告，患者自己看和专业医生看肯定差别很大。

后来在网上跟医生联系。我将六院的出院小结和CT报告单以电子图片的形式发给了医生，过了两三天终于得到了答复，我的心咕咚咕咚地跳得好厉害。医生用语音回答的，他的声音很有个性，而且非常有磁性："你这个结节啊，看起来很小，良性的可能性大，暂时不建议手术，建议随访。不过你这个CT检查不是很清楚，下次建议做一个薄层CT平扫。"

听到医生的答复心情平复了很多，后来将医生的答复听了一遍又一遍，决定下次去找医生复查。在网上又跟医生联系了复查的具体问题，医生让我3个月以后去检查，建议我先去分院做薄层CT平扫检查，然后去找他看片子，因为分院等待检查的患者少一些，不用花很长时间排队；另外，做好检查去找医生看片子，这样就不用耽误时间重复去挂号。

7月11日一早，我来到上海市肺科医院的分院。医院不大，里面还有一些文物级的木楼建筑。6点多到候诊厅，一位身材健硕的保安在那里发号排队，这位保安嗓门很高，说话很冲，弄得我这个乡下来的大男人都有些"胆怯"。好在分院的患者比总院少，一会儿就排上了队，找个年轻的医生开了个CT平扫单子（这里只有薄层平扫）。才8点多就轮到我了，不一会儿检查就完成了，感觉好快。

查完就可以找医生看片子了，先去找那位开单子的医生看，她打开电脑，一张分辨率极高的图像出现了。医生看了一会说：你这个结节很小、很淡，不严重，过一段时间再复查。听了这话我的心情很好，但还是有些不放心。见时间尚早，我又去挂了一位专家号（这里患者少，号不难挂）。这位专家打开了片子，说我这个结节跟一个分叉的血管连着，要注意，说不定会长的。我问专家要不要手术，她说暂时不需要，先观察。2位医生都没有说结节的具体大小，等到中午的时候，网上的报告单出来了，结节大小5.5 mm，建议随访。

唉！不管了，反正星期五去看医生的门诊。第2天，医生在网上通知周五的门诊因事取消。那怎么办，等到下周一的门诊又得等上3天，算了，先回去吧，让医生在网上看片子。我将自己肺科医院的门诊卡号和检查单号一并发给医生，等了几天终于回复了，原来医生只能到办公室才能打开电脑看到片子。医生回复"良性，继续随访，半年左右复查"，字数虽然不多，但是我这颗悬着的心终于可以放下了。

我曾经经历了很多癌症。2003年胆囊结石，胆囊切除了；2005年初无意间检查到结肠息肉肠镜拿掉了，这么多年也安然无恙；多发肝囊肿、肾错构瘤好多年一直观察着；甲状腺乳头状癌也不致命；肺部磨玻璃结节就算发展为原位癌，治愈率也很高。

滚蛋吧，我的磨玻璃结节！

心理健康小贴士：

作者的肺部磨玻璃结节虽经医生诊断是良性的，但整个看病的过程中的担忧、恐惧和焦虑一直存在。在甲状腺乳头状癌同位素治疗过程中发现肺部磨玻璃结节，使其一颗刚刚放下的心又悬了起来，好在有惊无险，经过一系列的检查诊断，排除了恶性。

多年来，作者身体经历了多次变化，所幸每次疾病经过治疗后，都安然无恙。这样的经历使其对疾病有了丰富的"战斗"经验，做到了兵来将挡水来土掩。

从题目"滚蛋吧，我的磨玻璃结节！"我们可以看出作者对战胜这次疾病的勇气和信心。

第十一节　战胜磨玻璃结节

我今年47岁，来自安徽省一个小县城，生活平静，幸福。这一切都被一场突如其来的疾病打破，接下来更是噩梦连连。

天有不测风云，人有旦夕祸福，这句话真的没错。2016年我莫名其妙消瘦，浑身无力，从120斤瘦到了90多斤，查不出原因，血糖升高，伴有不间断的腹痛，且无法控制。最后CT查出胰腺结石和慢性胰腺炎，于长海医院治疗，期间查出肺部结节。由于治疗慢性胰腺炎太痛苦了，七八次的碎石将我的心打成了碎片，碎石后一次次吐血和呕吐的场景至今回想起来仍然浑身害怕。那时的痛苦让我根本没把肺结节放在心上，只是每年去长海医院复查慢性胰腺炎时，顺便看一下结节。

然而，就在今年5月份，长海医院呼吸科的医生一句话让我恐惧万分，当时医生打开电脑，显示右肺尖磨玻璃结节7 mm，说是肿瘤，他们科看不了，要到胸外科看，当我忐忑不安地来到胸外科，医生看完片，诊断说早期肺癌的可能性很大，建议我微创手术。真是一波未平，一波又起。慢性胰腺炎已是无法根治，现又有凶狠的癌症来临，当时整个人蒙了，绝望，情不自禁地流泪，觉得死亡很快会来临了。

回到家不想告诉任何人我的病情，家人面前强装镇定，心如刀割。但一个人静下来的时候，想想自己已年老的父母，如果有一天我真的不在了，谁来照顾他们，不想让他们经历白发人送黑发人的痛苦。想想女儿刚走上工作岗位，老公为了这个家而每天忙碌，心如刀绞，夜不能眠。自己才40多岁，这么多凶疾缠身，真的感觉老天太不公平了。当看到身边的朋友，都在忙得不亦乐乎，自己却因为病痛休息在家，像个废人一样，我彻底对生活失去了信心。这些年看病花钱，更觉是家人的累赘，一些不快和痛苦深藏心中，不愿向他们诉说。夜晚躺在床上，一想到身体伴随着癌的时候，辗转难眠，即使深夜特别困倦，一闭眼就会惊醒，烦躁不安，莫名的恐惧紧张，不敢想未来是个什么结局，整个人憔悴了很多。

一天偶然看到电视一档节目讲解早期肺癌有可能根治，心中窃喜，才向女儿讲了自己查出早期肺癌，不知道哪家医院治疗效果好，如何根治。女儿听后，也很吃惊，但很快冷静下来，安慰我别急，有病别怕它，要重视它，我们积极面对，要心态平和。多想想美好未来，不能消极，齐心协力一定能战胜病魔。后来女儿通过网上搜索，了解了上海市肺科医院，看了许多以往患者的留言，对主刀医生好评如潮，女儿立即预约主刀医生，可是号早已挂满，心情真的很焦急，后来专家临时加号，复查CT，当天看片确诊为早期肺癌。虽然是我极不情愿听到的结果，但是还是很感激医生，因为病就怕误诊，这么快诊断出病情，就不用东奔西走了。主刀医生建议微创手术治疗，还说早期肿瘤可以手术根治。听专家如此一说，立刻如释重负，有重获新生的感觉。如今已预约上了手术，耐心在家等待着去医院。

命运跟我开了一次又一次的玩笑，但我想这个小结节应该只是我生命中的小插曲吧，我不能放弃，哪怕浑身病痛。我庆幸我活在这个新时代，有最好的医生最合理的治疗方案，有高超的技术，我应该好好活下去，不畏惧它方能战胜它！我一定要信心百倍去打好这场仗！

心理健康小贴士：

作者在胰腺结石和慢性胰腺炎治疗期间查出肺部结节，经医生诊断是早期肺癌。因经历慢胰的痛苦，又遭受到肺癌的打击，觉得自己是个累赘，便和家人隐瞒病情，独自一人承受，以至辗转难眠、恐惧紧张、烦躁痛苦乃至对生活失去了信心。

后来把患病的情况告知了女儿后，得到了女儿的鼓励和支持，在女儿的帮助下，寻找了专业的医院和医生，得到了及时的诊断并确定了治疗方案，这让作者如释重负，重拾信心。

通过作者的经历，我们可以看到，面对人生重大疾病，如果把内心的痛苦、恐惧等情绪向家人或朋友倾诉出来，不但会缓解负面情绪，还能得到家人或朋友的支持、关心和帮助。这对战胜疾病将会产生非常积极的作用，因为你不是一个人在战斗。

第十二节　我的治"磨"经历

我今年47岁，生活在江南小城，在单位分管业务工作，比较忙碌，身体一直以来还是觉得不错，2017年10月份我感觉到身体有些不适，才想起已经几年没有体检了。

于是到当地医院做了个体检，等拿到体检报告，上面写着左肺有一个磨玻璃结节，但是没有写明大小。于是我挂了呼吸科，呼吸科医生告诉我说，现在CT比较普及，检查出小结节的人非常多，不需要过分紧张，而且结节比较小。但我看过几次电视上关于肺部结节的节目，所以还是比较重视的，马上又挂了呼吸科主任的专家门诊，呼吸科主任建议3个月以后再复查。

在此期间我是一直在网上查阅关于肺部结节的文章，很多文章都说肺部结节恶性的概率很小，大部分是良性的，所以暗自安慰自己，应该是没有关系的，但是心里还是不放心。期间在线上问诊平台上不停地查看治疗肺结节的医院，后来查到上海一家医院有肺结节专科门诊，就预约了。医生看了我的片子认为结节比较小没有什么问题，所以我比较放心了。3个月以后我又做了一次复查，这次报告上写了结节大小是6 mm，又给呼吸科主任看了，她说没有什么变化，可以6个月以后再做1次复查，正好我有个亲戚的朋友是南京一家胸科医院的主任，他说一起带着片子去看看，主任看了片子说，结节太小，没有什么问题，你该吃吃该睡睡，如果不放心3个月以后到我医院来做个CT，电脑里看得比较清楚，现在马上做没有什么意义。

经过几个不同医院医生看过应该说比较放心了，所以基本上恢复到了原来的生活状态。3个月过去了，我想再换家医院做个检查，如果再说不要紧就彻底放心了，所以我通过线上问诊平台查了很多患者的评价，最后预约了上海市肺科医院胸外科门诊，当主诊医生看了我刚拍的片子说不太好，需要拿掉它，我其实还是比较平静的，因为我看过他写的很多关于磨玻璃结节的文章，知道这只是一只小猫咪而不是一只大老虎。我是住院前一天才告诉家人并向单位请假的，我说我要动个小手术休息一小段时间，我不想让他们担心，也不想让他们把我看成生病的人。

手术前医生跟我分析了手术方案，手术也非常顺利，就感觉像是睡了一觉。第2天医生查房对我说，病理检查结果很好，是原位癌。我暗自庆幸，我知道它是处于良性阶段的癌前病变，还不属于传统意义上的癌症。住院期间家人对我无微不至的照顾让我感觉到亲情的可贵，当家庭遇到困难的时候，亲人之间的互相照顾让我温暖，医护人员对我的关心和耐心让我感动。在这过程中，从一开始发现它的惊慌忐忑，四处求医，到客观地认识它，平和地接受它，再到理性地处理它，均源于对该病的客观认识。也感谢主刀医生的科普文章，这次经历让我以乐观的心态来看待生活中遇到的问题，我总是想着很幸运这么早发现了它，而不是想我怎么这么倒霉偏偏是我得了它，把它看作我生命里的一次经历，生活里的一个插曲，以更加平和的心态来看待生活，正确处理好工作和生活的关系，调整好生活方式，开心地过好每一天。

心理健康小贴士：

　　作者对自己的患病经历写得云淡风轻，面对肺部原位癌，心态理性平和，能正确看待自己所患疾病，并从治疗期间感受到了亲情的温暖、医护人员的耐心友善。此次的患病似乎并没有给作者留下多少伤痛的记忆，反而让他感受到更多的幸运、温暖和感动。

　　任何事物都有其两面性，这次患病经历，让作者懂得了以乐观的心态看待生活中遇到的问题，保持心态平和，调整好工作和生活的关系。

　　这何尝不是此次疾病给作者带来的积极意义呢？

第十三节　我和肺癌

我不知道怎么开始诉说我的抗癌路程，和大多数人一样，我从来没有想过自己会得大病，而且还是大家谈之色变的肺癌。

我的爷爷是肠癌过世的，我的爸爸也是肠癌和肺癌过世的，所以我和妹妹一直很忐忑不安。父亲从生病开始就是我带他往上海、杭州跑，历经手术、化疗、放疗，从满怀希望到无奈的失望，最后有点麻木了，直至父亲过世。癌症太折磨人了，这是父亲得病后全家人的认知。

我从没想过癌症这么早就会找上自己。我才42岁！小儿子才8岁，我还没把他抚养成人，大儿子还没结婚，我怎么就病了？自从父亲过世后，我很注重体检，生怕自己得病！第1次发现肺上结节是在2016年的12月，在历经差不多1个月干咳后，我忍不住去当地医院看病了，拍了CT发现有个直径大小5 mm的磨玻璃结节，当时医生告诉我说，你不用太紧张，可能是炎症，所以咳了1个月。这里不得不说我自己，心实在太大，还有无知，总觉得没什么，想想自己老公也有结节，那么多年不也是没事。医生让随访半年后再随访。我就这样暗示自己，并把此事抛之脑后，努力忙着应酬、赚钱去了。

时间很快，随后的半年里，我和以往没什么不同，身体很好，不感冒不咳嗽，吃嘛嘛香，呼朋唤友，各种应酬，努力赚钱。转眼半年时间到了，去当地医院做了胸部CT，让医生给我仔细比较了一下，医生说没什么变化，还是5 mm大小，我又坦然了。

2017年12月，我在儿子学校的运动会上摔了一跤，肩膀很疼，越来越疼。时间也到了半年随访的时候，于是我又去当地医院拍胸部CT，结果显示结节6 mm，医生说，你结节1年了没消散反而变大了，证明不是炎症，要引起重视。在这，不得不重提一下我的无知和心大，我反而在想5 mm和6 mm，也不知道医生是怎么测量大小的。目测的话1 mm的误差不是很正常吗，不用自己吓自己吧（如果时光可以倒退，我真想上去抽当时的自己两个大耳光）！不得不说，之前父亲的经历对我打击和影响很大，让我不能直接面对病症。于是，我又选择了逃避，不去想。回家后面对老公，我也只字未提结节变成6 mm的事。

时间又到了2018年的3月份，期间我的肩膀越来越疼，连睡觉也觉得很疼。我知道肺癌会引起肩膀疼痛，但也知道如果真是肺癌引起的肩膀疼的话，证明我的病情已经很严重。我有点惊慌了，不断想要怎么办？我的2个儿子要怎么办？老公怎么办？老母亲要怎么办？我是不能死，也是死不起的年纪。肩膀的疼让我不得不直视自己的身体健康问题，想了很多。

　　万一我不幸得重病，我要有尊严体面地离开。不要痛苦，不要浑身插满管子，花完家里的存款后再无奈地离开。如已病入膏肓，那么我就采取基本的止痛治疗，趁还有体力，带着家人去世界各处游玩，吃美食。不要这不能吃，那不能碰，我要潇洒地离开。如果注定要离开，我要让老公答应我在小儿子15岁前不能再婚，因为小儿子胆小内向，很依赖我。我不能想象他在后妈的注视下会是怎样地忐忑不安，怎样地惶惶不可终日。一定要让大儿子监督老公，小儿子15岁前不能再婚。还有母亲，她在送走老公后又要面对女儿重病，女儿不孝啊。只能让妹妹照顾老人家，让2个孩子代我尽孝了，对不起，妈妈！以上就是我在怀疑自己的病情严重后的所有安排。

　　在心里想好所有的事情后，我找老公谈话了，告诉他我的疑虑和顾虑。老公很震惊，也很生气，说我胡思乱想，说我心思过重，还有什么再婚不再婚。

　　求医开始步入正轨，我选择了上海市肺科医院去检查。当初父亲就是在这做的手术。拍了CT后我先选择挂了影像科，找了某副主任医生看片，进办公室后看到医生是一位30岁左右的女性，她看了片子后，直接对我说，你这个是早期肺癌，尽快找外科医生手术。虽然早已有心理准备，早已做了最坏打算，当真的从医生嘴里听到这个消息后，还是犹如晴天霹雳，一时间竟呆了。医生又和我说了什么，我全没听进去，只是机械地点头回应。怎么走出医生办公室的我都想不起来了。这时，妹妹的电话来了，我告诉她我得了肺癌。一下子，妹妹崩溃的哭声充斥在我耳旁，我不知说什么，把电话挂了。紧接着，老公电话也来了，我回答他，真的是肺癌。老公沉默了一会儿呜咽着说，你先回家再说，我又把电话挂了。这时候，我才发现自己已经泪流满面，但什么时候流下来的竟全然不知。我慢慢地走着，漫无目的，心里是前所未有的空虚，望着人来人往，竟不知该怎么办。

　　老公不断打电话来，问我在哪儿了，隔着电话我也知道他非常焦虑。老公的电话把我的魂拉回来了，立马回家。老公不断打电话询问亲朋好友，看肺癌上海哪个医院好，答案不外乎是上海几个知名的三甲医院。大家都很震惊，不能相信我也得了癌症。相比老公的凌乱，我此时反而冷静下来了。我拿出手机，想在手机上挂号，发现凡是名医都很难挂号。我又想起一个朋友说的线上问诊App，我立马下载开始找医生。最终选择了肺科医院的主刀医生。我告诉老公，不要找其他人了。

　　老公尊重我的选择，我们选择了主刀医生。我很庆幸自己在那么多名医中就认定了主刀医生，手术很顺利，术后引流也很少。病理结果显示微浸润性腺癌，不用化疗。我觉得自己重生了，这一刀下去，我又能生龙活虎地带娃溜娃，又能听老母亲的唠叨。手术是单孔的，刀口也很小，所以恢复得很快，没几天我就出院了。术后一直平安无事，恢复得很好，家里人别提多高兴了。我觉得原来想的那些最坏打算，现在全不用啦。

　　医生这一刀干净利落，切除了我的癌症，切除了我的顾虑，切除了我所有的烦恼。

　　回顾历程，我觉得早发现早治疗很重要，不能逃避，要勇敢面对，对待癌症心理上要轻视，战略上得重视。

　　如今，我一切很好，也听从家人意见看中医调理身体，虽然我是一个肺癌患者，但是现在根本看不出来，再次感谢主刀医生！我会好好休息，不生气，不熬夜，不吃垃圾食品，每天在家吃饭，保持健康的生活方式！

　　最后，我愿天下无病！如不幸得病，愿疾有良医，病有良药，袋里有钱，身边有人。

　　祝大家健康！

心理健康小贴士：

　　作者有肺癌家族史，因亲身经历过父亲痛不欲生的治疗过程，以至对肺癌有些讳疾忌医。在发现肺部小结节后没有引起足够的重视，一拖再拖直至因肩膀意外摔伤疼痛无法忍受，来到肺科医院最后确诊为癌症，得知消息后，一时间犹如晴天霹雳，完全无法接受。

　　经历了内心的痛苦、迷茫和挣扎后，作者恢复了理性，找到了专业的医生进行了手术治疗，解除了顾虑，消除了烦恼，重获新生。

　　正如文中所言，疾病早诊早治非常重要，当身体出现异常情况时，我们不能抱有侥幸心理，要及时到专业的医院进行诊断和治疗。

第十四节　我与磨玻璃结节的斗争

我被告知肺里有磨玻璃结节完全是因为一次偶然的检查。

2018年7月13日，我到中国医科大学附属盛京医院做前列腺方面的常规检查，医生给我开了一个肺部CT检查的单子。我当时感到很意外，做前列腺检查怎么还看肺。但是我尊重大夫的决定，做就做呗，因为我自认为肺没有问题。我从不吸烟，生活有规律，经常进行打羽毛球、散步等体育锻炼，饮食也比较清淡，没有什么不良嗜好，也没有咳嗽、肺部疼痛等症状，不会有事的。

做完CT后，我也没有及时去取结果。7月16日我到医院进行其他检查之后，顺便去取了一下结果。报告上写着：左肺上叶尖后段可见一磨玻璃密度结节影，直径约1.0 cm，性质待定。我当时以为大夫把别人的报告给我了，我仔细看上面的名字，没错。另外，中国医科大学附属医院是东北地区最好的医院了，不应该出现报告弄错这样的低级错误。我必须接受我肺里长东西这个事实了。那么，磨玻璃结节是什么呢？对身体有啥影响？我赶紧去问大夫，大夫让我吃消炎药，1个月后复查。于是，我一边开始消炎，一边上网寻找答案。

经过上网仔细搜寻，结果令我大吃一惊。根据网上的描述，我隐约感觉1 cm的磨玻璃结节，恶性的概率大，我极有可能得肺癌了。我知道肺癌是对生命威胁最大的恶性肿瘤之一，男性肺癌死亡率占所有肿瘤的第1位。我的天呀，肺癌怎么能降临在我的头上。我才刚过50岁，还没有退休，妻子身体也不好，孩子还没有大学毕业，将来能否找到工作和成家都是未知数。我一直在工作岗位上兢兢业业，勤勤恳恳，工作一直很忙，很少陪家人，当家人提出去旅游时，我总以工作忙为理由拖延。总在想，等退休了，好好做做家务，减轻妻子的负担，照顾照顾第3代，有时间出去旅旅游，看看祖国的大好河山。可是这一切有可能实现不了了。我妻子也非常难过，但是她担心我坚持不下去，一直在安慰我，帮我出主意如何诊治。那一段时间，我总上网搜寻有什么好办法治疗，治疗后还能活多久等。每天都在紧张焦虑中度过，晚上经常睡不着觉，思前想后，甚至开始考虑一些后事。

我的妻子时常开导我，让我回忆我们6月份去西藏的经历。那次出门是近10年来和妻子第一次出远门旅游。我们不单单看到了海拔8千多米纯净的雪山，更看到了那片净土上生活的人们对人生的态度。那些僧人和虔诚的市民，他们心无杂念，尽可能地做着善事。他们认为做的善事越多，越会得到福报。有的藏民为了表达对佛祖的虔诚，从西藏山区的家一步一叩首地磕到拉萨，有的人甚至在朝拜的路上丧命。他们明知生命短暂，但是无所畏惧，依旧非常虔诚地坚守着自己行善事的信仰。

人活了半辈子，我以前也曾经思考过人生，只不过没有像生病那几天认识得那么深刻：人活一世也就几十年，终究有老去的那一天，终究要在地下一直长眠。表面上看活80岁比活到50岁多了30年，时间很长，但是相对人们在地下长眠的时间来说都是一瞬间。这期间的差距可以忽略不计。活的质量应该是重要的。一个人如果卧床几十年，生活不能自理，一切需要别人的照顾，插管导尿，活得没有尊严，即便活到80岁又有何意义。相反，一个人能够自由行走、能关爱自己的家人、帮助他们减轻负担等，即便他只活到50岁，这看似短暂的生命却是有意义的。

有了以上认识，我的生活逐渐恢复原样。睡觉、吃饭也趋于正常了。我觉得生病不可怕，现在医学也很发达，不要考虑太多别的，抓紧时间诊治就好。如果在自己能力范围内进行了积极的治疗，再治不好，也就认命吧。

我个人认为，诊断比治疗要更重要。诊断时要找一位全国比较好的医院的大夫，以免因误诊耽误治疗。于是，我开始上网寻找国内治疗磨玻璃结节比较好的医院和医生。最终选择上海市肺科医院和一位知名医生。选择理由如下：一是上海市肺科医院是肺科方面的专科医院，去年（2017年）全年做了与肺相关的手术约15 000台，位居全国第一，经验的积累是从大量的手术实践中获得的；二是该医院在国内率先应用单孔胸腔镜技术治疗磨玻璃结节，对治疗磨玻璃结节有着丰富的理论和实践经验；三是这位知名医生学历高，资历深，有国外工作经历，尽管年轻，但是他的专业论文、专著特别多，不少都在国外著名期刊上发表，他尤其擅长磨玻璃结节的微创治疗，这方面手术案例多，经验相当丰富。我在想，能有这样的医院和医生治疗也就没有遗憾了。

于是，我挂了这个名医的专家号，并于7月24日看到他本人。跟网上描述的一样，年轻有为，和蔼可亲。他看了我的CT影像后，第一句话是："你这是早期肺癌。"虽然我事先有了一定的心理准备，但是听到这句话我还是觉得有些吃惊和难过。吃惊的是这位医生不用让我做别的检查，只靠看片子就能断定这是什么病，真是艺高人胆大。难过的是虽然我有预感，但是这个病从这个名医嘴里说出，就等于正式"宣判"了。他也看出了我的心思，跟我说了第二句话："这个病可以根治，治愈以后跟健康人一样。"并安慰我，"手术后你再活50年没问题"。虽然是一句笑谈，但是从这么权威的专家口中说出这句话，说明他对根治这个病有很大的自信。我想他的这份自信源于目前医学界对成功治愈这个病的普遍认同，也来源于他本人高超的医术和经验，源于上海市肺科医院先进的设备和管理。他的话非常温暖，极大地鼓舞了我，使我彻底把心放到肚里面，不再胡思乱想了。我非常佩服这位名医高超的医术和体恤患者的高尚医德。尽管床位非常紧张，他还是让助理帮我预约了手术。术前，他又安排他的助理给我详细讲解了我的病情及手术需要了解的内容，并再次鼓励我放下包袱，积极配合，尽快康复。我于7月30日进行了手术。手术很顺利，很成功。

目前，我的身体正在迅速地恢复，近期将去上海市肺科医院拆线和复诊。感谢这位名医，感谢他的助理及其他医生和护士们！我将珍视生命，关爱家人，常做善事，回报社会。

爱出者爱返，福往者福来！祝愿医生好人一生平安！

心理健康小贴士：

作者患病的心路历程验证了心理学中的一个原理，即我们的情绪并非由事物本身引起，而是由我们看待事物的想法所决定的。

作者在不知道自己有肺部小结节的情况下，心态轻松自在，一切如常。当得知自己1 cm的小结节很可能是恶性的时候，心态发生了重大变化：紧张焦虑、恐惧害怕甚至考虑后事。

在妻子的开导下，作者联想起去西藏旅游的经历，受藏民们心无杂念，虔诚行善的人生态度影响，调整了对疾病的认知：注重生命的尊严和质量，关爱家人，活出人生的意义。于是心态恢复正常，重拾信心，开始积极寻求治疗。

从作者的经历中，我们可以看到，面对疾病的挑战，悲观消极于事无补，不如调整心态，积极应对，才有可能在这场战斗中取得胜利。

第十五节　惰性结节

本人女，38岁，在贸易公司任职，没接触过任何化学药品，工作时间规律，无加班，不熬夜，不吸烟，不酗酒。本人乐观开朗，不是小肚鸡肠之人，一直认为任何疾病跟我无关。

直到2017年12月，我趁工作不是太忙，抽空去做了个体检，拉上家里人一起。体检对于平常"壮如牛"的我只不过是走个流程，相信自己绝对不会有啥问题，体检过后马上就出差去了。没想到体检过后几天，我还在火车上，就接到了体检中心的电话，建议我尽快去医院复查下，问我是不是有咳嗽，建议我去专科医院检查！

我总感觉他们肯定是打错电话了，再则当时对所谓的磨玻璃结节一点都不了解，认为这种病怎么可能没有任何症状，工作这么多年的我自认为心理承受能力还是比较强，就算是真有问题自己也不能乱了阵脚。我是两个孩子的母亲，家里还有老人要照顾，这么多年他们都以我为支撑点，所以我不能有事，我必须比他们任何人都要清醒。

出差回去后我去正规医院拍了片子，那个医院的医生没说出这是什么，就说估计要开刀，我真感觉老天对我不公，前2年被车撞过，手脚开刀，还做过甲状腺手术，感觉该受的苦我都受过了，怎么还要再来一刀。我是个很怕痛的人，平常打针我的内心都是拒绝的，何况是开刀。天将降大任于斯人也，必先苦其心志，劳其筋骨，饿其体肤，但我还是很拒绝手术，怀疑是否有所误诊。

谨慎起见，我在网上找专门读片的专家，读片专家看了我的片子说肺癌可能性大，让我直接找胸外科医生。我整个人都不好了，我不吸烟，很少喝酒，家里又没遗传病，不熬夜，平常都是在家自己烧菜吃，怎么也想不到这个病跟自己搭上了。后来我看网上的评论找到了主刀医生，主刀医生的解答跟读片专家的一样，不过主刀医生发了好多文章给我，让我这颗不安的心暂时安定下来，这是早期的，是可以微创手术治疗的。而且它前期是惰性的，发现后可以3个月复查下，所以我想着3个月后手术也不迟。

家里人听说杭州有位中医很厉害，让我过去瞧瞧，我觉得中医调理方面应该不错，所以我去找了那位医生，1个月1万元的药费，现在想想真是可惜了钱，人在心情低落的时候就会有病乱投医。我也算是受过高等教育的人，第1次去的时候问医生为什么不是在医院，而是在家里看病？那位中医说自己只给朋友看病，不给不相信他的人看。我又问这病能治好吗，他说可以，3个月后见分晓。我心想，反正这3个月等着也是等着。3个月后复查后没任何变化，结节还是10 mm，我问医生结节为什么没变小，医生很生气，说能保持住了已经很好了。

我分析了下，西医说的这个结节是惰性的，前期不可能变化太大。于是毅然决定开刀手术，不让家里人担心，何况结节一直存在，我自己心里也不安。在等待手术的日子里，我照样工作，工作中没有人知道我将要去做手术，医生说可以治疗，所以我并没有感觉有什么不一样。在家里，我是主心骨，所以一直乐乐呵呵，妈妈刚开始整晚整晚睡不着，到后面也慢慢释然了，我说我看过文章，问过医生，没事的。等医生通知我住院进去后，才发现原来患磨玻璃结节的人这么多，医疗器械先进了，啥病都能提早知道。术后病理结果跟医生推测的一样，现正在康复中。我总结了一下这一路的感受：医生敢主动说开刀的病都是可以治愈的，有病治病，保持乐观的心态，好好吃饭，好好休息，亲属也一定要乐观，不能每天抱怨很痛苦，这样会带动患者的情绪。很多时候不好的事情未必就是不好，早发现早治疗！

心理健康小贴士：

作者性格乐观开朗，当得知体检肺部有问题时，虽一时慨叹命运不公，但很快镇定下来开始寻医问药。

在等待复查期内，也犯了很多肿瘤患者常犯的错误，有病乱投医，吃了3个月高价的"中药"。复查后清醒过来，毅然决定开刀。作者尽管身患重病，但仍照常工作，依然还是家人的主心骨，除了自身心态积极乐观，还能安慰焦虑不安的家人，内心可谓强大。

根据作者的患病体验，可以看出家人的心态对患者疾病的治疗和康复有着很大的影响，家人的情绪会影响到患者的情绪。患者亲属面对亲人患病，要保持良好的心态及对未来的希望，这样对患者治疗和康复会起到积极的作用。

第十六节　与"磨"抗争的日子

2017年10月底，如期参加单位体检，套餐里选择了肺部CT，人生中第1次进入CT室，就感觉那是一台无比恐怖的机器，白色，一尘不染，冰冷。3天后的一个清晨，上班路上，接到来自体检中心的电话，医生说CT检查有些问题，并把问题进行了陈述，脑子瞬间空白，只听见关键词"磨玻璃结节"，建议我去体检中心把CT片打印出来后去专科医院复查。

刚走进办公室，还没来得及吃早饭，就上网查询了一下，看磨玻璃结节的病例看得我毛骨悚然，但是还是故作镇定地请教了被我们称为"民间医生"的同事冒冒（化名），她告诉我她的母亲也一直有个结节，一直都处于观察期，可是我从她那里再一次了解到"结节不可怕，可怕的是磨玻璃"，一上午心情都无法得到真正的平静，但还是迫使自己冷静地在线上诊疗平台上选择医院挂专家号，我竟然幸运地挂上了上海市肺科医院的专家号，看着他的医生照，好像就可以很安心地把自己交给他。

去肺科医院复查前，我选了个上午去体检中心取CT片，在打印CT的间隙，医生喃喃说："29岁，就来打CT片？"仔细在翻阅CT电子片后，眉头紧锁地问："你以前有得过肺结核之类的病吗？"我回答："没有，这个情况很严重吗？"医生又说："没得过，就更要引起重视了。"并指了指在肺部某部位"就在这儿"。本来已经开始平复的心情，又被搅动了。脑子里一片胡思乱想，还不敢跟父母说，在回单位上班的路上，心里似乎把一切都想好了。

带着CT片如约去肺科医院复查。走进诊疗室，温和可爱的医生一边耐心地听我诉说病情，我极力表达自己没有任何不适感。医生一边仔细读着我的CT片一边喃喃说："如果太大了，考虑还是要做掉。"一听要做手术，我的呼吸似乎都停止了。

过了一会儿医生又问："你家住哪儿？"我迟疑了一下，回答了医生的问题，"哦，我去过你们学校。你找个离家近的医院打2周抗生素先消炎看看，我们医院太远了，不方便，我会把药方在单子里写好，然后再过2周在我们这里做个CT我再看看"。听了医生的回答，我又提出了3个疑问："不能直接吃药吗？连续打2周点滴？我们学校的医院行不行？"医生依旧耐心地回答了我："只要有这2种药就行。对了，下次做CT，可以约中午的时间做，不用等报告出来，我下午可以直接在电脑上看，省得多跑一趟。"

临走时医生给了我一张线上问诊平台的名片，如有问题可以随时在平台上与医生进行沟通，没想到后期还果真用上了。

还记得那是个雨天，滴滴答答的雨声让心情更加潮湿，虽然情况不是很乐观，但是还是很冷静地逼着自己去面对，因为只有自己才能为自己负责。出了医院大门，一刻不停地想着去哪里做抗感染治疗，立马让同事打电话去校医院咨询是否接收，简陋的校医院终究还是不能接收我。幸好不远处还有个安图医院，不会太影响上班，毕竟2周的时间并不短。

第2天一大早，不知道周末医院是否开门的我就火急火燎地赶到安图医院挂号、等待、治疗，幸好周六上午还可以挂号，如果要拖到下一周开始治疗，一刻也等不了的我根本不知道这个周末该如何熬下去。不能接受的是，一次挂号只能开2天的药，这就意味着我得挂7次号才能结束整个疗程。挂号和等待的时间太长，却也只能不停地安慰自己也许这还只是个开始，不能着急。

拿着药去输液室，护士看了我的药量，然后看了我一眼："什么病啊，肺炎吗，量这么大！"我笑而不语，赶紧找了个空位坐下来。不超过5次输液经历的我，看着针头还是很抗拒，但也只能安静地体会着冰凉的液体一点点进入我的身体。天气开始逐渐变凉，因输液全身流动着冰冷的液体，又因鼻炎带来的免疫系统下降，一天输液结束后，感冒了。

和冒冒探讨抗感染治疗，她说这是在全身范围内杀毒，会增强自身抵抗力，即使后期真的要做手术，这也是一个很好的前期治疗，然后我也就开始慢慢接受未来十几天的治疗。晚上忍不住和父母说起了体检发现的问题，为了不让他们担心，很轻描淡写地说现在要打14天抗生素消炎，父亲说他原来打过1周的抗生素，越到后期身体会越来越轻松，我笑着说："哈哈，那我等待着身体轻松的那一天。"可是想到第1天的输液我就已经有了退却的念头，想到我不在了，你们怎么办，眼泪就扑扑地往下掉，强忍着悲伤和父母说了再见。

在确定自己感冒之后，很担心是否能够继续。医生笑着说："一般感冒输液之后会更好的，你怎么反而感冒了。"我问："是不是因为输液太冷了，还能继续输液吗？"她说："没关系的，可以继续输液。"此后，每天带着一个暖手袋，却一直也没用上。

输液到第7天，医生说必须做一个血液检查确定能否继续输液，原因是抗生素1周为1个周期，若血液异常，会诱发相关病症，严重的话会危及生命。开始还很不理解地问医生为何要进行抗感染治疗，后来经过请教冒冒才知道，医生是对的。14天抗感染治疗，输液室的护士们都已经认识了我，每一天我的输液瓶似乎都是最多的，两只手扎满了不堪的针眼，幸好护士的技术都还不错，没有太肿。到输液后期，身体的确如父亲所说变得愈加轻松，最后一天结束，头也不回地离开，心情随着身体变得愈加轻盈。

又一个2周后，复查CT，等待医生的指示。这个时候，我已经做好了万分的准备，如果需要做手术，希望和医生商量能在学期结束后做，可以利用假期好好静养。这一天医生姗姗来迟，看起来没有第1次见面时精神，有些疲倦，许是刚下手术台。但这些依然不影响他的诊断，一进诊室，就对我说："我已经看过你的CT片子了。""14天治疗有用吗？有没有消退，或是长大，恶化，更严重？"他皱皱眉，让我拿出体检中心的检查报告，发现磨玻璃的位置完全不对，用自言自语的声音说道：才29岁，应该是良性的，半年后再来复查吧。

悬着的一颗心忽地掉了下来。立马与父亲报告结果，父亲发来："好！好！好！"家人的放心就是世间最好的一剂良药。想着即将到来的寒假，立马有了带父母出去旅行的冲动，一不做二不休地开始规划起来，谁又知道半年后又是怎么样的一个结果呢？

想着还要继续观察半年，我的心里有点着急，因为这就像是颗定时炸弹一样，随时可能会有变化。半年里，我开始正式关注磨玻璃结节，看论文，寻找相关案例；加强体能运动，增强自身免疫力；也开始关注各方疑难杂症和临终关怀，意识到原来身边有这么多熟悉的病患，而心里始终有个声音在提醒着我：人总是要离去的，要在有限的时间完成更多有意义的事情。我像以往一样继续去敬老院看望老人，但是心情却变得更加复杂。

没想到半年后，这位医生的号变得前所未有的火爆，冥冥之中幸运又降临了，竟然在我惦念中随意地挂上了，挂号成功后我莫名兴奋了半天。这一次，医生依然是姗姗来迟，却遭到了现场病患的猛烈围攻，诊室内外被堵得水泄不通，保安连续出动才维持了秩序。与病患交流才知道，这些人都是未挂上号的患者，希望能开个加号，看着他们手里拎着的来自全国各地的CT袋，体会到了他们的着急和辛酸。坐在我旁边的一位大姐，外地人，第1次来，也是需要开加号，在其他医院看过，总觉得不放心，听说这个医生做的手术好，慕名而来。她和我聊她的病情，问问我的情况，很焦虑地问我："手术切除后5年的存活率是100%，第6年怎么办？"我回答："第6年不就好了么！"虽然我不太懂这个存活率，但我想多给她一些希望和信心总归是好的。其实，此刻的我，想到做手术，心是颤抖的。

似乎等了很漫长的时间，我终于进了诊疗室，室内却还坐着排在后一位的病患，还不时有病患企图打开诊疗室的门想与医生对话，心情变得有些烦躁。即使这样，我依然很期待医生的诊断，他让我陈述一下病情，我愕然，原来他忘记我了，不过想想也是应该的，每天接待这么多的患者，怎么可能会记住我呢，况且时间又过去了这么久。他一边听着我的陈述，一边翻动着新做的CT片。我焦灼地问："怎么样？有没有变大？严不严重？"一会儿工夫，他回答："现在基本上没有了，可能当时是炎症。"我听后实在太开心了，竟然有一种想上前抱住他的冲动。后面的病患对我说："恭喜啊！"没想到原来我很喜欢这个词。因为没有看到检查报告，还不停地追问："真的吗？"医生看我不放心，淡然地说："那1年后再来复查吧！"我真想告诉他"再也不来了"。一种窃喜的心情，由内而发。

　　虽然并不是真的"磨玻璃"，可与它抗争的这些日子，我感受到了生命的庄严和神圣，非常感谢我的亲朋好友们，我的心情每每因此而低落时，她们从未放弃对我的关爱，也谢谢我的医生，对生命的负责。相信科学，相信命运。

　　活着，笑着，真好。

心理健康小贴士：

　　作者的"抗磨"经历可谓一场虚惊，历经大半年的时间，最后经专家诊断得到了非常幸运的结果——炎症。但在整个治疗诊断期间的紧张焦虑，恐惧煎熬一点不少于其他患者。

　　从单位体检查出"磨玻璃结节"，心怀恐惧地遵从医嘱抗炎治疗2周，经医生初步诊断是良性后悬着的心暂时落地，半年观察等待，复查期间焦急复杂的心情，到最后经专家诊断为炎症时的欣喜……

　　这样的人生经历，对作者来说何尝不是一种收获？尽管"患病"期间品尝了可能患癌的担忧、焦虑和痛苦，但同时也感受到了亲友的关心、医生的尽责、健康的可贵及生命的庄严和意义。

第十七节　征战磨玻璃结节

我来自浙江省温州市的一个偏远小县城，是一名事业单位在职在编人员，今年33岁。

2015年我在体检中发现左肺上叶有一个5 mm淡薄影结节，看到体检报告之后咨询了体检中心的医生，当时医生说这个没什么问题不要担心，后来就一直没有关注这个结节了。由于以往检查中各项指标都很正常（除以上结节），2016年和2017年我把体检名额让给了家人，自己平时身体健壮，医院基本都不去。2018年1月，我在体检中发现左肺上叶5 mm结节，右肺下叶3 mm磨玻璃结节，医生建议3个月后复查，我的担心也开始了，每天都打开手机找"度娘"，越看越害怕。5月在宁波二医检查左肺上叶尖前段7 mm磨玻璃结节，左肺上叶后段2 mm结节，右肺的3 mm结节不见了，心中十分疑惑，看着报告，以往的那个"结节（姐姐）"不再那么温柔了，她长大了。最终还是下定决心到上海市肺科医院找个专家看看。检查CT报告上只显示了左肺上叶8 mm磨玻璃结节（恶性可能），当时专家看了片子之后考虑原位癌，建议手术。由于害怕，我当时就叫医生尽快帮我安排手术，热情的医生帮我开了住院预约单。

由于我约的医生是专业的好医生，他的日程表上安排的手术患者有很多，7月19日，医院安排我住院检查，20日晚上6点安排了手术，手术过程没什么痛苦，而且只用了一个半小时，就像熟睡了一会儿，醒来后手术已经完成了，回病房后就是常规的输液了。当天晚上睡眠也好，一觉醒来已天亮，医院护工过来帮我洗脸、擦身体、换衣服，教我如何活动手术侧手臂、如何呼吸、如何咳嗽，十分热情也非常专业。21日早上，医生来查房，拍了CT，看了引流管引出的胸腔积液，然后叫我咳嗽。手术医生做了判断说今天可以出院了，过一会儿可以拔掉导尿管和胸腔引流管了，我简直不敢相信，从住院到出院是如此之快，我还苦苦央求医生让我多住2天，医生回复说你已经没多大问题可以出院了，回家好好修养。于是回家后我开始修养调理身体，起初1个月内刀口及手术侧胸部还是有些许疼痛（轻微感），咳嗽也时常发生，医生认为这些都是正常现象。

2015年时，我查出了结节，但是不是十分重视（受医生影响很大），甚至就没当回事。2018年查出两个磨玻璃结节，心里的变化真是难以用言语表达，情绪和思想从各方面来讲都很难控制。

生病以后在工作中经常无精打采，没有劲头干活，甚至不想上班了，感觉平时一些很简单的事情也处理不妥当，脑海中时不时会闪现如果最终结果不好，那该怎么办的想法？

生活中时常会一个人坐在沙发上发呆，晚上基本没法正常入睡，脑海里总是浮现出一些不好的景象，心中时常在想，我才30多岁，小孩还小，老婆二胎又快生了，房贷还有20多年，如果我出了事以后两个小孩怎么办？老婆生活压力有多大？我的父亲知道后怎么办……我还年轻我的人生就这么快结束了吗？重重封印困扰着我，在短短的5个月当中我足足消瘦了12斤。

在未找上海专家确诊手术之前，我已经和家人商量过了，无论结果怎样都决定手术，专家确诊之后便立马动手术。术后一切都很顺利，生活和工作基本都能正常进行。看了许多网络上关于磨玻璃结节的文章及主刀医生讲述以后，心态平和了很多，也不再胡思乱想了，最近体重也开始增加了，睡眠也好了很多。

从体检，到专家确诊，到手术，再到调理修养，我经历了很多思绪上的起伏，无数辛酸，难以言表，但是我还是选择了手术，放下了包袱，平静了心态。我时常在想，如果当初一发现便做手术该多好，可惜没有如果。略微庆幸的是我算是及时选择了手术，最终病理诊断结果为原位癌。

我的征战史告诉我，其实磨玻璃结节并不可怕，可怕的是我们自己的思绪，关键是要放平心态正确面对，及时选择专业医院专业医生确诊，如有需要及时手术，确保能以最小的代价换取最好的结果、最长的寿命，最后希望患友都能恢复健康，家人其乐融融，生活自由自在，事业红红火火，寿比南山。

心理健康小贴士：

作者对整个患病的经历做了很好的总结，从治疗过程、情绪变化，到术后自我价值观、心得体会等。这种善于思考、自我觉察的思维方式对今后疾病的治疗和康复都有着积极的意义。

因作者年纪比较轻，从2015年体检发现肺小结节没有在意，到2018年体检查出2个小结节并有癌变可能，情绪和思想上出现了难以控制的变化，并严重地影响了其工作和生活。后来经专业的手术治疗，身体和情绪逐渐恢复正常。

正如作者所言，得了疾病并不可怕，可怕的是我们负面消极的情绪。只有在心态上保持积极乐观，在行动上理性选择治疗方案，才能确保以最小的代价换取最好的结果。

第十八节　辗转的治疗经历

我是一名甲状腺癌和肺癌患者，家住江苏省南通市启东市。

我的患病经历说来话长，时间倒退到2016年的下半年，已经服了一星期中药的我，咳嗽还是没有一点好转。在此之前我已经吃了很多种止咳糖浆，还有消炎药，晚上睡在床上就胡思乱想，莫不是甲状腺癌转移到肺上了，这一想，就一点睡意也没有了，眼睁睁地等天亮。天公不作美，记得那天下着雨，我冒雨去了离家最近的四医院，到了医院自己跟医生要求做个胸部X线片，报告一出来，提示右肺钙化灶，问了门诊的医生，说没事。

那段时间，我的公公生病在三医院手术，在照料公公的空余时间，我就拿着自己的片子、报告给那里的几位医生看，都说钙化灶没事。可我还是有点不放心，跟老公商量，想着拿去给一医院的医生看看吧，那是启东最好的医院。我在一医院碰到的是一位年轻的男医生，他说最好做个CT，因为有些问题胸部X线片上是看不出的，听从了他的建议，回到三医院做CT（三医院的报告能很快出来），半个小时，报告就出来了，上面写着左肺小结节，跟四医院的结果完全不同，右肺的钙化灶怎么变成左肺小结节了呢？马上跟CT室的医生说明情况，到底是哪家医生看错，医生很好，直接带我去找里面看片的医生，看片医生在电脑上重新看了一遍，坚定地说，他只看到左肺小结节，没看到右肺的钙化灶，但也没说左肺小结节到底有多大。

当时我的心情一下子沉重起来，不知道这个结节是不是不好的东西，于是，我和老公又拿着片子来到了一医院，挂了呼吸科最知名的医生的号，他举着片子，看了看，轻描淡写地说，随访吧，现在长小结节的人很多的。我自己在心里嘀咕，难道真的没事？

这时候已接近年底，虽然一医院医生说了随访，可心中还是压抑着，那时公公还没出院，坐在他的病床旁，我开始在手机上搜索治疗肺结节的医院，终于查到了三所有名的医院：肺科医院、胸科医院、肿瘤医院。逐一对比，目标锁定肺科医院，点开胸外科，差不多有几十位医生，当时推荐度高的有许多医生，之后几天一直看患者对他们的评价，凭我的感觉，最后选择了主刀医生。当时已经预约不到主刀医生的号，我们夫妻俩商量等公公出院的第2天，就先去肺科医院看一下普通门诊，终于到了上海，看的是一位呼吸科的年轻医生，他看了我带去的片子，配了2个星期的药，建议过2个月再去他们医院做个薄层CT（其实这张片子上已经能看出是个不好的东西，只是这位医生也没看出，之后主刀医生看了这张片子，说已经长好了，就是个不好的东西）。在惶惶不安中度过了2个月，也预约到了主刀医生的号。记得那天是2017年3月16日，我是第43号，叫到我的名字时，我是一个人进去的，我拿着上午做的CT影像号小纸片递给了主刀医生，主刀医生亲切地问我家住哪里，有什么不舒服，然后在电脑上打开图片，快速地看了一下，就问我："你一个人来的吗？"我说是和老公一起来的，顿时我觉得有一种不祥的预兆，立刻把老公喊进来。主刀医生说左肺上结节已1.1 cm了，要马上手术，我记得当时问主刀医生，是不是恶性？而主刀医生没有正面回答我，拿着手术预约单，看着上面写着"MT？"，我明白了，癌症又一次向我袭来，我懵懂地走出了门诊室。

回家的路上，老公一直在宽慰我，可我什么也听不进，也不想说，只是哭。回到了启东，我吃不下饭、睡不着觉、不停流泪，还不敢告诉年老的父母。等待入院的时间其实只有4天，可我觉得好漫长，天天在线上问诊平台上催主刀医生。入院后做了一系列的术前检查，第2天晚上6点多，我被推进了手术等候室，等候室里开着电视，可哪有心思看，坐在那里怯怯地等待手术，片刻，女医生喊我进了手术室，摘了眼镜的我，看不清哪个是给我手术的主刀医生。醒来时，我已回到了病床上，一整晚，哼哼唧唧不停，老公和妹妹守着我一夜没合眼。第2天，我打开手机上的线上问诊平台App，看到了主刀医生发来的信息，术中病理浸润性腺癌（其实医生当晚做好手术就发过来了，老公不会搞，所以还得我自己查看），这时候的我，想象着自己还能活多久。主刀医生每天上午来查看，问我怎么样，让我咳嗽，听说我痛，也就不刻意地让我非咳不可。而同室的一个病友说，她如果不咳嗽，她的手术医生就会骂得很凶。而我的主刀医生轻言细语，态度超好。护士小姐好几次帮我挤压喉部，让我咳出痰，邻床的老太和女儿都羡慕，谢谢这位护士小姐，虽然得了这病，但碰到这么好的医生、护士是我的福气。

接下来的日子，虽然手术切除了结节，但心里的阴影还是时刻伴随着我。出院后在家住上海的妹妹那里待了2个月，老公要上班，因为还得养家糊口，妹妹边上班边照料我。叔叔婶婶知道了来看我，我忍不住嚎啕大哭，弄得婶婶跟着我哭。3个星期后，病理结果出来，浸润性腺癌，不需要化疗。但还是无法消除心中的阴影，有时候只好服"黛力新"那种抗焦虑、抑郁的药（我在第1次得甲状腺癌时，抗焦虑、抗抑郁治疗了整整一年半）。

时光到了2017年的年底，也就是接近手术一整年，我提前咨询主刀医生，具体要做哪些检查，趁春节老公在家，准备提前检查，主刀医生告知要做头颅磁共振、胸部CT、腹部B超、骨扫描。头颅磁共振、腹部B超在本地做，其余去肺科医院做。大年初二做头颅、腹部检查，初三上午拿到了结果，提示头颅鞍区异常占位1.7 cm×0.9 cm，命运又一次捉弄我，黑暗再次笼罩我。求生的欲望驱使我迅速地把片子传到了上海华山医院的一位脑专家处，回复是可能转移灶，要做全身PET和头颅增强磁共振，查了一下肺科医院要到年初七上班，只好等待，在家等待的日子又是吃不进、睡不着、流泪，父母80多岁了，不能告诉他们，就电话告知叔叔婶婶，事后婶婶告诉我，叔叔听到这个消息，哭得很伤心（待我如女儿一样的亲叔叔）。

如果真是转移，可能就活不过今年了。信息发给了主刀医生，问他为什么是早期肺癌，却这么早就转移了，主刀医生安慰我说不一定是转移，等查了再说，年初六去了肺科医院，医生没上班不能预约PET，年初七终于约上了PET，年初八做了增强头颅磁共振，接下来在上海等结果，煎熬的滋味无法形容。结果终于出来了，拿着报告去了华山医院，看了脑专家，专家说不是转移，是囊肿出血。在上海辗转一星期，终于有了这个比较好的结果，走出医院大门，老公一把揽住我说，放心吧，你的命根很牢的，你会长命百岁的。这时候眼泪抑制不住，庆幸自己又能活下去了，我马上把报告发给了主刀医生，告诉他这个好消息。

经历了这么多，现在想想活着真是一件多么美好的事。现在我的心情比以前放开了很多，这样对身体有利，我要好好珍惜生命中的每一天。我的身体恢复得也不错，这都要归功于我的主刀医生，看了那么多医生，只有他帮我确诊了病情，然后又帮我去除了病患，现在我的全家老小都知道我的手术医生叫什么名字。写这篇稿子的时候，10岁的小儿子在旁边问我，是不是写给主刀医生的啊……

心理健康小贴士：

作者可谓是一位抗癌斗士，先是同甲状腺癌作战，接下来又生了肺部浸润性腺癌，在术后复查期间又发现脑部占位，命运可谓一波三折，持续接受挑战。

对于一般人而言，面对命运接二连三的打击，出现焦虑、抑郁的心理问题也是正常的反应。如果经自己的努力一时无法调整并严重影响生活和健康的时候，可以遵从医嘱选择抗焦虑、抗抑郁的药物进行治疗。

从作者辗转的治疗经历中，可以看出她是一位勇敢坚强的人，在同癌症战斗期间，不屈不挠，采取行动积极治疗，让我们从中看到了顽强的生命力量。

第十九节　一次手术经历

2017年11月底我在肺科医院胸外科做了右肺上叶尖端切除术，病理诊断为右肺上叶尖段微浸润性腺癌。入院时主任诊断为肺部上叶0.5 cm×0.8 cm磨玻璃结节。

我退休多年，是个比较注意健康保健的人，每年都自费到三甲医院去做体格检查。CT也是必不可少的体检项目。手术前我一直容易感冒咳嗽，一咳就是半个月、1个月，吃药也没有效，然后声音嘶哑。2017年初莫名的不停咳嗽。3个月不见好转。后来爱人建议我到肺科医院找专家看看，在肺科医院，做了薄层三维重建CT。报告提示为6 mm磨玻璃结节。上网一查，发现磨玻璃结节有可能是坏东西。但还抱有侥幸心理，有可能误诊吧。我家里没有人吸烟，周围也没有什么污染源，平时吃食物也很小心。

拿到了检查结果后，随即挂了胸外科专家门诊，诊断为磨玻璃结节，大小为0.6 cm×0.8 cm，需要手术切除。我一下子懵了，许多可怕的镜头涌上心头：打开胸腔，抽几根肋骨，然后走路肩斜歪歪的。医生看我有顾虑，就点开电脑给我详细分析这个结节的性质。这病灶一时半会儿不会长得很快，但结节40%已经变性质。我还是接受不了，提出回去考虑考虑。主任医生说，那你3个月后再来拍个CT片对比一下吧。

我回去后和家人们开了家庭会议，大家一致认为现在毕竟年龄还不是很大，早做手术身体恢复得也快，再拖下去，这颗定时炸弹随时要爆发，那时生命就要受到威胁。难熬的3个月又过去了。第2次坐在主任面前，他还是苦口婆心地给我分析了病情，主任对患者像对待自己的长辈一样，和蔼可亲，平易近人，我当时就把所有的担心都放下了，随即决定预约手术。

11月下旬住院，进行了一系列术前检查。两天后的下午，我进入手术室，第一眼就见到了主任，他笑着和我说："你放心，好好地睡一觉吧。"麻醉师给我上了麻药，我就迷迷糊糊地睡着了。术中我什么都不知道，也不知过了多少时间，隐隐约约听到医生说，快醒了。醒来后得知手术很成功，只用了一个多小时，手术中也没感到疼痛，在ICU住了一晚，然后进病房又住了一晚。还没等引流管拔掉，我已经可以走路了。医生和护士开始指导我怎样做术后的康复训练，第3天就出院了。

其实我以前的担心都是多余的，微创手术就在腋下开了个很小的孔，不用输血，也不伤元气。出院时，我自己走上四层楼梯也没觉得很累，就觉得有点气喘。在家里买了包气球，每天吹气球做肺功能锻炼，恢复效果很好，不出半个月就能做一些零星的家务。

不知是我幸运，还是身体体质好，或者是医生的医术精湛。我在手术后一直没有出现过胸痛现象，术后复查医生也告知我伤口恢复正常。我现在既不用化疗，又不用吃药，从手术完成到现在已经9个月了，现在我的身体和精神状态都很好，我也不认为自己是患癌症的人。我是幸运的，我想告诉所有患这病的朋友们：有病要早治，要遵医嘱，手术不用害怕，战略上藐视它，战术中重视它。在这里，我要感谢我的开刀主任医生和他的团队，有他们的保驾护航，让我在以后的生活中更安心更健康。

心理健康小贴士：

通常人们都会谈癌色变，认为得了癌症就被判了死刑。事实上，对大多数癌症来说，早期发现，早期治疗，基本都会有很好的预后。

作者在查出肺小结节有恶变可能后，医生建议手术，但作者内心对手术是比较抗拒的，继续观察了3个月后，在医生的耐心解释下打消了顾虑，下决心做了手术。手术9个月后，作者感觉身体和精神状态都越来越好，早已没有了患病之初的那种担心、焦虑和害怕，心理上已经不把自己当作癌症患者。

作者的患病心理路程，给大家提出了很好的"抗磨"建议：遵医嘱、不害怕、早诊断、早治疗。

第二十节 不容忽视的磨玻璃结节

2017年5月陪护妈妈住院治病的那段时间，我比较累，感觉后背有点疼，做了胸部CT，查出肺部小片状稍高密度影，没写尺寸。医生开了一盒罗红霉素胶囊，7天的药吃完后让观察，说后背疼与这个影没关系。3个月后我换了一家三甲医院又做了CT，我想证实一下上次CT的准确性，幻想着这个影会消失，结果诊断书显示为类圆形磨玻璃密度增高灶，医生说半年后复查，我当时也没多想，因为不懂也没多问，感觉让观察，可能问题不大。按照医生的告知半年后又做了CT，磨玻璃结节为5 mm。

今年三月份我看电视，无意中看到养生节目，节目介绍的是防病治病内容，快结束的时候屏幕显示了一个二维码，我就拿起手机扫了一下，空闲时我翻看手机查找到Ⅰ期肺部结节，我迅速打开了解了一下，不看不知道一看吓一跳，映入我眼帘的单纯性磨玻璃结节是恶性Ⅱ级，我一下警觉起来，感觉呼吸急促、心跳加快，当时心里特别紧张。随即赶快上网查阅线上问诊平台，搜索知名医院进行问诊，只想知道我的肺部结节是不是恶性的。医生告诉我结节小无法判断良恶性，慌乱中又问早些手术是否能够避免恶性发生，医生告诉我，<1 cm的结节，不建议手术。

我意识到了严重性，特别是和癌字沾上了边是多么的可怕，我无法形容当时的心情，极度恐慌、困惑、无助。这种事怎么会缠上我，我自认为我平时饮食清淡，生活规律，也经常锻炼身体，跳跳广场舞，怎么就会得上这样的病呢。想了很多，想到我的小孙子还小还需要我照顾，想到老母亲90岁了也在我身边，我离不开他们，他们也离不开我。我还有很多事情要做，以前上班忙没时间，照顾他们照顾得很少，现在退休了才能多为他们做点事。我胡思乱想，甚至想得了这种病会不会花很多钱，而我们工薪家庭状况一般，没有太多钱，怎么办？止不住的泪水一串串往下流，我崩溃了。

家人知道了情况后，也给了我很多关怀，他们劝我吃点中药看看，调理一下身体，朋友们也给我出主意，建议到省医院看看。在他们的开导和安慰下，我平静了下来，面对疾病我不甘心等待，我继续在线上问诊平台找答案，查找治疗的办法。我最先查到了肺科医院的主刀医生，主刀医生在美国进修2年，擅长治疗肺部磨玻璃结节等，采用单孔胸腔镜手术，早期的结节能够根治。看到这里，我紧张的心情一下子宽慰了许多，我看到了希望。接着看患者评价：主刀医生不但医术精湛，而且医德高尚，是大家信任的好医生，而且对工作高度负责任，因为患者多，手术经常做到深夜，非常敬业。对待患者的询问不厌其烦，耐心解答，而且在阅片后能准确判断结节的良恶性，与手术后的病理结果一致。我不由得暗自庆幸，找到这样的好医生，是我的幸运。

主刀医生还发表了很多文章，他在文章中告诉我们很多关于磨玻璃结节的病理知识，让我们正确认识磨玻璃结节，消除了我对磨玻璃结节的恐惧心理，树立了战胜疾病的信心。通过学习，我纠结的心终于放下了，对自己的病也有了客观的认识，懂得了怎样配合医生进行治疗。我决定找主刀医生看病，准备在3个月后直接去上海复查，如果需要做手术，我想请主刀医生给我做手术，我放心。

最后我想说的是：感谢线上问诊给了我们这样一个平台，感谢各位医务工作者的辛勤付出，感谢所有关心我、帮助过我的朋友，感谢我的家人一直以来的爱的陪伴。

心理健康小贴士：

对患者而言，得知自己患了癌症，无疑会是一场灾难，除了要忍受生理的痛苦外，往往还要承受巨大的心理压力。

本文作者在查出磨玻璃结节后，一度陷入紧张、慌乱、痛苦、不甘、悲观等负面情绪，但在家人的关心和朋友的帮助下，很快从中走出来，通过正常的渠道，学习了解关于磨玻璃结节的相关知识，在专业的医生指导帮助下，逐渐消除了内心的恐慌，明确了自己未来的治疗方向。

从作者的患病经历中，我们可以看到，过于消极的心理反应不但不利于患者的身心健康，影响其生活质量，还会加速疾病进展。所以，面对疾病，要像本文作者一样，及时调整心态，采取积极行动，对未来抱有积极乐观的心态，相信自己能够战胜病魔。

第二十一节　重要的决定

　　我一直对自己的肺有些许担心，因为爸妈也是肺出了问题后离我们而去的。好在单位有体检，每年胸透后会有一种如释重负的感觉。直到2016年，体检中胸透改为CT后，一直担心的事终于发生了。

　　接到体检中心的电话时我正和朋友一起吃饭，打电话的医生语气很和气，说CT显示肺有问题，尽快安排时间去医院看门诊。医生的和声细语对我来说却是如雷贯耳。一个人忐忑不安地去拿了片子，看了第一家医院。坐诊医生30来岁，看了一眼就说："蛮大的嘞！"我问："什么意思？"医生说了句："肺癌，"随后又说，"可以开刀的。"说实话我脑子一阵嗡嗡作响，可以开刀预示还有救。我当即拿了片子走人，一边感叹现在的医生怎么这么直白的同时，也赞叹自己没有被吓得倒下。我倚在医院大门旁的围墙上，感到一阵头晕，整个人懵了，一时间思绪万千。因为爸爸查出来后只有短短的5个月就走了，而妈妈，一个坚强的女性，被送去医院后12天就离开了我们。自己一直担心的事现在发生了，心里还是难以接受的，看着眼前繁华的都市，川流不息的车辆，一批批的匆匆过客，不禁感叹命运的不公。稍冷静后心想，既然老天爷不眷顾我，生命将步入终点，那就打车先回家。

　　先生是第一位知情人，先生说我们去其他医院看看，去上海最好的医院看，我陪你。儿子儿媳是第二批知情人，儿子说，好人有好报，妈妈不会有事的。儿媳说要把身体养好，养得棒棒的去接受治疗。我欲哭无泪，不能哭，不能扰乱了一家人看似平静的生活。对外我们封锁消息，不然每天的问候电话足以让自己崩溃。从查出到最终手术治疗经历了11个月，在这段时间里我去看了复旦大学附属中山医院、上海市胸科医院、上海市肺科医院。最初的这段时间里，我经历了无数个不眠之夜，脑子里什么都没想，但就是睡不着。白天闲暇时，经常会把自己以后的日子捋一遍，不知不觉中会安排一些身后事，安排好先生以后的生活琐事，自己已经感觉走不出来了。

　　最终我们选择出去旅游，先生陪我和朋友先后去了欧洲、香港、澳门、三亚、苏州周庄等地，愉快的旅游会让我忘记心里的伤痛。去中山医院和胸科医院看的都是特需门诊，心里想着特需门诊的医生读片水平肯定高，再说各家医院都要自家医院的片子。3个月查一次CT，我心里其实很想有位医生说没事，但是没有，医生都说感觉不好，需住院治疗。本来我们决定它不动我也不动，不是说每个人都有抗癌能力，可以共存吗？我也这样想。但现实迫使我必须要考虑治疗的事了。因为就诊的医院就是肺科医院，专科医院我们相信它，事实也是这样。肺科医院有位医生说："你可以选择不手术，但你必须有强大的心理承受能力，你每天背着一个定时炸弹，能承受多长时间，你已经看了上海最好的医院，都是一个建议，你还犹豫什么呢？"是啊！想想从发现肺结节至今已11个月了，这11个月的心路历程只有自己知道。

最后决定手术，手术在肺科医院做的，很顺利，右肺上叶1/2切除，下叶全部切除，病理报告显示是早期肺癌，配合治疗后身体恢复得很好，感觉像是经历了一次生死。现在最想感谢的是我的手术医生，他们精湛的医术为我摘除了身上的外来物，也医好了我的心病，否则后果是无法预估的。其次感谢我的家人，我的至亲至爱给了我精神上、身体上无微不至的关怀。感谢单位给了我们体检的待遇，得以把疾病消灭在萌芽之中。感恩所有的遇见！岁月静好！

心理健康小贴士：

作者有肺癌家族史，父母皆因肺癌相继离世，这给了她很大的心理压力，一直担心肺部出现问题。在单位每年例行体检发现早期肺癌后，一时难以接受。在未确定治疗方案前，焦虑、担忧、夜不能寐。

经过一段时间的旅游调整，作者暂时忘记了内心的伤痛。在求医问病期间，三家权威医院的专家均建议手术治疗，但其仍难以抉择。经过11个月的痛苦、纠结、挣扎，决定听从医嘱，选择手术治疗。术后，不但身体恢复良好，还治好了自己的心病。

从作者的患病经历中可以看到，患者的担忧和害怕往往来源于对未知的不确定性。所以，一旦发现疾病，要听从医嘱，采取行动，尽快确定治疗方案，不能一味地陷入担忧、焦虑、恐惧的情绪中，负面情绪不但对疾病的治疗没有任何意义，还很有可能贻误病情。

第二十二节　感恩健康

　　我今年55岁，原来是单位里的妇联干部，于2003年响应当地政府号召搞外出创收，留职下海自己创业办了一个小公司。面对着各种竞争压力和自己不断追求的完美思想，工作一直很辛苦，生活无规律，遂于2018年5月退休。

　　2016年7月体检报告说我肺部有磨玻璃结节，大小0.6 cm左右，体检中心让我定期复查。因本人忙于自己的公司，所以没有重视。2017年7月单位又年度体检了，体检结果还是提示肺部有磨玻璃结节大小0.6~0.7 cm，还是没有重视。之后在一次与亲戚的聊天中，外甥让我重视磨玻璃结节，我才去当地医院就诊。但最终还是来到了上海市肺科医院，2017年11月20日，主刀医生为我进行了微创手术，冰冻和石蜡的结果为肺原位腺癌。在这次手术中，我得到了上海市肺科医院主刀医生团队的关心，同时也得到了家人无微不至的关怀。

　　当时我的心情很不好，我努力拼搏却落下这个病，拼搏有什么用呢？原来只听到别人在说什么癌症，现在却落在了自己的身上。后来听好友们说，某工厂300多个人体检，就有十几个人有结节，连厂医（我认识的）也有磨玻璃结节，她也进行了手术。还听到有人说未来的癌症对人来说就像是感冒一样很正常，我女儿在网上查阅，说原位腺癌不是癌，有的保险公司都不把原位腺癌列入大病保险范围内。不管是朋友还是家人都劝我说没事的，虽然家人朋友这样劝说，但是我总放不下思想包袱。

　　后来静下来想一想，这病也不是什么肝癌之类的疾病，结节切除后还能确保5年生存率100%，我只不过比常人容易患癌症。经过一番思想斗争后，我明白了健康是自己的，有了健康才有一切，拥有再多的钱，没有了健康，也是在为别人挣钱。健康哪儿来，生了这病，医生只能"治"，"调"还要靠自己，三分治七分调，调自己的心态，生活习惯，饮食起居等。要改变自己的生活方式，把健康放在第一位，减轻自身的工作压力，划分公司的工作职责。

　　2012年我接触到了中国传统文化，它使自己身心和谐，让我看破世间的一切万物，让我明白人应多做积德行善之事，不断修身养性，也充分理解了给别人快乐的同时，自己也快乐的道理，帮助别人就是帮助自己，原谅别人就是拯救自己，握住自己快乐的钥匙。不生或少生烦恼之气，结识有正能量的人。怀着一颗感恩之心，迎接新的一天。饮食上多吃素菜，少吃荤菜。生活起居上做到早睡早起，感恩苍天，感恩我生命中遇见的每一位贵人。在这里向大家报告，我3个月、半年检查结果都是很好的。

心理健康小贴士：

　　作者曾经下海创业，努力拼搏事业，工作辛苦，饮食无规律，压力很大。2016、2017年体检均查出肺部小结节，但这并没有引起她足够的重视。后来在外甥的提醒下来到上海市肺科医院，进行了手术治疗，病理结果显示为原位腺癌。

　　尽管作者查阅资料了解到原位腺癌的恶性程度很低，及早手术治疗是完全可以治愈的，但她的思想包袱还是很重，这主要源于人们对癌症是不治之症的一贯认知。

　　作者经过一段时间的自我调整，明白了患了肿瘤，要"三分治、七分调"，医生负责"治"，自己负责"调"，要调整自己的心态，调整自己的生活习惯、饮食起居等。另外也认识到身体健康是最重要的，有了健康，才有了一切。

第二十三节　战胜病魔

　　我在2014年7月初，因体检查出甲状腺结节并钙化，去某医院做手术，术前检查胸部CT平扫，放射学诊断：右肺上叶肺大泡；右肺中叶结节灶，考虑炎性病变。从那以后，我每半年做一次CT平扫，医生每次都建议复诊和随访。2016年检查出右肺中叶胸膜结节6 mm，增强后轻度点状钙化。我感觉不好，变化比较大，在今年6月来到上海市肺科医院做了CT平扫，找了门诊医生看了一下，说不好确定是肺癌。我当场崩溃，惊慌失措。医生看我很紧张，关切地建议我做手术切除。

　　就这样，我带着沉重的心情走出了诊室，带着哭泣声给家人打了电话。回家后，我静静地思考，这个倒霉的事怎么又发生在我身上。在亲属和朋友的建议下，决定先找个专家看看，于是就在线上找医生，在胸外科里找到了主刀医生，但在网上预约挂到主刀医生的号却没那么容易。我想不如直接到专家门诊加号。第1次在7月6日下午来到专家门诊，但没能加上，第2次在7月10日下午，我千方百计终于加上了主刀医生的号。主刀医生非常细心地看了影像片子，然后很负责任地建议切除。这时我已经有心理准备，也没有像第1次那么紧张，我问主刀医生这个结节算是什么性质的？"等开出来化验定性。"主刀医生回答道。这时自己感到一定要面对现实，配合医生的判断治疗，战胜病魔。就这样，我拿着主刀医生的住院预约单回去等待。没过多久就接到了主刀医生的电话，叫我马上去医院办理入院手续，星期一（7月23日）要做手术。我接到电话感到很突然，看诊时问过手术大概在什么时间，因为我家正好有特殊事情，儿子要在国庆结婚办喜事，为这个我还在纠结怎么办。本想把喜事办好了再做手术，主刀医生电话那头传来这句话："你想等吗？"我立刻回答："不等了，不等了。"于是立刻出发去了医院。

　　入院后做了一些术前检查，23日17点进了手术室。手术后我还清醒，转到监护室时已是23点30分了，手术很顺利。我是右中叶切除加右上叶楔形切除，术中冰冻病理诊断（右中叶）恶性肿瘤，化验病理诊断要3个星期后才知道。在医院期间，我的情况跟别人有些不一样，每天的引流量比较大，而且开始几天还是鲜红液体，可能是凝血功能差，必须要采取止血措施，所以一直拔不了管子。我心情很不好，还特别担心病理诊断报告结果。但我的医生一直在关心我，而且主刀医生有时手术后已经很晚了，还要到我病房来看我的情况，这使我很感动。一直到8月，他还帮我联系好对口医院，进行进一步抗炎对症治疗。8月10日我终于可拔管出院回家休养。术后1个多月，复查拆线。病理报告诊断结论：（右中叶）浸润性腺癌，幸运的是未浸润到其他部位，所以医生说不用做化疗。好好休养，定期复查。我心头上的石头总算落下来了，终于能安心地静养。我现在恢复得很好，没有咳嗽，就上楼有点喘，多走点路感觉累，毕竟割掉了肺（中叶），时间还不长。总之，这次还好，及时做了手术，不然后果不堪设想，病魔无情，我的医生及团队帮我把癌魔扼杀在早期，给了我一次重生的机会。医生是我的再生父母，是可以托付的，他们医德高尚，仁心仁术。同时要对我的2位医生（主刀医生、管床医生）说，你们工作不要太劳累了，注意身体，我和我的家人对2位医生表示由衷的感谢！

心理健康小贴士：

　　作者在甲状腺结节钙化术前CT检查中，发现了肺部小结节。后CT复查结果提示恶性可能，这使其一度惊慌失措，情绪崩溃。

　　后来作者找到了权威的专家寻求治疗方案，得到的建议是手术治疗。这时，她明白了身患重疾时一定要面对现实，只有积极配合医生的诊断治疗，才能战胜病魔。于是果断决策，及时进行了手术。住院治疗期间，在医生的关心和鼓励下，度过了19天的身体和心理的煎熬时期。最后，病理结果显示微浸润性腺癌，无须化疗，这让作者悬着的一颗心终于落了下来。

　　作者的患病经历提醒我们：身患疾病，要听从专业医生的建议，果断决策。早诊早治对疾病的治疗和康复都有着非常重要的意义。

第二十四节 从恐惧到面对

没有故事的人生，或许是平淡的，但也是令人羡慕的。拥有一帆风顺的人生，才有资格对命运娇嗔地说："真遗憾，我的人生没有什么曲折的故事可言。"这点遗憾，听起来多么傲娇啊。而我前40年的人生，却无论如何都说不上一帆风顺。我来自北方的一个小城，童年、少年、青年时期，分别经历过不同的坎坷与伤痛，如今在上海做行政工作。我认真工作，照顾家庭、教养孩子，我喜欢读书、听音乐，还抽时间健身，兴趣爱好让我走出脆弱忧郁的青春期，老老实实地接受命运的馈赠，无论是好是坏。在不知不觉中，就步入了40岁。我一度以为这么多的风雨磨难之后，自己终于可以在自己的小小港湾里修养身心、安静前行，却又与磨玻璃结节"不期而遇"。

我算是很在意健康的了，从2012年肺部CT片提示有"小结节"开始，我每年都会复查CT，每一年医生都告诉我"继续随访"。7年随访下来，结节变化不大，我想大概这就是一个良性的"不知道什么原因引起的"结节，大概是要一直与我和平共处下去了。有点倦怠，于是我换到了肺科医院，想再最后确认一下，以后就不再频繁复查了。没想到，新的故事却就此拉开序幕。这是幸抑或不幸呢？

拿到检查报告时，全家正计划出游。检查结论上"警惕恶性可能"几个字取代了过去7年一成不变的"定期随访"，我一下懵了。夜晚的公路十分寂静，我们的车子像一艘在夜晚海面上航行的孤舟，不停地驶入前方的黑暗，我的心被那几个字揪得紧紧的，在黑暗中不为人知地不断下沉、下沉。查到的资料及大概的咨询结果均提示结节到了"磨玻璃结节"的危险边缘，这些让我更加沮丧了。短短的旅途中我强颜欢笑、尽力振作，不想让这意外影响家人的情绪。然而美景美食之外，我的脑海中还是不时跳出结论上的这几个字，不断地想：如果有什么问题，工作怎么办，疼爱我的家人怎么办？尤其是活泼可爱、乖巧懂事的女儿怎么办？她还小，跟我感情很好，非常依赖我，这些念头搅得我寝食不安。

旅游回来，我打起精神上网咨询，幸好很快就查询到肺科医院的医生，了解到他在磨玻璃结节的诊治方面有着丰富的经验，也阅读了他的一系列关于磨玻璃结节的科普文章。我仔细地阅读，并在网上做了图文问诊咨询。医生看了我上传的报告单及片子，做了判断，建议做微创手术切除。其实很多时候，恐慌与迷茫更多地来自无知与负面的想象。虽然医生的判断并没有减轻检查报告的严重程度，但在更多地了解了这个"磨玻璃结节"的种种信息之后，我反而有了面对它的信心，不再那么恐惧了。目前遵医嘱暂时随访，看了医生之后，等合适的时机考虑手术切除。

　　经历了这些过后，我有了几点体会。一是一定要了解自己身体的隐患，定期的随访复查是必要的，要相信专业医院的判断能力。二是得知患病后不要盲目悲观，切不可轻信一些负面信息，给自己带来巨大的思想负担，要及时求助专业医生，了解正确的诊治方法。三是永远要积极面对。不管遇到什么，命运都不接受"为什么会这样"的质询，我们要做的是对自己负责，多了解情况，寻求专业的帮助，最终权衡判断，配合医生做出"怎么样处理最好"的选择。

　　其实目前我还有其他手术要做，难关要一座一座闯。但我仍然相信，这些荆棘不会让我却步。战胜困难，我仍然会拥有向往中甜美平静的生活。

心理健康小贴士：

　　作者同肺部小结节"相安无事、友好相处"了7年，今年在肺科医院随访复查中，结果提示恶性可能，这个结论一下就打破了她原有生活的平静。

　　作者的心态从最初的恐惧、担忧到后来的冷静面对。这一路的心态变化，让她明白了恐慌与迷茫更多地来自无知与负面的想象，只有更好地了解疾病相关信息，才能做到知己知彼，增加战胜疾病的勇气和信心。

　　从作者的患病体会中，我们也可以得到这样的提示：对于身体的健康隐患，要定期随访复查，做到防病于未然；如果不幸身患疾病，要保持积极乐观并勇于面对，相信专业医生的判断并配合医生做出对疾病治疗最好的选择。

第二十五节　战胜自我

　　2018年8月的某天傍晚，吃过饭，收拾完正准备休息，我女儿突然对我说："妈妈，你这次检查身体，医生发现你的肺部有一个磨玻璃结节，需要手术治疗，我已经跟上海市肺科医院网上专家门诊联系好了，明天去上海治疗。"孩子虽然说得轻描淡写，但我明显感觉到她内心的紧张，自己一瞬间僵在了那里，脑子里顿时一片空白。

　　俗话说，天有不测风云，人有旦夕祸福。这道理谁都明白，可一旦事关自己，内心立刻慌乱如麻，五味杂陈。憷了一会儿，平静一下心情，我想起，前几天我陪同外孙去省城某三甲医院为他治疗眼疾，女儿让我也顺便检查检查身体，因为我前一段时间突然干咳不停，就做了一个胸部CT检查，过后女儿也没有跟我说检查结果，只是随意地说了一句："没事，挺好的。"怎么突然就要去上海手术治疗，磨玻璃体结节到底是一种什么病？

　　这时女儿也看出了我的疑虑，一边收拾东西一边跟我说："妈妈，你不用担心，更不要着急上火。"接着她给我简单讲解了磨玻璃结节的病理特征。告诉我专家说了，到医院做一个微创手术，很快就会治愈的。

　　但是，不管她怎样试图安慰我，我还是精神崩溃了，天啊，我这不是得了绝症了吗，为什么老天这么不公，我丈夫今年7月1日刚刚因肺癌不治去世了，我怎么又摊上这么个病，一时间百感交集，思绪万千，往事一幕幕浮现在我的脑海。

　　我生于20世纪50年代，毕业后响应国家号召下乡到青年农场，成了一名知青农工，后随着返城大潮回到家乡城市，到工厂上班，无论是在农场务农期间，还是在工厂务工期间，身体一直很好，没有得过什么大病，到了我这个年龄的人，已见过了太多太多的生老病死，悟透了很多人生道理，对生活已没有奢求，只想安静地享受退休后悠闲平淡的生活，生活态度也算积极乐观。

　　记得退休那年，办完手续后，不想就这样无所事事，遂到城郊买了一个小平房，园内有一亩多的田地，每年春耕秋收，与亲友们分享自己的劳动果实，生活虽然不是很富裕，倒也平静，快乐充实。为什么却偏偏让我得了这么个病，顿感万念俱灰，躺在床上翻来覆去难以入眠。紧张、恐惧的情绪始终难以平复，立刻披衣起床，一头扎进电脑在网络上查询起有关肺部磨玻璃结节的信息，网络上信息成百上千，有说是良性的，有说是恶性的，也有说是炎症最终会消失的，这类信息既有专业人士发表的，也有病友上传的，由于各人情况不同只能作为参考，并没有一个准确信息能让我安心。

　　就这样怀着忐忑不安的心情，在家人的陪同下，我从遥远的东北边陲小城来到了上海市肺科医院。因为我们是在医院的网络门诊挂的主刀医生的专家号，医院有专人指导，很快就办好了入院手续，接着就在医生和护士们的指导下开始各项术前检查和准备。一切进行得都非常顺利，我不安的心也渐渐平静下来，在入院的第4天，主刀医生为我实施了右上肺叶切除手术。

术后，大夫告诉我手术很成功，效果很好，不需要放疗，嘱咐我按术后要求好好休养，定期复查。至此，我一颗悬着的心才真正放了下来，术后第3天，经医生审查，我的身体各项指标恢复正常，符合出院条件，便办理了出院手续。

回到家里后，我严格按照医嘱治疗休养，身体恢复得很快，感觉很好。患病期间，在医护人员和亲友们的关怀帮助下，我这个在鬼门关走了一回的人重新站了起来，也深深感悟到，人生有时会出现许许多多意外，时而惊喜，让人措手不及；时而无奈，让人难以启齿；时而痛苦，让人猝不及防，生不如死。惊喜也好，痛苦也罢，都是一种历练，不能让坏心情毁了一生；得到也好，失去也罢，只是一个意外，不能迷失方向，更不可迷失自己。

有时候，意外，是另一种美丽，坦然地面对，默默地撑起，因为下一个路口也许就是奇迹，因为苦难的尽头，其实就是一种幸福的开启。

人生没有过不去的火焰山，不管生活给予我们什么，都要保持一颗积极、乐观、向上的心，始终微笑着面对生活，战胜自己，就能战胜一切。现在，我对未来充满信心，休养这1个冬季，明年我将重新开始我的春耕秋实，与亲友们一起分享丰收的硕果、健康快乐的生活。

第二十六节 命运的抗争

我今年55岁，男性，2017年底，在县医院体检时发现两肺上部有斑影。当时，对斑片影不甚理解，问医生，说可能是炎症，没有什么大问题。如果实在不放心，过一段时间再来复查。回家后，我浮想联翩，带着疑问到百度上搜索查询，好几位专家都说要引起重视，很有可能是肺结节。

8月22日，我和爱人带着CT片来到苏州某医院就诊。专家一边指着CT片，一边直言不讳地说，这明显是磨玻璃结节，属于微浸润性腺癌，需尽快手术。听闻此言，我如五雷轰顶，整个人呆若木鸡。想想我平时非常注意饮食卫生，从不吸烟，偶尔喝酒，这种倒霉的事怎么可能会落到我身上。

为了慎重起见，也怀着一点侥幸心理，我又来到上海，找专家确诊。多么希望医生会说那不是真的，然而，专家也说是磨玻璃结节，也说是微浸润性腺癌。我彻底失望了，痴呆了一般，爱人也焦急万分，着急地问医生怎么办。医生连忙安慰我，说不用担心，你这是早期，只要尽快手术，不会有生命危险。而且手术是微创，没有后遗症，可以和正常人一样生活工作。尽管医生再三安慰，我仍然是忐忑不安。

住进肺科医院日间病房，看到一个个与我一样垂头丧气的患者，我走路的脚步似乎有千斤重。爱人虽然心里也很着急，但她强装笑颜，一个劲地安慰我，在爱人形影不离的陪同下，做了术前的各项检查，于9月4日早上手术。手术前的晚上，我躺在病床上，一夜无眠，眼睛看着天花板，想入非非，眼泪止不住地流了下来，朦胧中，天渐渐亮了。看着被推去手术的患者，我既紧张又害怕，浑身冒汗。爱人抓着我的手，像哄小孩子似的，再次安慰我，不要担心，相信医生，你是最坚强的。我只能苦笑，但内心仍在颤抖。

7点多钟，医院护工终于把我推向了手术室，爱人再一次抓住我的手，为我加油。我也抓住爱人的手，依依不舍地松开了，眼泪又一次情不自禁地流了下来。躺在手术台上，我表面强装镇静，但平时没有高血压的我，血压却一下子飙升。医生连连安慰我，别紧张，睡一觉就没事了。麻醉后，不知不觉间我就什么也不知道了。

当我有意识时，听护工说这是重症监护室，看看墙上的钟，已是深夜12点了。我唇干舌燥，身上可谓全副武装，插满了各种仪器，此时已经开始感觉到刀口内外剧烈疼痛。我想叫医生，可是只有微微的气息，声音根本就发不出来，我只能向护工打手势。护工立即叫来值班医生给我检查，又量了血压，发现偏高，给我吃了药，过了一会儿，才感觉疼痛略有减轻。在迷迷糊糊中，我盼望着天早一点亮，赶快见到家人，早一点离开这暗无天日的重症监护室。真是度秒如年，望眼欲穿，一直到下午3点，护工才用轮椅将我推出监护室，看到焦急等待我的爱人，我热泪盈眶。爱人紧紧握住我的手，一股暖流涌上心头，想到自己又能重见天日，我又一次泪奔了。爱人为我擦去眼泪，安慰我，好了，好了，一切都过去了。

来到普通病房后，医生很快就来查房了，告诉我手术很成功，并详细交代了注意事项，说很快会恢复的，让我增强了信心。护士们服务周到，告诉我要多下床活动，要有意咳嗽，把肺部的淤血咳出来，防止血栓。当天晚上爱人扶着我，只走了几步，我就浑身发软，站立不稳，只能打手势让她赶紧扶我回病床上。有意的咳嗽是最要命的，刚开始肺部的淤血很难咳出来，护士指导我先吸一口气到喉咙口，然后再咳嗽，这样可以减轻痛苦。可是尽管如此，第二天喉部和整个胸部仍然非常疼痛，无法用语言表达，手碰到哪里都是疼痛难忍，最后几乎都不敢咳嗽。晚上睡觉简直是活受罪，真可谓生不如死，既不能侧着睡觉，也不能平躺着睡，只能半躺半坐，一会儿向上，一会儿向下，一会儿伸腿，一会儿缩腿……睡到半夜，感觉到肺部翻江倒海，呼吸时喉咙里发出嘶嘶的鸣叫声，肺部同时发出吱吱的像海绵吸水的声音。说实话，当时我心里害怕极了。后来在医生护士和爱人的鼓励下，我忍着疼痛坚持下床锻炼、咳嗽，并且加大活动的力度，第3天我已经能在走廊里走一个来回了。第4天，医生检查后说恢复得很好，可以出院了，3个星期后复查，回到家，每天按时服药锻炼，定时清理伤口换药。

3星期后第1次复查时医生说恢复得不错。遵照医嘱，我继续加强锻炼，尤其多练习深呼吸，加强肺功能。另外加强营养，饮食以高蛋白为主，多吃蔬菜水果。

3个半月后，我又来到上海，进行了右肺的结节手术。2次手术，让我深深体会到，平时一定要加强锻炼，注意饮食卫生，定期体检，做到早发现早治疗。生病了要坦然面对，积极配合治疗，不要当回事，也不要不当回事。在这里，我要再次感谢医院，感谢他们一流的技术，密切合作的团队，悬壶济世的慈悲心怀。是上海的医务人员给了我第二次生命，是家人给了我无微不至的关怀和鼓励。再次对所有关爱我的人由衷地表达我的谢意！我将用一颗感恩的心，面对余生，回馈社会！

第二十七节　黑暗中找到希望

我叫小华，女，50岁，是浙江的一名小学老师，平时工作生活忙忙碌碌，喜欢运动，喜欢唱歌，喜欢同学聚会，却忽视了自己的身体健康。2017年8月，在体检中查出右肺中叶有一个6 mm大小的磨玻璃结节，拿到体检报告单后，看到这个结果是写在封面上的，我知道可能不太好。于是到本地的人民医院看了医生，医生只是让我过3个月再复查，也不说什么。我心里很是着急，就在网上找治疗磨玻璃结节治得比较好的医院和医生，终于我在网上找到了上海市肺科医院，也找到了让我信任的大夫，看了医生发表的文章，我对自己的病才有所了解，心里不再那么恐慌。于是我在线上问诊平台挂了号，耐心地等待医生的诊断。到了医院，我做了一个CT，医生看了片子说不是很好，需要手术。当时我一下子蒙了，觉得世界都暗了。但是听到医生鼓励的话，告诉我开了刀后会痊愈，我又树立了信心，找到了希望。

我想，一个人生病了，找到一个好的医生是多么重要。想到女儿和关心我的老公，我又坚强起来了，准备为了他们坚强地生活下去，而且要快乐地过好当下的每一天。经历了一番心理调适后安心地等待手术。这是一个很煎熬的过程，我一边上班一边等待着医生的电话。

2017年11月16日中午，我等到了医生的电话。挂断电话后就急急忙忙赶到医院住院、检查，并且在第二天早上马上做了手术。术后，我在监护室里待了3天，刚开始伤口很痛，身体不能动，我在里面一个人痛哭起来，护士和护工耐心地安慰我，并且不厌其烦地照料我，慢慢地我能坐了，能吃了，也能下地行走了。医生也很耐心地解答我的疑问，时刻关注着我的病情。住院的几天里，遇到了很多类似的病友，他们都很乐观。我们相互鼓励，增强了战胜病魔的勇气。出院后，家人朋友的关心、安慰，让我觉得生活真的很美好。

3个半月后，我又走上了工作岗位。后来我又出现了一些小小的症状，咳嗽、胸闷、有点痰血，在网上咨询了医生，医生每次都耐心地解答我的疑问，解除了我心中的担忧。

有了这次生病的经历，我深深明白，有一个健康的身体是多么重要。平时要时刻关注自己的身体健康。要有一个良好的生活习惯，要做一个乐观的人。我非常感谢让我在黑暗中找到希望的好医生。

第二十八节　勇斗肺结节

我是医院的一名工作人员，同时也是一位肺部磨玻璃结节患者。2017年的6月，依照惯例，我参加了单位组织的年度体检，有了往年每次体检单位总会有几个人被发现为中晚期肺癌的先例，考虑自己的年龄阶段为高发阶段，未等体检报告出来，我就主动找了放射科医生看了肺部CT结果，告知未发现异常，蹦着小步，回了科室。大约1小时后，手机响了，电话是放射科的医生打过来的，告诉我再去一下放射科，我下意识地赶快停下工作，又大步走向放射科。放射科医生告诉我"也没啥的，就是发现了一个混合的磨玻璃结节"，我说："我还以为得了肺癌呢，什么结节不管它，只要不是癌症就万事大吉了。"放射科医生又说："你的结节是混合性磨玻璃结节，大小为0.6 cm×0.8 cm，可以把片子拿去找其他专家看看。"有这么严重吗？后来一打听，自从我们医院新购了一台非常高端的薄层CT，已经发现了不少的肺部结节患者，而且还有好多是肺癌早期。从此，我和磨玻璃结节结下了"冤仇"，我也走上解密磨玻璃结节之路。

起初是找寻往年体检发现肺部结节的同事，他们多数已经选择手术切除，有的因结节小还在观察中，考虑同事的隐私，也没有更多地交流，后来就免不了找"度娘"了。每天我会上网通过百度查询所有有关肺部结节的信息，每条内容我都要详尽地阅读，夜间，为不影响老公休息，我经常躲在被单里悄悄用手机查资料，直到很晚实在疲倦了才睡下，也一度失眠过。从百度上我了解到，混合性磨玻璃结节少数可成良友，多数会变坏蛋，甚至是很坏很坏的蛋。由于性格的原因，我一直很坚强，也很理性，我想，只要不是中晚期，我就有更多的机会去好好地处理它。我没有将肺部结节的实情告诉家人（包括丈夫、子女、父母及兄弟姐妹），我在查看资料的同时，也在选择一个恰当的时机和环境去处理一些事情。80多岁高龄的父母和我同住了20多年，我家兄弟姐妹7个，都不在一个城市，虽然我不是老大，但我是我们大家庭的主心骨，在没有搞清楚磨玻璃结节真相前，我是不会让亲人们知道的，免得他们为我担惊受怕，一起受煎熬。我找了个巧妙的理由将父母转移到大哥家住下。由于生活习惯原因，父母年迈了也不愿意请保姆照顾，我和老公上班虽在一个城市，但也是早出晚归，上班期间，父母无人照顾，害怕老人外出发生意外。刚好，大哥退休下来，正好在家可以照顾父母。说服了父母，但此时我也背负着沉重的思想负担，一方面兄弟姐妹不知情也可以理解，但父母虽然同意离开我家去大哥家，但看得出老人家有疑惑也有舍不得。另一方面我每天无忧无虑的电话联系，多少也打消了父母和兄弟姐妹们的一些疑惑。

　　父母安顿好后，我就开始了我的求医之路。最初，经本院医生介绍，我找到省城一家大型三甲医院，挂了专家号，专家让我做了PET-CT。做PET-CT等待时间特别漫长，心理上备受煎熬。下午2点接受放射剂注射后，被安置到一个密闭的房间等候检查，等候检查的人共有6人，最小的9岁，已患白血病3年，除我之外，其他几人都是恶性肿瘤治疗复查者。我是最后一个做检查的，做完检查已是下午6点钟，我将结果电话告诉了专家，专家让我继续观察。说实在的，像我这种肺部小结节的情况，能不做PET-CT就一定不要做，不但意义不大，而且对身体的伤害是巨大的（这是我的感觉）。

　　后来，在网上问诊平台搜索肺部结节治疗，出现最多的就是上海市肺科医院胸外科的主刀大夫。我阅读了主刀大夫撰写的所有关于肺部结节的科普文章，他对肺部磨玻璃结节生动形象的讲解，使我对磨玻璃结节有了比较清楚的认识，通过网上与主刀大夫的沟通，我对磨玻璃结节也就没有那么害怕了，他让我择期手术。接下来，我要做的是，认真锻炼身体，为手术做好准备。从去年9月开始，我请了工休假，并在工休期间学会了蛙泳，并且坚持了下来，直到2018年5月做手术前1周，无论炎热的夏天，还是大雪纷飞的冬天，偌大一个游泳馆里哪怕只有我一个人，我依然坚持游泳。我的心肺功能得到了良好的锻炼，预约了主刀大夫，请了工休假，只身前往上海做了微创手术，术后病检结果与术前主刀大夫的判断一致，是原位癌。

　　虽然我是学医的，但此时我得完成向患者角色的转变，我对主刀大夫的依从性很强，严格按照主刀大夫的医嘱去做。术后第3周，我重新回到工作岗位，术后30天胸部X线片检查提示肺复张良好，术后60天正常乘坐飞机出差，术后70天，我又重回泳坛，现在还学会了自由泳。感觉自己身体恢复很好后，我才将我和磨玻璃结节斗智斗勇，并取得胜利的情况告知了家人。

　　最后，我想说的是，若你无意中结缘了肺部磨玻璃结节，一定不要盲目投医，也不必为之胆战心惊，彻夜难眠！但你一定要找有经验的专科医生诊治，并听从医生的嘱咐。磨玻璃结节虽然是"魔鬼"，有可怕之处，但切记在战略上要藐视它，而战术上一定要重视它，直到战胜它。

第二十九节　心若向阳，无惧悲伤

我刚得知自己患癌的时候，就像只无头苍蝇，一个人到处寻找医院，寻找医生，那时候我竟不知道该去看哪个科室。有多少次，我握紧颤抖的双手，问医生，我是否患癌了？又有多少次，刚出诊室，眼泪就夺眶而出……那种无能为力的感觉，至今还历历在目。每每夜深人静的时候，看到身边熟睡的孩子，我总是泪流满面。我不想在孩子需要我陪伴的时候离他们而去，不想父母在需要我尽孝的时候，而尝尽悲伤，所以我选择了隐瞒。3个多月后，我才渐渐地平息，慢慢地接受了这个事实。我怕时间不够，我怕留下太多遗憾，我变卖了自己名下的财产，大多数放在了父母那里，然后带着父母、儿女去旅行了，接着定了机票飞到香港，给2个孩子买了2份高额的保险，希望他们以后能衣食无忧。我尽量地让自己忙碌，想把所有的遗憾都提前完成。

当知道还是要手术时，我不想让父母知道我真实的病情，所以我选择了去外地手术。在网上，我看到主刀医生的简历，看了他发表的所有文章，也翻遍了所有网友的评价，就下定决心来上海就诊，我希望我的主刀医生是他。也许人与人之间总有一种莫名的信任吧，也许这就是所谓的眼缘吧……当主刀医生告诉我是肺癌时，虽然我已经知道会是这样的答案，但还是深深地刺痛了我的心，那种心酸跟绝望的感觉，没有经历过的人，真的很难体会。

这一路走来，我走的不坚强，不勇敢，很懦弱，惭愧到在进手术室的前一刻，还泪流满面……不明白为什么还会流眼泪，但我确实是强忍着泪水，躺在手术台上。偌大的手术间，主刀医生就坐在正前方，我居然没有发现，主刀医生同我说话了，我也没有反应过来，等术后，我回想起来，才发觉那天跟我说话的是主刀医生。术后第2天的晚上，已经是夜里11点了，护士拿着手机进来，我听见他们的对话，医生问护士引流液等情况。那一刻，我特别地感动……从打麻药，到拔管，直到回到家中休养，伤口都不曾感觉到不适。病理结果出来后，很庆幸不需要后续的治疗了。希望医生们在这样超负荷的工作量中，好好保重身体。

我想在这个曾经帮助过我的平台上，留下我的这段经历。人活着，谁想生病呢？可是，人这一生，或长或短，谁又能不生病呢？希望有一天，癌症，能像感冒发烧那样简单，或者像胃炎那样，仅仅只是慢性病而已，而不是一提癌症，就惊慌失措，焦虑不安。人生有了这段经历，我会更加热爱生活，更加珍惜身边所有的人，更加学会感恩，感恩曾经帮助过我的人。心若向阳，无惧悲伤。共勉！

第三十节　缩小的磨玻璃结节

2017年11月初我在华东疗养院体检时，被告知左肺上叶发现了两个磨玻璃结节，其中一个较大（14 mm）且是空泡型的。医生郑重叮嘱我一定要请专科医院的专家医生进一步复查诊断，不可大意。我意识到问题可能有点严重。我平时不嗜烟酒，虽说退休前曾经吸入过不少二手烟，但是历年体检却从未发现过肺部有异常，如今怎么会突然出现这等问题呢？

带着CT片，我去了两家大医院咨询专家。他们的意见都是"尽早手术切除"。我觉得自己很不幸。原本就因为相依相守40多年的妻子不久前去世而极其悲伤抑郁的我，此刻心情更加沮丧不安了。

儿子很着急，希望我听医生的话尽早手术。亲友、同事、同学们闻讯后也很关心，给了我许多安慰，也给了我许多很好的建议，有叫我放心手术的，有建议无须手术可中医治疗的。他们都列举实例，告诉我早发现早治疗，磨玻璃结节不是大问题，治疗效果都挺好的。大家的关爱十分暖心，我深受感动。

可是，主意毕竟还得我自己拿。我该怎么办呢？

这是我有生以来在个人健康方面遇到的最大一次挑战。实际上，尽管大家都说现在微创手术预后好恢复快，但我内心对手术仍然免不了惧怕。我还需要多听听专家医生的意见，然后再做决定。如果必须手术的话，我想安排从容一点。面对突如其来的健康问题，我需要一个心理准备的过程，也需要一些时间安排好生活。况且有些重要的事我一定要在手术前做好，不然，会抱憾终身。

于是，我来到上海，请主诊医生诊断。主诊医生是我通过网上知晓的肺科专家，专业水平高，尤其对肺部磨玻璃结节有较深的研究。他看了我的体检CT片和相关报告，又询问了一些情况，对我说：空泡型磨玻璃结节，大约有60%可能会是癌症，最好是早些手术摘除。因为我是首次发现磨玻璃结节，所以建议我再观察一段时间，3个月后复查，视情况再作决定。我问道，既然是坏东西，再观察数月会贻误病情吗？他说，磨玻璃结节不会在短时间内就长大恶变的，有极少数患者的结节可能会慢慢自行吸收甚至消失。大夫平和的态度，耐心的回答，加深了我对他的信任感。这次门诊后，针对我的问题，主诊医生又通过微信，发送了几篇（段）他对磨玻璃结节研究的文章给我，进一步打消我的疑虑。

主诊医生使我对康复产生了一丝新的希望，原本紧张焦虑的情绪也舒缓不少。要是过一段时间磨玻璃结节自行吸收甚至消失，那该多好。即使未能吸收消失仍需手术，我也可以在等待复查与手术期间，从容地去完成我必须要做的事，安排一下手术前后自己的生活。于是，我决定听从医生的建议，3个月后随访。

光阴如梭，转眼3个多月过去了。在这期间，我满怀哀情忧思，为亡妻举行了寝园安葬仪式，并在其忌日进行了周年祭奠。完成了这件非常重要的事情之后，我似乎可以稍稍安下心来面对自己的肺部结节问题了。

今年3月初，我到肺科医院拍了低剂量CT平扫片复查。这一次，主诊医生看了当天的CT影像，对我说：这种结节可能是早期肺癌，还是手术拿掉吧。我的希望落空了，结节还在，还是得接受手术。既然这一刀不可避免，那么，就听医生的吧。我将住院手术的日期登记预约在清明之后。清明节那天，我又到墓园为先父母和亡妻扫了墓。

接到肺科医院的通知后，我住进了医院病房，那天是星期三。住院第2天，主要是进行一系列的术前检查，包括加强CT、腹部彩超、核磁共振及多项血化验等。临近中午，通知手术将安排翌日（星期五）进行。上海的大医院，全国各地的患者都来求诊，病员多，医生忙，床位十分紧张。所以手术安排非常紧凑。这一点我很理解。儿子闻讯，中午与媳妇匆匆赶到医院，买来了一堆住院的必需用品。明天我手术，他们一早还得赶来。

儿子他们走后，我想睡一会儿，却一时睡不着。再过十几个小时我就要接受肺部磨玻璃结节切除手术了，心中难免有些忐忑，一时难以平复，便胡思乱想起来。人的一生，谁都得面对生老病死的问题，都难免罹患疾病，无可逃避。病与不病，由不得自己做主；何时患病，患什么病，病轻病重，也由不得自己选择，这就是所谓天命。生命延续，道阻且长，或百余年，或数十年，谁也不能预知自己一生将遭遇怎样的病痛，不能预知自己生命行至结局的终点是哪里。我不知道明天手术的结果会怎样，对我今后生活会有什么影响。一切不可预料，听天由命吧。

然而，顺应天命，并不是说有了病，只能消极地坐以待毙，无可作为。人是有主观能动性的，在有限的人生时空，人们凭借主观意志和智慧，追求着各色人生目标，包括爱情甜蜜、家庭美满、事业成功等，而其中最重要的就是健康长寿。尽管寿命是天数，但是由于生活方式、生存条件等主客观不利因素会使人遭遇各种疾病或伤害，导致天命打折，生命耗损。一不小心，百廿岁的寿命折了几十岁。但是人们可以通过种种努力，无病养生，有病求医，以避免或弥补、挽回因生活错厄，造成的生命不当耗损，争取身强体健安享天年。生命只有一次，应当倍加珍惜。天命难违，如何面对疾病却是由自己选择与决断的。

所以，有病还是需要积极应对。不仅要"顺天命"，还要"尽人事"。所谓"尽人事"，首要的就是及时请大夫为自己诊治。医生是在天命与病患之间的极其重要的角色。不过，一定要找对医院和医生。当初没能及时为爱妻找对医生挽回生命，已成为我心中永远的痛。所以"找对医生"也是"尽人事"应有之义和关键。

上海市肺科医院是一家在我国肺病治疗方面水平名列前茅的肺专科医院，主诊大夫是一位专业水平很高的研究型专科医生。由上海市肺科医院主诊大夫为我诊治，是我自己的选择。我已经尽了人事了，明天就要上手术台，上天佑我！

在我胡思乱想之际，护士过来微笑着对我说，医生来电话告知，明天的手术没必要做了，随访即可。

在医院手术室门口，我如约见到了主诊医生。他对我说："你肺部的结节不大，也不能断定是坏东西（癌），现在不必手术了，随访就可以了。"后来出院报告上的表述是"手术指征不明"。我说："体检时发现我的肺结节已14 mm，不小呀！"他说："没有那么大，只有8 mm左右。"我又问，是否因为病灶部位不好或者术前体检中发现心脏不好之类其他身体问题，手术难度高风险大，所以不宜手术。主诊医生都予以否定了。但我明白，主诊医生一定是对CT检查结果和我的基本情况综合分析后做出了对我最合理的医疗决断。

事情的结果是期盼之中又出乎意外，令我惊喜。起初，正是主诊医生告知磨玻璃结节有可能吸收乃至消失，建议先观察数月再做决断。在历时四五个月后，我的肺部磨玻璃结节竟然真的明显变小了。如今，主诊医生依据这次术前检查结果，又断然为我改变了先前的决定，取消了手术。由此显见他专业精熟，且一心为患者着想，我由衷钦佩并深深感激医生。

当天傍晚我就心情轻松地回家了，感谢上苍赐我好运！

第七章　总结与展望

一、人工智能与磨玻璃结节

人工智能以及影像组学技术，现已逐步应用于磨玻璃结节的诊断与鉴别诊断（图7-1-1）。人工智能技术，能够自动检索可疑结节，并测量结节的大小、密度、体积，给出结节良恶性的概率。

人工智能技术有很多优点。首先，人工智能技术可以大大节约人力，节省影像科大夫逐一去找结节的时间，如果是人工阅片，每位患者的图片至少需要浏览400~500张，对于微小的结节，非常容易漏诊。其次，人工智能可以帮

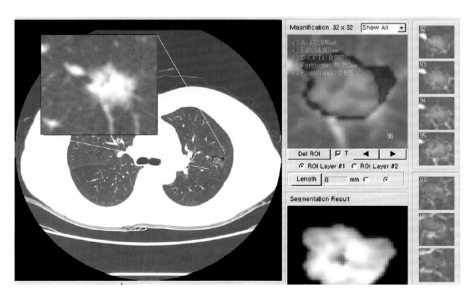

图7-1-1　影像组学技术应用于磨玻璃结节的诊断与鉴别

临床大夫提高有效的良恶性预测水平，在前期研究中，可以从肺癌2分类，逐步过渡到4分类，能够区分结节是AAH、AIS、MIA还是IA。再次，应用人工智能技术能预测磨玻璃结节的生长速度与趋势，并预测浸润性肺腺癌磨玻璃结节的术后亚型，以及术后高危因素。此外，将来还可以预测磨玻璃结节术后患者的预后，以及化疗或靶向治疗的疗效。人工智能技术可以用于自动完成三维重建，用于指导患者的肺段切除（图7-1-2~图7-1-3）。

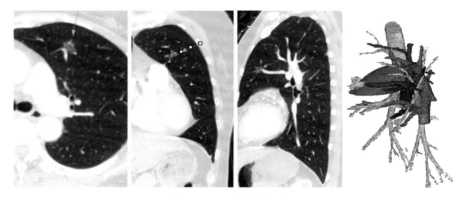

图7-1-2　三维重建示例1

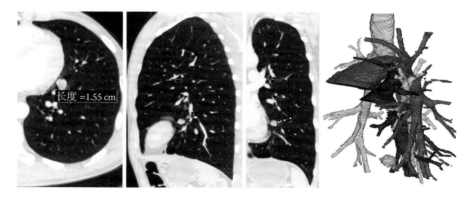

图7-1-3　三维重建示例2

二、手术技术的展望

微创手术发展迅速，胸腔镜及相关技术与设备的发展，解决了手术入路微型化与充分显露的矛盾，其创伤小、全身反应轻、痛苦小、脏器功能恢复快、住院时间短等特点，受到外科医生和患者的欢迎，已成为胸外科主流的手术入路。腔镜技术逐步成熟，设备不断创新，各种新的手术方式不断涌现。以磨玻璃结节为例，手术方式包括"单孔"胸腔镜，"单操作孔"胸腔镜，"剑突下单孔"胸腔镜，以及机器人胸腔镜系统等。虽然现在微创技术发展迅速，但还需要建立相应的操作及应用规范，以规范化的诊治推动学科有序发展。

磨玻璃结节手术已进入微创外科时代，腔镜外科与快速康复理念已深入人心。微创、安全，以及无瘤原则，是影响磨玻璃结节外科手术切口选择的最重要因素。近年来，随着微创技术的进步，逐步出现了单孔电视辅助胸腔镜手术（video-assisted thoracic surgery，VATS）、机器人辅助胸腔镜（robotic-assisted thoracic surgery，RATS）、剑突下单孔VATS、双侧同期VATS肺切除术、跨纵隔单侧进胸双侧肺切除术、经颈部VATS手术等新兴入路，特别是单孔VATS，目前在国内外开展已呈燎原之势。从现有经验来看，把握手术指征，选择恰当的切口，掌握微创手术技巧，各种微创全胸腔镜手术均是安全可靠的切口入路。单孔机器人辅助下胸腔镜手术技术与经自然孔道内镜技术、虚拟现实可视化技术及机器人气管镜技术的结合，是胸部磨玻璃结节手术未来发展的方向。

三、精准医学

精准医学是一种新的医学模式，是指综合应用现代科技手段，结合患者生活环境和临床数据，实现精准的疾病分类和诊断，制订具有个性化的治疗方案。就磨玻璃结节精准外科领域而言，精准医学的概念主要包括：综合应用现代科技手段，术前精准评估，对病变进行精确定位、定量分析；通过最佳的路径，用最小的侵袭，精准切除病变；同时最大限度地保存和保护器官功能，加速患者康复过程；基于生物信息学大数据（临床症状体征、临床实验室指标、基因组学、表观基因学、蛋白组学、信号传导学等）构建预测平台，对具有相同病因、共同发病机制的患者亚群，提供个体化精准的评估及辅助治疗策略，以及患者预后的精准预测等方面，是磨玻璃结节外科治疗未来发展的方向与努力实现的目标。

四、加速康复外科理念

加速康复外科（enhanced recovery after surgery，ERAS）是为了使患者快速康复，在围手术期，采用一系列经循证医学证据证实有效的优化处理措施，以减轻患者心理和生理的创伤应激反应，从而减少其并发症，缩短住院时间，降低再入院风险及死亡风险，同时降低医疗费用。

ERAS是医学理论和外科技术发展的必然结果，它不但关注减少对机体的应激反应，同时也重视对手术进行风险评估和干预，优化治疗共存病症包括心血管、呼吸系统和（或）肾脏疾病，同时治疗、维持患者在胸外科手术围手术期重要器官功能，了解和处理患者存在的社会和行为因素，进而达到降低患者并发症和缩短住院时间的目的。

五、磨玻璃结节研究的趋势与展望

良恶性磨玻璃结节的鉴别，单纯性磨玻璃结节进展为混合性磨玻璃结节或实性结节过程中的关键性分子生物学机制，以VATS手术为代表的微创外科怎样更合理地纳入磨玻璃结节早期肺癌的个体化精准治疗模式中，如何开展术后辅助靶向治疗或靶向化疗，如何在手术治疗过程中减少并发症、提升患者的生活质量等一系列问题仍是当今磨玻璃结节早期肺癌外科研究的方向和热点。我们需在循证医学理论指导下，开展大规模前瞻性临床研究，使针对磨玻璃结节早期肺癌的以微创手术为主的多学科综合诊疗模式，逐步由标准化治疗过渡到最终的个体化精准治疗。

六、无手术指征的结节，射频消融还是等待

对于无手术指征的结节，很多患者提问，我们是消融，还是等待？

无手术指征的结节，很多都是AAH，或者是介于AAH与AIS之间，或者是AIS，这些结节多数比较惰性，进展生长概率不高，可以先考虑随访观察，不推荐射频消融。

七、术中冰冻病理

术中冰冻病理，是指在手术中决定手术切除范围及手术方式的一种精准的病理检测方法，能够进一步识别高危复发因素，比如术中识别肺腺癌亚型，术中识别气腔扩散（STAS），并减少术后病理升级的概率，这样才能给外科手术提供更好的帮助。

共聚焦激光品微内镜（CLE）是一项新兴技术，可以对活体进行无创组织学检查，观察黏膜组织学结构，避免活检组织病理学诊断等待的时间，提高靶向活检的准确性，实现即时"光学活检"的目的，无须活检就可对体内的肿瘤组织作出病理学诊断。

参考文献

［1］　Siegel RL，Miller KD，Fuchs HE，et al. Cancer statistics，2022［J］. CA Cancer J Clin，2022，72(1)：7-33.

［2］　Xu L，Su H，Hou L，et al. The IASLC Proposed Grading System Accurately Predicts Prognosis and Mediastinal Nodal Metastasis in Patients With Clinical Stage I Lung Adenocarcinoma［J/OL］. Am J Surg Pathol，2022.

［3］　Lian J，Deng J，Hui ES，et al. Early stage NSCLS patients' prognostic prediction with multi-information using transformer and graph neural network model［J］. Elife，2022，11：80547.

［4］　Wang B，Sun K，Meng X，et al. The Different Evaluative Significance of Enlarged Lymph Nodes on Preoperative CT in the N Stage for Patients with Suspected Subsolid and Solid Lung Cancers［J/OL］. Acad Radiol，2022.

［5］　Liu B，Qian JY，Wu LL，et al. A long waiting time from diagnosis to treatment decreases the survival of non-small cell lung cancer patients with stage IA1：A retrospective study［J］. Front Surg，2022，9：987075.

［6］　Li Q，Jin K，Dai J，et al. Limited-anatomic resection for ground-glass like lung cancer-simplicity does not mean inefficacy［J］. Transl Lung Cancer Res，2022，11(8)：1722-1724.

［7］　Xu J，Si T，Zheng M，et al. CT guided autologous blood localization of pulmonary ground glass nodules for video assisted thoracoscopic surgery compared to micro-coil localization［J］. J Cardiothorac Surg，2022，17(1)：183.

［8］　Duan J，Tan F，Bi N，et al. Expert consensus on perioperative treatment for non-small cell lung cancer［J］. Transl Lung Cancer Res，2022，11(7)：1247-1267.

［9］　Chen Z，Jiang L，Zheng H，et al. Early postoperative pain after subxiphoid uniportal thoracoscopic major lung resection：a prospective，single- blinded，randomized controlled trial［J］. Interact Cardiovasc Thorac Surg，2022，35(1)：ivac133.

［10］　Zhao S，Xie H，Su H，et al. Identification of filigree pattern increases the diagnostic accuracy of micropapillary pattern on frozen section for lung adenocarcinoma［J］. Histopathology，2022，81(1)：119-127.

［11］　E H，Chen J，Sun W，et al. Three-dimensionally printed navigational template：a promising guiding approach for lung biopsy［J］. Transl Lung Cancer Res，2022，11(3)：393-403.

[12] Sun K, Li M, Shang M, et al. Impact of genetic status on the survival outcomes of patients with clinical stage I non-small cell lung cancer with a radiological pure-solid appearance[J]. Lung Cancer, 2022, 166: 63-69.

[13] Deng J, Zhao M, Li Q, et al. Implementation of artificial intelligence in the histological assessment of pulmonary subsolid nodules[J]. Transl Lung Cancer Res, 2021, 10(12): 4574-4586.

[14] Hou L, Wang T, Chen D, et al. Prognostic and predictive value of the newly proposed grading system of invasive pulmonary adenocarcinoma in Chinese patients: a retrospective multicohort study[J]. Mod Pathol, 2022, 35(6): 749-756.

[15] Chen H, Jiang Y, Jia K, et al. Prognostic significance of postoperative longitudinal change of serum carcinoembryonic antigen level in patients with stage I lung adenocarcinoma completely resected by single-port video-assisted thoracic surgery: a retrospective study[J]. Transl Lung Cancer Res, 2021, 10(10): 3983-3994.

[16] Wang T, She Y, Yang Y, et al. Radiomics for Survival Risk Stratification of Clinical and Pathologic Stage IA Pure-Solid Non-Small Cell Lung Cancer[J]. Radiology, 2022, 302(2): 425-434.

[17] Zhong Y, She Y, Deng J, et al. Deep Learning for Prediction of N2 Metastasis and Survival for Clinical Stage I Non-Small Cell Lung Cancer[J]. Radiology, 2022, 302(1): 200-211.

[18] He J, Liang H, Wang W, et al. Tubeless video-assisted thoracic surgery for pulmonary ground-glass nodules: expert consensus and protocol (Guangzhou)[J]. Transl Lung Cancer Res, 2021, 10(8): 3503-3519.

[19] Zhou B, Xu X, Dai J, et al. Propensity-matched Comparison of VATS Left Upper Trisegmentectomy and Lobectomy[J]. Ann Thorac Surg, 2022, 114(3): 1007-1014.

[20] Gong J, Liu J, Li H, et al. Deep Learning-Based Stage-Wise Risk Stratification for Early Lung Adenocarcinoma in CT Images: A Multi-Center Study[J]. Cancers (Basel), 2021, 13(13): 3300.

[21] Sun K, You A, Wang B, et al. Clinical T1aN0M0 lung cancer: differences in clinicopathological patterns and oncological outcomes based on the findings on high-resolution computed tomography[J]. Eur Radiol, 2021, 31(10): 7353-7362.

[22] Zheng H, Peng Q, Xie D, et al. Simultaneous bilateral thoracoscopic lobectomy for synchronous bilateral multiple primary lung cancer-single center experience[J]. J Thorac Dis, 2021, 13(3): 1717-1727.

[23] He B, Song Y, Wang L, et al. A machine learning-based prediction of the micropapillary/solid growth pattern in invasive lung adenocarcinoma with radiomics[J]. Transl Lung Cancer Res, 2021, 10(2): 955-964.

[24] Li Q, Dai J, Zhang P, et al. Management of Pulmonary Ground Glass Nodules: Less Is More[J]. Ann Thorac Surg, 2021, 112(1): 1-2.

[25] Chen D, Mao Y, Wen J, et al. Impact of the Extent of Lymph Node Dissection on Precise Staging and Survival in Clinical I-II Pure-Solid Lung Cancer Undergoing Lobectomy[J]. J Natl Compr Canc Netw, 2021, 19(4): 393-402.

[26] Zhu E, Dai C, Xie H, et al. Lepidic component identifies a subgroup of lung adenocarcinoma

with a distinctive prognosis: a multicenter propensity-matched analysis[J]. Ther Adv Med Oncol, 2020, 12: 1758835920982845.

[27] Chen D, Wang X, Zhang F, et al. Could tumor spread through air spaces benefit from adjuvant chemotherapy in stage I lung adenocarcinoma? A multi-institutional study[J]. Ther Adv Med Oncol, 2020, 12: 1758835920978147.

[28] Zhao M, Deng J, Wang T, et al. Impact of computed tomography window settings on clinical T classifications and prognostic evaluation of patients with subsolid nodules[J]. Eur J Cardiothorac Surg, 2021, 59(6): 1295-1303.

[29] Wang W, Sun Y, Li H, et al. Surgical modality for stage IA non-small cell lung cancer among the elderly: analysis of the Surveillance, Epidemiology, and End Results database[J]. J Thorac Dis, 2020, 12(11): 6731-6742.

[30] Wang T, Yang Y, Liu X, et al. Primary Invasive Mucinous Adenocarcinoma of the Lung: Prognostic Value of CT Imaging Features Combined with Clinical Factors[J]. Korean J Radiol, 2021, 22(4): 652-662.

[31] Xie D, Wu J, Hu X, et al. Uniportal versus multiportal video-assisted thoracoscopic surgery does not compromise the outcome of segmentectomy[J]. Eur J Cardiothorac Surg, 2021, 59(3): 650-657.

[32] Fang Y, Cheng L, Guo J, et al. Application of endobronchial ultrasound-guided transbronchial needle aspiration in the diagnosis and treatment of mediastinal lymph node tuberculous abscess: a case report and literature review[J]. J Cardiothorac Surg, 2020, 15(1): 331.

[33] Zhu E, Xie H, Gu C, et al. Recognition of filigree pattern expands the concept of micropapillary subtype in patients with surgically resected lung adenocarcinoma[J]. Mod Pathol, 2021, 34(5): 883-894.

[34] Sun W, Su H, Liu J, et al. Impact of histological components on selecting limited lymphadenectomy for lung adenocarcinoma ≤ 2 cm[J]. Lung Cancer, 2020, 150: 36-43.

[35] Xie D, Wang TT, Huang SJ, et al. Radiomics nomogram for prediction disease-free survival and adjuvant chemotherapy benefits in patients with resected stage I lung adenocarcinoma[J]. Transl Lung Cancer Res, 2020, 9(4): 1112-1123.

[36] Su H, Xie H, Dai C, et al. Procedure-specific prognostic impact of micropapillary subtype may guide resection strategy in small-sized lung adenocarcinomas: a multicenter study[J]. Ther Adv Med Oncol, 2020, 12: 1758835920937893.

[37] Chen D, Wu X, Wen J, et al. Comparison of sublobar resection and lobectomy for patients with small (≤2 cm) second primary non-small-cell lung cancer[J/OL]. J Surg Oncol, 2020, [Epub ahead of print].

[38] Paradela de la Morena M, De La Torre Bravos M, Fernandez Prado R, et al. Standardized surgical technique for uniportal video-assisted thoracoscopic lobectomy[J]. Eur J Cardiothorac Surg, 2020, 58(Suppl_1): i23-i33.

[39] Deng J, Zhao M, Wang T, et al. A modified T categorization for part-solid lesions in Chinese patients with clinical stage I Non-small cell lung cancer[J]. Lung Cancer, 2020, 145: 33-39.

[40] Dai J, Sun L, Jin K, et al. Identifiable and Unidentifiable Factors Influencing Lymph Node Examination and Adjuvant Chemotherapy in Stage I Lung Cancer[J]. J Thorac Oncol, 2020, 15(5): e78-e79.

[41] Abdellateef A，Ma X，Chen Z，et al. Subxiphoid uniportal thoracoscopic pulmonary segmentectomy for stage I non-small cell lung cancer：Feasibility，quality of life and financial worthiness[J]. Thorac Cancer，2020，11(6)：1414-1422.

[42] Chen D，Mao Y，Wen J，et al. Numbers and Stations：Impact of Examined Lymph Node on Precise Staging and Survival of Radiologically Pure-Solid NSCLC：A Multi-Institutional Study[J]. JTO Clin Res Rep，2020，1(3)：100035.

[43] Li D，Deng C，Wang S，et al. Ten-year follow-up of lung cancer patients with resected adenocarcinoma in situ or minimally invasive adenocarcinoma：Wedge resection is curative[J/OL]. J Thorac Cardiovasc Surg，2022，[Epub ahead of print].

[44] Ma Z，Wang Z，Li Y，et al. Detection and treatment of lung adenocarcinoma at pre-/minimally invasive stage：is it lead-time bias?[J]. J Cancer Res Clin Oncol，2022，148(10)：2717-2722.

[45] Deng C，Zheng Q，Zhang Y，et al. Validation of the Novel International Association for the Study of Lung Cancer Grading System for Invasive Pulmonary Adenocarcinoma and Association With Common Driver Mutations[J]. J Thorac Oncol，2021，16(10)：1684-1693.

[46] Ye T，Chen Z，Ma D，et al. Is flexible bronchoscopy necessary in the preoperative workup of patients with peripheral cT1N0 subsolid lung cancer? -a prospective multi-center cohort study[J]. Transl Lung Cancer Res，2021，10(4)：1635-1641.

[47] Wu H，Zhang Y，Hu H，et al. Ground glass opacity featured lung adenocarcinoma in teenagers[J]. J Cancer Res Clin Oncol，2021，147(12)：3719-3724.

[48] Zhang Y，Ma X，Shen X，et al. Surgery for pre- and minimally invasive lung adenocarcinoma[J]. J Thorac Cardiovasc Surg，2022，163(2)：456-464.

[49] Fu F，Zhang Y，Wang S，et al. Computed tomography density is not associated with pathological tumor invasion for pure ground-glass nodules[J]. J Thorac Cardiovasc Surg，2021，162(2)：451-459.e3.

[50] Zhang Y，Fu F，Chen H. Management of Ground-Glass Opacities in the Lung Cancer Spectrum[J]. Ann Thorac Surg，2020，110(6)：1796-1804.

[51] Zhang Y，Deng C，Ma X，et al. Ground-glass opacity-featured lung adenocarcinoma has no response to chemotherapy[J]. J Cancer Res Clin Oncol，2020，146(9)：2411-2417.

[52] Wen Z，Zhao Y，Fu F，et al. Comparison of outcomes following segmentectomy or lobectomy for patients with clinical N0 invasive lung adenocarcinoma of 2 cm or less in diameter[J]. J Cancer Res Clin Oncol. 2020 Jun;146(6):1603-1613.

[53] Zhang Y，Jheon S，Li H，et al. Results of low-dose computed tomography as a regular health examination among Chinese hospital employees[J]. J Thorac Cardiovasc Surg，2020，160(3)：824-831.e4.

[54] Fu F，Zhang Y，Wen Z，et al. Distinct Prognostic Factors in Patients with Stage I Non-Small Cell Lung Cancer with Radiologic Part-Solid or Solid Lesions[J]. J Thorac Oncol，2019，14(12)：2133-2142.

[55] Ye T，Deng L，Xiang J，et al. Predictors of Pathologic Tumor Invasion and Prognosis for Ground Glass Opacity Featured Lung Adenocarcinoma[J]. Ann Thorac Surg，2018，106(6)：1682-1690.

[56] Cheng X，Zheng D，Li Y，et al. Tumor histology predicts mediastinal nodal status and may

be used to guide limited lymphadenectomy in patients with clinical stage I non-small cell lung cancer[J]. J Thorac Cardiovasc Surg, 2018, 155(6): 2648-2656.e2.

[57] Chen T, Luo J, Gu H, et al. Impact of Solid Minor Histologic Subtype in Postsurgical Prognosis of Stage I Lung Adenocarcinoma[J]. Ann Thorac Surg, 2018, 105(1): 302-308.

[58] Li X, Xu K, Cen R, et al. Preoperative computer tomography-guided indocyanine green injection is associated with successful localization of small pulmonary nodules[J]. Transl Lung Cancer Res, 2021, 10(5): 2229-2236.

[59] Liang W, Chen Z, Li C, et al. Accurate diagnosis of pulmonary nodules using a noninvasive DNA methylation test[J]. J Clin Invest, 2021, 131(10): 145973.

[60] Saji H, Okada M, Tsuboi M, et al. Segmentectomy versus lobectomy in small-sized peripheral non-small-cell lung cancer (JCOG0802/WJOG4607L): a multicentre, open-label, phase 3, randomised, controlled, non-inferiority trial[J]. Lancet, 2022, 399(10335): 1607-1617.

[61] Wang T, Deng J, She Y, et al. Radiomics Signature Predicts the Recurrence-Free Survival in Stage I Non-Small Cell Lung Cancer[J]. Ann Thorac Surg, 2020, 109(6): 1741-1749.

[62] Elkhayat H, Gonzalez-Rivas D. ERAS in VATS-do we really need to follow the trend?[J]. Transl Lung Cancer Res, 2019, 8(Suppl 4): S451-S453.

[63] Chen D, She Y, Wang T, et al. Radiomics-based prediction for tumour spread through air spaces in stage I lung adenocarcinoma using machine learning[J]. Eur J Cardiothorac Surg, 2020, 58(1): 51-58.

[64] Gong J, Liu J, Hao W, et al. A deep residual learning network for predicting lung adenocarcinoma manifesting as ground-glass nodule on CT images[J]. Eur Radiol, 2020, 30(4): 1847-1855.

[65] Wang B, Tang Y, Chen Y, et al. Joint use of the radiomics method and frozen sections should be considered in the prediction of the final classification of peripheral lung adenocarcinoma manifesting as ground-glass nodules[J]. Lung Cancer, 2020, 139: 103-110.

[66] Bertolaccini L, Batirel H, Brunelli A, et al. Uniportal video-assisted thoracic surgery lobectomy: a consensus report from the Uniportal VATS Interest Group (UVIG) of the European Society of Thoracic Surgeons (ESTS)[J]. Eur J Cardiothorac Surg, 2019, 56(2): 224-229.

[67] Dai J, Liu M, Yang Y, et al. Optimal Lymph Node Examination and Adjuvant Chemotherapy for Stage I Lung Cancer[J]. J Thorac Oncol, 2019, 14(7): 1277-1285.

[68] Ren Y, Xie H, Dai C, et al. Prognostic Impact of Tumor Spread Through Air Spaces in Sublobar Resection for 1A Lung Adenocarcinoma Patients[J]. Ann Surg Oncol, 2019, 26(6): 1901-1908.

[69] Zhang L, Wang L, Kadeer X, et al. Accuracy of a 3-Dimensionally Printed Navigational Template for Localizing Small Pulmonary Nodules: A Noninferiority Randomized Clinical Trial[J]. JAMA Surg, 2019, 154(4): 295-303.

[70] Ding H, Wang H, Zhang P, et al. Prognostic factors of lung adenocarcinoma manifesting as ground glass nodules larger than 3 cm[J]. Eur J Cardiothorac Surg, 2019, 55(6): 1130-1135.

[71] Okubo Y, Kashima J, Teishikata T, et al. Prognostic Impact of the Histologic Lepidic Component in Pathologic Stage IA Adenocarcinoma[J]. J Thorac Oncol, 2022, 17(1): 67-75.

[72] Yotsukura M, Asamura H, Motoi N, et al. Long-Term Prognosis of Patients With Resected

Adenocarcinoma In Situ and Minimally Invasive Adenocarcinoma of the Lung[J]. J Thorac Oncol, 2021, 16(8): 1312-1320.

[73] Wu C, Zhao C, Yang Y, et al. High Discrepancy of Driver Mutations in Patients with NSCLC and Synchronous Multiple Lung Ground-Glass Nodules[J]. J Thorac Oncol, 2015, 10(5): 778-783.

[74] Xie D, Wang H, Fei K, et al. Single-port video-assisted thoracic surgery in 1063 cases: a single-institution experience[J]. Eur J Cardiothorac Surg, 2016, 49 Suppl 1: i31-i36.

[75] Liu M, He WX, Song N, et al. Discrepancy of epidermal growth factor receptor mutation in lung adenocarcinoma presenting as multiple ground-glass opacities[J]. Eur J Cardiothorac Surg, 2016, 50(5): 909-913.

[76] Mu W, Jiang L, Zhang J, et al. Non-invasive decision support for NSCLC treatment using PET/CT radiomics[J]. Nat Commun, 2020, 11(1): 5228.

[77] Bo L, Li C, Pan L, et al. Diagnosing a solitary pulmonary nodule using multiple bronchoscopic guided technologies: A prospective randomized study[J]. Lung Cancer, 2019, 129: 48-54.

[78] She Y, Zhang L, Zhu H, et al. The predictive value of CT-based radiomics in differentiating indolent from invasive lung adenocarcinoma in patients with pulmonary nodules[J]. Eur Radiol, 2018, 28(12): 5121-5128.

[79] Gong J, Liu JY, Wang LJ, et al. Automatic detection of pulmonary nodules in CT images by incorporating 3D tensor filtering with local image feature analysis[J]. Phys Med, 2018, 46: 124-133.

[80] Zhu J, Tang F, Gu Y. A prospective study on the diagnosis of peripheral lung cancer using endobronchial ultrasonography with a guide sheath and computed tomography-guided transthoracic needle aspiration[J]. Ther Adv Med Oncol, 2018, 10: 1758834017752269.

[81] Meyer M, Vliegenthart R, Henzler T, et al. Management of Progressive Pulmonary Nodules Found during and outside of CT Lung Cancer Screening Studies[J]. J Thorac Oncol, 2017, 12(12): 1755-1765.

遇到磨玻璃结节莫惊慌

癌症转移？不治之症？正视磨玻璃结节，从翻开这本书开始。

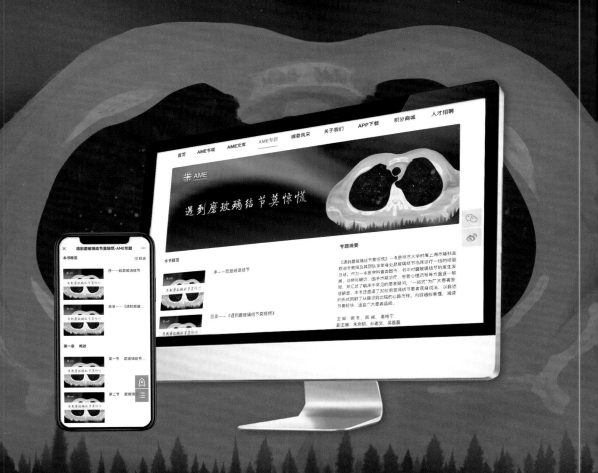

《遇到磨玻璃结节莫惊慌》电子书
在线选读您需要的章节

心灵探秘

——心理疾病的识别与应对 **120** 问

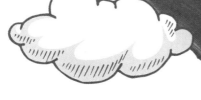

唐海波◎主编

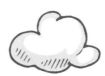

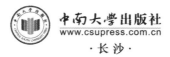

中南大学出版社
www.csupress.com.cn
·长沙·

前言
Preface

　　心理健康教育是提高大学生心理素质、促进其身心健康和谐发展的教育，是高校人才培养体系的重要组成部分，也是高校思想政治工作的重要内容。为深入学习贯彻习近平新时代中国特色社会主义思想和党的十九大精神，推动全国高校思想政治工作会议精神落地生根，切实加强高校思想政治工作体系建设，进一步提升心理育人质量，教育部于 2018 年 7 月颁布了《高等学校学生心理健康教育指导纲要》（以下简称纲要），明确要求全国高校结合实际认真贯彻执行。

　　纲要提出了以下几点具体意见：第一，充分认识加强高等学校大学生心理健康教育工作的重要性。我国正处在建立社会主义市场经济体制和实现社会主义现代化战略目标的关键时期，社会情况发生了复杂而深刻的变化，如何指导学生在观念、知识、能力、心理素质等方面尽快适应新的要求，是高等学校德育工作需要研究和解决的新课题。第二，高等学校大学生心理健康教育工作的主要任务是根据大学生的心理特点，有针对性地讲授心理健康知识，开展辅导或咨询活动，帮助大学生树立心理健康意识，优化心理品质，增强心理调适能力和社会生活的适应能力，预防和缓解心理问题。帮助他们处理好环境适应、自我管理、学习成才、人际交往、交友恋爱、求职择业、人格发展和情绪调节等方面的困惑，提高健康水平，促进德智体美等全面发展。工作内容是宣传普及心理健康知识，使大学生认识自身，了解心理健康对成才的重要意义，树立心理健康意识；介绍增进心理健康的途径，使大学生掌握科学、有效的学习方法，养成良好的学习习惯，自觉地开发智力潜能，培养创新精神和实践能力；传授心理调适的方法，使大学生学会自我心理调适，有效消除心理困惑，自觉培养坚韧不拔的意志品质和艰苦奋斗的精神，提高承受和应对挫折的能力以及社会生活的适应能力；解析心理异常现象，使大学生了解常见心理问题产生的原因及主要表现，以科学的态度对待各种心理问题。第三，加强高等学校大学生心理健康教育工作队伍建设。积极开展对从事大学生心理健康教育工作专、兼职教师的培训，将培训工作列入学校师资培训计划。通过培训不断提高他们从事心理健康教育工作所必备的理论水平、专业知识和技能。还要重视对班主任、辅导员以及其他从事学生思想政治工作的干部、教师进行有关心理健康方面内容的业务培训。要逐步建立从事大学生心理健康教育工作专、兼职教师的资格认定体系。

通过调查分析，我们发现在大学生心理健康教育，尤其是心理健康相关知识的掌握方面，现实和纲要要求还有较大的差距。目前无论是大学生还是辅导员，心理健康相关知识都还很缺乏。虽然部分高校开设了大学生心理健康教育课程，但是学时少，学生不重视，现有教育还达不到全面提高大学生心理健康知识水平的要求。辅导员更是缺乏大学生常见心理疾病相关知识，虽然各个高校也在不断开展辅导员心理知识培训，但是存在知识培训不系统、不规范等问题，严重影响了辅导员心理健康教育工作的开展。

针对这一现状和教育部关于大学生心理健康教育工作的要求，笔者特编写了《心灵探秘——心理疾病的识别与应对120问》。本书根据教育部统编教材《精神病学》（人民卫生出版社出版）的编写体系，把大学常见的几大类心理疾病，如精神分裂症、抑郁症、神经症、人格障碍、应激障碍、心身疾病等进行归类，并按照临床表现、治疗和预防等板块进行内容编写。笔者希望通过这120个问题的回答，最大限度地把大学生常见心理疾病展示给大学生和辅导员，提高大家对心理疾病的认识，使大家了解各类心理疾病基本的治疗方法。本书对辅导员开展大学生心理健康教育与实现心理疾病学生的早期识别和及时转介，具有一定的指导价值。

书中不足之处，恳请各位读者批评指正。

唐海波

2019 年 6 月

目录
Contents

第四章 神经症 / 81

第一章

精神障碍概述

Q1.

什么是精神障碍？

精神障碍指的是大脑机能活动发生紊乱，导致认知、情感、行为和意志等精神活动不同程度障碍的总称。常见致病因素有多方面：先天遗传、个性特征及体质因素、器质因素、社会环境因素等。许多精神障碍患者有妄想、幻觉、情感紊乱、行为怪异、意志减退等症状，绝大多数患者缺乏自知力，不承认自己有病，不主动寻求医生的帮助。常见的精神障碍有：精神分裂症、躁狂抑郁性精神障碍、偏执性精神障碍及各种器质性病变伴发的精神障碍等。

2018年1月26日从民政部、国家卫生和计划生育委员会、中国残联等部门联合召开的"加快精神障碍社区康复服务"视频会议上获悉，截至2017年底，我国在册严重精神障碍患者人数已达581万。但是截至2016年底，全国精神病科执业医师共有3.1万名；至2015年底，全国共有精神卫生服务机构2936家，开设床位数43.3万张。精神专业人员缺乏严重。

2017年，民政部、财政部、国家卫生和计划生育委员会、中国残联等四部门印发《关于加快精神障碍社区康复服务发展的意见》，明确提出到2025年，我国80%以上的县（市、区）广泛开展精神障碍社区康复服务；在开展精神障碍社区康复的县（市、区），60%以上的居家患者接受社区康复服务，基本建立家庭为基础、机构为支撑、"社会化、综合性、开放式"的精神障碍社区康复服务体系。

社区康复服务是精神障碍患者恢复生活自理能力和社会适应能力，最终摆脱疾病、回归社会的重要途径，是多学科、多专业融合发展的社会服务。目前，我国严重精神障碍患者人数众多，患病率居高不下且因病致残致贫现象十分突出。《关于加快精神障碍社区康复服务发展的意见》指出，今后，各地各相关部门要着力拓展服务供给，加大政府投入，建立健全基层服务网络，大力培育服务机构，不断丰富服务形式；要探索建立服务转介机制，搭建信息转介平台，建立康复转介机制，建立就业转介机制；要支持家庭更好地发挥主体作用，强化家庭监护主体责任，构建社区支持网络，创新政策支持体系；要提高服务管理水平，健全管理服务机制，建立技术指导体系，强化质量安全管理，积极推进标准化和标准认证。

Q2.

精神障碍发生的主要原因有哪些?

大多数所谓功能性精神障碍没有明确的病因与发病机制，也无明显的体征和实验室指标异常。但我们知道，精神障碍与其他躯体疾病一样，均是生物、心理、社会(文化)因素相互作用的结果。

1. 精神障碍的生物学因素

影响精神健康或精神疾病的主要生物学因素大致有遗传、感染、躯体疾病、营养不良、毒物等。

(1)遗传与环境因素。人们早就认识到基因是影响人类和动物正常与异常行为的主要因素之一。人们对所谓"功能性精神障碍"(如精神分裂症、情感障碍、儿童孤独症、神经性厌食症、儿童多动症、惊恐障碍等)进行了家族聚集性研究，包括从了解这些障碍的遗传方式、遗传度到基因扫描等，共同的结论是：这些疾病具有遗传性，是基因将疾病的易感性一代传给一代。

(2)感染。早在 20 世纪的早期，人们就已知道感染因素能影响中枢神经系统，产生精神障碍。例如通过性传播的梅毒螺旋体首先引起生殖系统症状，在多年的潜伏后，进入脑内，导致神经梅毒。神经梅毒主要表现为神经系统的退行性病变，表现为痴呆、精神病性症状及麻痹。

2. 精神障碍的心理、社会因素

应激性生活事件、情绪状态、人格特征、性别、父母的养育方式、社会阶层、社会经济状况、种族、文化宗教背景、人际关系等均构成影响疾病的心理、社会因素。

心理、社会因素既可以作为原因因素在精神障碍的发病中起重要作用，如反应性精神障碍、创伤后应激障碍、适应障碍等；也可以作为相关因素影响精神障碍的发生、发展，如神经症、心理生理障碍，甚至是精神分裂症等；还可以在躯体疾病的发生、发展中起重要作用，如身心疾病。

Q3.

精神障碍常见的症状有哪些?

1. 感知觉障碍

感觉是客观刺激作用于感觉器官所产生的对事物个别属性的反映,如形状、颜色、大小、重量和气味等。知觉是客观事物的各种不同属性反映到脑中进行综合,并结合以往的经验,在脑中形成的整体映象。正常情况下感知觉与外界客观事物相一致。

(1)感觉障碍:多见于神经系统器质性疾病和癔症,主要有感觉过敏、感觉减退、内感性不适(体感异常)。

(2)知觉障碍:主要指错觉、幻觉,根据其所涉及的感官分为幻听、幻视、幻嗅、幻味、幻触、内脏性幻觉等。

(3)感知综合障碍:指患者对客观事物能感知,但对某些个别属性,如大小、形状、颜色、距离、空间位置等产生错误的感知,多见于癫痫。

2. 思维障碍

思维是人脑对客观事物间接概括的反映,是人类认识活动的最高形式。由感知所获得的材料,经过大脑的分析、比较、综合、抽象和概括而形成概念,在概念的基础上进行判断和推理,这整个过程称为思维。思维是通过言语或文字来表达的。正常人的思维有以下几个特征:①目的性,指思维指向一定的目的,解决某一问题;②连贯性,指思维过程中的概念是前后衔接、相互联系的;③逻辑性,指思维过程符合思维逻辑规律,有一定的道理;④实践性,指正确的思维是能通过客观实践检验的。

思维障碍临床表现多种多样,主要包括思维形式障碍和思维内容障碍。

3. 注意障碍

注意是指个体的精神活动集中地指向于一定对象的过程。注意的指向性表现出人的心理活动具有选择性和保持性。注意的集中性使注意的对象鲜明和清晰。注意过程与感知觉、记忆、思维和意识等活动密切相关。

注意有主动注意和被动注意。主动注意又称随意注意，是由外界刺激引起的定向反射。主动注意为既定目标的注意，与个人的思想、情感、兴趣和既往体验有关。被动注意也称作不随意注意，是由外界刺激被动引起的注意，没有自觉的目标，不需任何努力就能实现。

通常所谓注意是指主动注意。注意障碍通常表现为注意增强、注意涣散、注意减退、注意转移、注意狭窄等。

4. 记忆障碍

记忆为既往事物经验的重现。记忆是在感知觉和思维基础上建立起来的精神活动。包括识记、保持、再认或回忆三个基本过程。识记是事物或经验在脑子里留下痕迹的过程，是反复感知的过程；保持是使这些痕迹免于消失的过程；再认是现实刺激与以往痕迹的联系过程；回忆是痕迹的重新活跃或复现。识记是记忆保存的前提，再认和回忆是某种客体在记忆中保存下来的结果和显现。对既往感知的事物不能回忆称作遗忘。人们感知的事物不可能都能回忆起来，所以正常人也存在遗忘。根据 Ribot 定律，越是新近识记的事物越是遗忘得快，遗忘的发展总是由近事记忆逐渐发展到远事记忆。

临床上常见的记忆障碍有记忆增强、记忆减退、遗忘、错构、虚构等。

5. 智能障碍

智能是一个复杂的综合精神活动的功能，反映的是个体在认识活动方面的差异，是对既往获得的知识、经验的运用，用以解决新问题、形成新概念的能力。智能包括观察力、记忆力、注意力、思维能力、想象能力等。它涉及感知、记忆、注意和思维等一系列认知过程。

一个人智力的高低可以从解决实际问题中反映出来，临床上常常通过一些简单的提问与操作，了解患者的理解能力、分析概括能力、判断力、一般常识的保持能力、计算能力、记忆力等，因而对智能是否有损害进行定性判断，对损害程度做出粗略判断。另外，还可通过智力测验方法得出智商（IQ），对智能进行定量评价。

智能障碍可分为精神发育迟滞及痴呆两大类型。

6. 定向力

定向力指一个人对时间、地点、人物以及自身状态的认识能力。前者称为对周围环境的定向力，后者称为自我定向力。时间定向包括对当时所处时间，如白天或晚上、上午或下午的认识，以及年、季、月、日的认识；地点定向或空间定向是指对所处地点的认识，包括所处楼层、街道名称；人物定向是指辨认周围环境中人物的身份及其与患者的关系；自我定向包括对自己姓名、性别、年龄及职业等状况的认识。对环境或自身状况的认识能力丧失或认识错误称为定向力障碍。定向力障碍多见于症状性精神病及脑器质性精神病伴有意识障碍时。定向力障碍是意识障碍的一个重要标志，但有定向力障碍不一定有意识障碍，例如酒中毒性脑病患者可以出现定向力障碍，而没有意识障碍。

双重定向，即对周围环境的时间、地点、人物出现双重体验，其中一种体验是正确的，而另外一种体验与妄想有关，是妄想性的判断或解释。如一患者将医院认为既是医院又是监狱，或认为这里表面上是医院而实际上是监狱等。

7. 情感障碍

情感和情绪在精神医学中常作为同义词，是指个体对客观事物的态度和因之而产生相应的内心体验。心境是指一种较微弱而持续的情绪状态。情感障碍必定涉及情绪和心境。

在精神疾病中，情感障碍通常表现三种形式，即情感性质的改变、情感波动性的改变及情感协调性的改变。

8. 意志障碍

意志是指人们自觉地确定目标，并克服困难用自己的行动去实现目标的心理过程。意志与认识活动、情感活动及行为紧密相连而又相互影响。认识过程是意志的基础，而人的情感活动则可能成为意志行动的动力或阻力。在意志过程中，受意志支配和控制的行为称作意志行为。

常见的意志障碍有意志增强、意志减弱、意志缺乏、犹豫不决等。

9. 动作与行为障碍

简单的随意和不随意运动称为动作。有动机、有目的而进行的复杂随意运动称为行为。动作与行为障碍又称为精神运动性障碍。精神疾病患者由于病态思维及情感障碍，常可导致动作与行为异常。

常见的动作与行为障碍有精神运动性兴奋、精神运动性抑制、刻板动作、模仿动作、作态等。

10. 意识障碍

在临床医学上，意识是指患者对周围环境及自身的认识和反应能力。大脑皮质及网状上行激活系统的兴奋性对维持意识起着重要作用。当意识障碍时，精神活动普遍抑制，表现为：①感知觉清晰度降低、迟钝、感觉阈值升高；②注意难以集中，记忆减退，出现遗忘或部分性遗忘；③思维变得迟钝、不连贯；④理解困难，判断能力降低；⑤情感反应迟钝、茫然；⑥动作行为迟钝，缺乏目的性和指向性；⑦出现定向力障碍，对时间、地点、人物定向不能辨别，严重时自我定向受损，如对自己的姓名、年龄、职业也不能辨认。定向力障碍为意识障碍的重要标志，但仍应根据以上几点综合判断有无意识障碍。

意识障碍可表现为意识清晰度降低、意识范围缩小及意识内容变化。临床上常见的意识障碍，以意识清晰度降低为主的有嗜睡、意识混浊、昏睡、昏迷，其他的有意识范围缩小、意识内容变化等。

11. 自知力

自知力又称领悟力或内省力，是指患者对自己精神疾病的认识和判断能力。在临床上一般以精神症状消失，并认识自己的精神症状是病态的，为自知力恢复。

神经症患者有自知力，主动就医诉说病情。但精神病患者一般均有不同程度的自知力缺失，他们不认为自己有病，更不承认有精神病，因而拒绝治疗。临床上将有无自知力及自知力恢复的程度作为判定病情轻重和疾病好转程度的重要指标。自知力完整是精神病病情痊愈的重要指标之一。

自知力缺乏是精神病特有的表现。

Q4.

精神障碍分为哪些种类?

《中国精神障碍分类与诊断标准(第 3 版)》(CCMD-3)工作组于 1995—2000 年期间,由卫生部科学研究基金资助,通过 41 家精神卫生机构负责对 24 种精神障碍的分类与诊断标准完成了前瞻性随访测试,并编写《中国精神障碍分类与诊断标准(第 3 版)》和《CCMD-3 相关精神障碍的治疗和护理》。《中国精神障碍分类与诊断标准(第 3 版)》将精神障碍分成十大类,分别是:

第一类,器质性精神障碍:包括阿尔茨海默(Alzheimer)病;脑血管病所致精神障碍;其他脑部疾病所致精神障碍;躯体疾病所致精神障碍;其他或待分类器质性精神障碍。

第二类,精神活性物质或非成瘾物质所致精神障碍。

第三类,精神分裂症(分裂症)和其他精神病性障碍:包括精神分裂症(分裂症);偏执性精神障碍;急性短暂性精神病;感应性精神病;分裂情感性精神病;其他或待分类的精神病性障碍。

第四类,心境障碍(情感性精神障碍):包括躁狂发作;双相障碍;抑郁发作;持续性心境障碍;其他或待分类的心境障碍。

第五类,癔症、应激相关障碍、神经症:包括癔症;应激相关障碍;与文化相关的精神障碍;神经症。

第六类,心理因素相关生理障碍:包括神经性厌食;神经性贪食;神经性呕吐;非器质性睡眠障碍;非器质性性功能障碍。

第七类,人格障碍、习惯与冲动控制障碍、性心理障碍:包括人格障碍;习惯与冲动控制障碍;性心理障碍(性变态)。

第八类,精神发育迟滞与童年和少年期心理发育障碍:包括精神发育迟滞;言语和语言发育障碍;特定学校技能发育障碍;特定运动技能发育障碍;

混合性特定发育障碍；广泛性发育障碍。

第九类，童年和少年期的多动障碍、品行障碍、情绪障碍：包括多动障碍；品行障碍；品行与情绪混合障碍；特发于童年的情绪障碍；儿童社会功能障碍；抽动障碍；其他童年和少年期行为障碍；其他或待分类的童年和少年期精神障碍。

第十类，其他精神障碍和心理卫生情况：包括待分类的精神病性障碍；待分类的非精神病性精神障碍；其他心理卫生情况。

Q5.

精神疾病可以伪装吗？如何识别？

在精神疾病诊断中会出现诈病现象。狭义的诈病是指为了达到某种目的，身体健康的人假装患有某种疾病。广义的诈病包括夸大病情，指某人虽然患有某种疾病或某处受伤，但故意夸大原有病情，表现有过多的主诉症状和夸大体征。在法医学鉴定中，夸大病情较狭义的诈病更为多见。一般地，伪装精神病在刑事案件中较为常见，伪装心血管病等在民事案件中较为常见。

1. 诈病的特点

（1）有明显的装病动机和目的。

（2）症状表现不符合任何一种疾病的临床相，躯体症状或精神症状中的幻觉、妄想、思维障碍及情感与行为障碍等均不符合疾病的症状表现规律。

（3）对躯体或精神状况检查通常采取回避、不合作、造假行为或敌视态度，回答问题时，反应时间常延长，对治疗不合作，暗示治疗无效。

（4）病程不定。

（5）社会功能与躯体功能障碍的严重程度比真实疾病重，主诉比实际检查所见重。

（6）有伪造病史或疾病证明，或明显夸大自身症状的证据。

（7）患者一旦承认伪装，随即伪装症状的消失，是建立可靠诊断的必要条件。

2. 精神病的伪装

精神病的伪装多在罪犯犯罪或被拘捕、审判以后发生，也有在犯罪前或犯罪时预谋伪装的，但较少。各种精神疾病的表现及病程都有一定的规律性。伪装的症状大多不符合规律，或者仅出现某个孤立的症状并加以夸张，或者症状经常变化，或者突发突停、时发时停而无连续性，或者表现矛盾（如伪装神志不清的精神病患者，却暗中清醒地观察司法人员和医生的反应），这些表现都能露出破绽。有些症状更难于伪装，例如紧张症经常伴有的自主神经系统功能障碍就很难伪装，又如木僵、蜡样屈曲、运动性兴奋等令人难以忍受的姿势和动作，更难以伪装。经司法精神病学专家鉴定，精神病的伪装可以被识破。一经确诊其精神病为伪装，即判定为具备刑事责任能力，对其违法、犯罪行为应依法予以制裁。

Q6.

严重精神障碍危险性评估分级及其干预方法是什么？
精神残疾是如何分类的？

1. 严重精神障碍危险性评估分级

严重精神障碍危险性根据患者表现情况共分六级：0 级、1 级、2 级、3 级、4 级、5 级。最严重的为 5 级。具体表现如下：

0 级：无符合以下 1～5 级中的任何行为。

1 级：口头威胁，喊叫，但没有打砸行为。

2 级：打砸行为，局限在家里，针对财物，能被劝说制止。

3 级：明显打砸行为，不分场合，针对财物，不能接受劝说而停止。

4 级：持续的打砸行为，不分场合，针对财物或人，不能接受劝说而停止，包括自伤、自杀。

5 级：持管制性危险武器的针对人的任何暴力行为，或者纵火、爆炸等行为，无论在家里还是公共场合。

2. 严重精神障碍的干预

根据患者的危险性分级，精神症状是否消失，自知力是否完全恢复，工作、社会功能是否恢复，以及患者是否存在药物不良反应或躯体疾病情况对患者进行分类干预。

（1）病情不稳定患者。

若危险性为 3～5 级或精神病症状明显、自知力缺乏、有急性药物不良反应或严重躯体疾病，对症处理后应立即转诊到上级医院。必要时报告当地公安部门，协助送院治疗。对于未住院的患者，在精神专科医师、居委会人员、民警的共同协助下，2 周内随访。

（2）病情基本稳定患者。

若危险性为 1 ~ 2 级，或精神症状、自知力、社会功能状况至少有一方面较差，首先应判断是病情波动或药物疗效不佳，还是伴有药物不良反应或躯体症状恶化，然后分别采取在规定剂量范围内调整现用药物剂量和查找原因对症治疗的措施，必要时与患者原主管医生取得联系，或在精神专科医师指导下进行治疗。经初步处理后观察 2 周，若情况趋于稳定，可维持目前治疗方案，3 个月时随访；若初步处理无效，则建议转诊到上级医院，2 周内随访转诊情况。

（3）病情稳定患者。

若危险性为 0 级，且精神症状基本消失，自知力基本恢复，社会功能处于一般或良好状态，无严重药物不良反应，躯体疾病稳定，无其他异常，则继续执行上级医院制订的治疗方案，3 个月时随访。

每次随访根据患者病情的控制情况，对患者及其家属进行有针对性的健康教育和生活技能训练等方面的康复指导，对家属提供心理支持和帮助。

3. 精神残疾的分类

在《世界卫生组织残疾评定量表Ⅱ》（WHO-DASⅡ）中，针对 18 岁以上（含）的精神障碍患者依据下述的适应行为的表现，把精神残疾划分为四级：

（1）精神残疾一级（WHO-DASⅡ值≥116 分）。

表现：适应行为严重障碍；生活完全不能自理，忽视自己的生理、心理的基本要求；不与人交往，无法从事工作，不能学习新事物；需要环境提供全面、广泛的支持，生活长期、全部需他人监护。

（2）精神残疾二级（WHO-DASⅡ值为 106 ~ 115 分）。

表现：适应行为重度障碍；生活大部分不能自理，基本不与人交往，只与照顾者简单交往，能理解照顾者的简单指令，有一定的学习能力；监护下能从事简单劳动；能表达自己的基本需求，偶尔被动参与社交活动。

（3）精神残疾三级（WHO-DASⅡ值为 96 ~ 105 分）。

表现：适应行为中度障碍；生活上不能完全自理，可以与人进行简单交流，能表达自己的情感；能独立从事简单劳动，能学习新事物，但学习能力明显比一般人差；被动参与社交活动，偶尔能主动参与社交活动。

（4）精神残疾四级（WHO-DASⅡ值为 52 ~ 95 分）。

表现：适应行为轻度障碍；生活上基本自理，但自理能力比一般人差，有时忽略个人卫生；能与人交往，能表达自己的情感，体会他人情感的能力较差，能从事一般的工作，学习新事物的能力比一般人稍差。

Q7.

感知觉障碍的主要表现有哪些?

1. 感知觉障碍的定义

感知觉障碍是指在视、听、触等多种感知觉上存在着困难。

感觉是大脑对直接作用于感觉器官的客观事物个别属性的反映,如某物体的颜色、音调、气味、冷热、软硬等个体属性。知觉则是客观事物的各种属性作为一个整体的综合映象在头脑中的反映。简单地说,知觉可以被理解为对某客观事物各种感觉的综合。知觉的这种综合作用不能简单地等同于各种感觉的相加作用,而是受到大脑皮质的调节与融合,即在对各种感觉的综合过程中知觉发生了变化,它表现在知觉具有的两个特性上:一是知觉的整体性,即客观事物的某些个别属性发生变化,不影响对整体的认知;二是知觉的恒常性,即个体对客观事物的知觉与过去的经验有关。另一种与感知觉有关的现象是表象,它是指从前感知过的东西不存在于眼前时在头脑中再现的形象。它在头脑中的清晰与鲜明程度不及知觉。表象包括视觉、听觉、触觉等的表象。

2. 感知觉障碍的常见症状

(1)感知觉过敏,即感知觉阈值下降,对各种刺激过分敏感。如对外部感知觉刺激过敏者表现为不耐强光、噪声、高温、强烈气味等,耳边轻语便觉得很响而头痛,关门声有如枪炮声。对内部感觉过敏者则表现为不能耐受正常心跳或胃肠蠕动等感觉,有多种躯体不适感。感知觉过敏多见于神经症患者。

(2)感知觉减退,即感知觉阈值增高,对各种刺激的感受性降低。如对外部感知觉减退则表现为对外界感知不清晰,图像失去想象的颜色,音乐失去抑扬的变化,有"雾里看花"之感,严重者可发展到觉得外界不真实,虚无缥缈,可出现现实解体症状。对内部感知觉减退可表现为对躯体自身的信息感觉减退，甚至觉得自身不存在，严重者可发展为人格解体症状。感知觉减退多见于抑郁症患者或催眠状态，也见于正常情况下的紧张或激情状态，如战斗中因痛觉迟钝而不知自己受伤。

（3）感知觉综合障碍，是指对具体客观存在的事物的本质属性或整体功能能正确认识，但对诸如大小、形状、颜色、距离、空间位置等个别属性出现错误的感知。

（4）错觉，是指对具体客观存在的事物的整体属性的错误感知。正常情况下可出现错觉，如"太阳围着地球转"，又如生理性错觉"草木皆兵""杯弓蛇影"等。病理性错觉多见于感染、中毒等原因所导致的意识障碍，如谵妄；但也见于功能性精神病，如精神分裂症，其出现错觉时多与幻觉同时存在。

（5）幻觉，是指无客观事物作用于感觉器官而出现的知觉体验，是一种虚幻的知觉。幻觉一般按感觉器官来划分，有幻视、幻听、幻嗅、幻味、幻触、内脏幻觉等。生理情况下，如半睡半醒状态以及长期感觉剥夺或过分期待某种现象时，可能出现幻觉。病理性幻觉多见于脑器质性精神障碍，如颞叶病变、谵妄状态，也常见于精神分裂症，心境障碍也可见到。幻觉是感知觉障碍中一个重要且常见的精神症状。

幻听是幻觉中最常见的一类，是指出现于听觉器官的虚幻的知觉，是精神病患者常见症状之一，尤其多见于精神分裂症。

精神分裂症的幻听多为真性幻听，也可有假性幻听。如患者可以清楚地告诉你：声音是通过他的耳朵听来的，声音是在外界、离他一定的距离出现的，这是真性幻听。有假性幻听的患者则会具体地说出声音不是来自外界，而是存在于他的脑子或肚子里。

Q8.

思维障碍的表现有哪些?

思维是人脑对客观事物间接和概括的反映,是人类精神活动的重要特征,是认识过程的高级阶段。思维在感觉和知觉的基础上产生,并借助语言和文字来表达。思维包括分析、综合、抽象、概括、判断、推理等过程。思维通过观念与观念、概念与概念的联系,即通过联想和逻辑的过程来实现。从发展心理学看,人类的思维是从直觉的形象思维,逐步发展到抽象的逻辑思维。这个发展过程通过大脑结构和功能的日益完善、不断学习和社会实践来完成。目的性、连贯性、逻辑性是正常的人类思维活动的特征。目的性,指思维是围绕着一定目的,有意识地进行的;连贯性,指思维过程中的概念之间前后衔接,互相联系;逻辑性,指思维过程是有一定道理、合乎逻辑的。

思维障碍是精神疾病重要的、常见的症状,主要包括思维形式障碍、思维内容障碍(主要指妄想)。思维形式障碍以联想过程的障碍为主,如联想过程加快、减慢,表象和概念之间的非规律性的结合。思维内容的障碍则主要表现为妄想、超价观念及强迫观念等。

1. 思维形式障碍

思维形式障碍的表现可以分为以下几种形式:

(1)思维奔逸:又称观念飘忽,指联想速度加快、数量增多、内容丰富生动。患者表现为健谈,说话滔滔不绝、口若悬河、出口成章,自觉脑子反应变快,特别灵活,好像机器加了"润滑油",思维敏捷,概念一个接一个地不断涌现出来;说话增多,语速加快,说话的主题极易随环境而改变(随境转移),也可有音韵联想(音联)或字意联想(意联)。多见于躁狂症。

(2)思维迟缓:即联想抑制,联想速度减慢、数量减少和联想困难。患者表现为言语缓慢,语量减少,语声甚低,反应迟缓;患者自觉脑子变笨,反应慢，思考问题困难。多见于抑郁症。

（3）思维贫乏：指联想数量减少，概念与词汇贫乏。患者体验到脑子空洞无物，没有什么东西可想，表现为沉默少语，谈话言语空洞单调或词穷，回答简单。严重的患者也可以什么问题都回答不知道。多见于精神分裂症、脑器质性精神障碍及精神发育迟滞。

（4）思维散漫：指思维的目的性、连贯性和逻辑性障碍。患者思维活动表现为联想松弛，内容散漫，缺乏主题，一个问题与另一个问题之间缺乏联系；说话东拉西扯，以致别人弄不懂要阐述的是什么主题思想；对问话的回答不切题，以致别人感到交谈困难。

（5）思维破裂：指概念之间联想断裂，建立联想的各种概念内容之间缺乏内在联系。具体表现为患者的言语或书写内容有结构完整的句子，但各句含义互不相关，变成语句堆积，整段内容令人不能理解；严重时，言语支离破碎，个别语句之间也缺乏联系，成了语词杂拌，多见于精神分裂症。如在意识障碍背景下出现语词杂拌，则称之为思维不连贯。

（6）病理性赘述：指思维活动停滞不前、迂回曲折，联想枝节过多，做不必要的过分详尽的描述。患者无法讲得简明扼要一点，一定要按其原来的方式讲完。多见于癫痫、脑器质性精神障碍及老年性精神障碍。

（7）思维中断：又称思维阻滞。患者无意识障碍，又无外界干扰等原因，思维过程突然出现中断。表现为患者说话时突然停顿，片刻之后又重新说话，但所说内容不是原来的话题。若患者有当时的思维被某种外力抽走的感觉，则称作思维被夺。思维中断、思维被夺均为诊断精神分裂症的重要症状。

（8）思维插入：指患者感到有某种思想不属于自己，不受他的意志所支配，是别人强行塞入其脑中的。若患者体验到强制性地涌现大量无现实意义的联想，则称为强制性思维。思维插入、强制性思维往往突然出现，迅速消失。

（9）思维化声：患者思考时体验到自己的思想同时变成了言语声，自己和他人均能听到。多见于精神分裂症。

（10）思维扩散：患者体验到自己的思想一出现，即尽人皆知，感到自己的思想与人共享，毫无隐私而言。如果患者认为自己的思想是通过广播而扩散出去，则称作思维被广播。思维扩散、思维被广播是诊断精神分裂症的重要症状。

（11）象征性思维：属于概念转换，以无关的具体概念代替某一抽象概念，不经患者解释，旁人无法理解。如某患者经常反穿衣服，以表示自己"表里合一、心地坦白"，常见于精神分裂症。

（12）语词新作：指概念的融合、浓缩以及无关概念的拼凑。患者自创一些新的符号、图形、文字或语言并赋予特殊含义，如"％"代表离婚。多见于青春型精神分裂症。

（13）逻辑倒错性思维：主要特点为推理缺乏逻辑性，既无前提也无根据，或因果倒置，推理离奇古怪不可理解。

2. 思维内容障碍

思维内容障碍主要表现为妄想、超价观念和强迫观念等。

（1）妄想：妄想是一种病理性的歪曲信念，是病态推理和判断，有以下特征：信念的内容与事实不符，没有客观现实基础，但患者坚信不疑；妄想内容均涉及患者本人，总是与个人利害有关；妄想具有个人独特性；妄想内容因文化背景和个人经历而有所差异，但常有浓厚的时代色彩。

临床上通常按妄想的主要内容归类，常见有：

①被害妄想：最常见的一种妄想。患者坚信他被跟踪、被监视、被诽谤、被隔离等。例如有些精神分裂症患者认为他吃的饭菜有毒，家中的饮用水中也有毒，使他腹泻，领导故意要害他。患者受妄想的支配可拒食、控告、逃跑或采取自卫、自伤、伤人等行为。主要见于精神分裂症和偏执性精神障碍。

②关系妄想：患者将环境中与他无关的事物都认为与他有关。如认为周围人的谈话都是在议论他，别人吐痰是在蔑视他，人们的一举一动都与他有一定的关系。其常与被害妄想伴随出现，主要见于精神分裂症。

③物理影响妄想：又称控制感。患者觉得自己的思想、情感和意志行为都受到外界某种力量的控制，如受到电波、超声波或特殊的先进仪器控制而不能自主。如患者觉得自己的大脑已被电脑控制，自己已是机器人。此症状是精神分裂症的特征性症状。

④夸大妄想：患者认为自己有非凡的才智、至高无上的权力和地位、大量的财富和发明创造，或是名人的后裔。可见于躁狂症、精神分裂症及某些器质性精神障碍。

⑤罪恶妄想：又称自罪妄想。患者毫无根据地坚信自己犯了严重错误，有不可宽恕的罪恶，应受严厉的惩罚，认为自己罪大恶极、死有余辜，以致坐以待毙或拒食自杀，或要求劳动改造以赎罪。主要见于抑郁症，也可见于

精神分裂症。

⑥疑病妄想：患者毫无根据地坚信自己患了某种严重躯体疾病或不治之症，因而到处求医，即使通过一系列详细检查和多次反复的医学验证都不能纠正。如认为脑内长有肿瘤、全身各部均被癌细胞侵犯、心脏已经停止跳动等。严重时患者认为"自己内脏腐烂了""脑子变空了""血液停滞了"，心理学上将其称为虚无妄想。多见于精神分裂症，也可见于围绝经期及老年期精神障碍。

⑦钟情妄想：这种病态思维，完全是以患者自己头脑中主观想法与客观实际相脱节为特征的。它有很牢固的信念，通常要经过精神药物治疗才能动摇和改变它的性质。患者坚信自己被异性钟情。因此，患者采取相应的行为去追求对方，即使遭到对方严词拒绝，仍毫不怀疑、反复纠缠，认为对方在考验自己对爱情的忠诚。主要见于精神分裂症。钟情妄想患者醒悟过来后才会逐渐认清"对方并不爱自己"这一事实。

⑧嫉妒妄想：患者无中生有地坚信自己的配偶对自己不忠诚，有外遇。为此患者跟踪监视配偶的日常活动或截留拆阅别人写给配偶的信件，检查配偶的衣服等日常生活用品，以寻找私通情人的证据。可见于精神分裂症、围绝经期精神障碍。

⑨被洞悉感：又称内心被揭露。患者认为其内心所想的事，未经语言文字表达就被别人知道了，但是通过什么方式被人知道的则不一定能描述清楚。该症状对诊断精神分裂症具有重要意义。

（2）超价观念：是一种在意识中占主导地位的错误观念，其发生一般均有事实的依据。此种观念片面而偏激，与实际情况有出入，带有强烈的情感色彩，明显地影响患者心理活动及其行为，它的形成有一定的性格基础和现实基础，没有逻辑推理错误。超价观念与妄想的区别在于其形成有一定的性格基础与现实基础，内容比较符合客观实际，伴有强烈的情绪体验。多见于人格障碍和心因性精神障碍。

（3）强迫观念：又称强迫性思维，指在患者脑中反复出现的某一概念或相同内容的思维，明知没有必要，但又无法摆脱。强迫观念可表现为患者反复回忆某些想法（强迫性回忆）、反复思索无意义的问题（强迫性穷思竭虑）、脑中总是出现一些对立的思想（强迫性对立思维）、总是怀疑自己的行动是否正确（强迫性怀疑）。强迫观念常伴有强迫动作。强迫观念与强制性思维不同，前者患者明白思维是自己的，多见于强迫症；后者患者体验到思维是异己的。

Q9.

什么是精神病中的妄想?

妄想是一种不理性、与现实不符且不可能实现的但患者坚信不疑的错误信念。它包括错误的判断与逻辑推理。即使把事实或已经被完全论证的理论摆在妄想者的面前,也很难动摇他的信念,妄想大都出现在精神病状态下,如精神分裂症。

1. 妄想的主要特征

妄想最主要的特征有:

(1)患者专心注意,坚信不疑。

(2)判断与推理有明显错误,经验与教育均无法纠正。

(3)内容与现实相违,但与个人利害有密切关系。

(4)与文化背景无关,这一特征足以与迷信、偏见相区别。

(5)妄想的最大特征是妄想内容的核心完全涉及自我,如"我伟大""他人要加害于我""我是有罪的""那件事情会毁掉我"等。如内容的核心不涉及自我,就算是一些没有依据的且荒谬离奇的想法,在精神病学的评价标准上,也可以不被视为妄想。

2. 妄想的分类

按照妄想的起源以及妄想与其他精神症状的关系,可将妄想分为:原发性妄想与继发性妄想。

(1)原发性妄想是直接产生于大脑的某种病理变化,具有突然性,找不到心理上的原因,而且没有心理学上的解释。原发性妄想以突发性妄想最为常见,另外还包括妄想知觉和妄想心境。

(2)继发性妄想是继发于其他心理过程的障碍,因而能找到心理学上的解释。

临床上通常按妄想的主要内容分类,相关内容也可参阅本书 Q8。

Q10.

什么是自知力？如何判断精神障碍患者自知力是否存在？

1. 自知力的相关概念

自知力指患者对其自身精神状态的认知能力，即能否察觉或识辨自己有病和精神状态是否正常，能否分析判断并指出自己既往和现在的哪些状态和表现属于正常、哪些属于病态的能力。

自知力完整的患者通常能够认识到自己患了病，知道自己需要治疗，并积极配合医生治疗。精神病患者一般均有不同程度的自知力缺陷，在疾病的不同阶段，自知力的完整程度也不同，并随病情变化而变化。

神经症患者，大多数具有完整的自知力，他们主动就医，主动向医生诉说自己的不适，要求诊治，并积极配合医生治疗。

精神障碍的初期，有些患者的自知力尚存，能够觉察到自己的精神状态发生了变化。随着病情的发展和加重，患者往往对自己的精神症状丧失了判断力，否认自己是不正常的，甚至拒绝治疗。此时称为自知力缺损。凡经过治疗，随着病情好转、显著好转或痊愈，患者的自知力也逐渐恢复。由此可知，自知力是精神科用来判断患者是否有精神障碍、精神障碍的严重程度以及疗效的重要指征之一。

根据《牛津精神病学词典（1981 年版）》定义，自知力为患者认识到自己疾病的症状是异常或是有病的，并且对产生这些症状的原因有一定的认识。1989 年 David 提出了自知力的三维学说：①能够认识疾病；②对精神病进行适当分析和描述；③对治疗顺从。

我国精神病学家沈渔邨主编的《精神病学（第 3 版）》对自知力进行如下定义：患者对自身精神状态的认识能力，即能否察觉或辨识自己有病和判断并指出自己既往和现在的表现与体验中哪些是属于病态的。

我们认为自知力主要包括：①知道自己有精神病；②认识到药物治疗的必要性；③能够辨别精神症状与客观环境。

2. 自知力障碍的判断方法

可以从精神障碍患者对三个问题的回答来判断其自知力存在与否、是否部分丧失：

（1）治疗是否有必要？

（2）你是否有精神病？

（3）你是否有幻觉和妄想？

如果患者有完整的自知力，对上面问题的回答是：我需要治疗，我有精神病，我存在幻觉、妄想。

如果患者自知力不完整，对上面问题的回答是：我不确定，或不具备某个指标的判断能力。

如果患者丧失自知力，对上面问题的回答是：我不需要治疗（认为我很好），我没有病（不认为自己有病），我没有幻觉、妄想（坚信有人要害他，幻觉和现实分不清）。

Q11.

情感障碍的主要表现是什么?

情感障碍的临床表现是以情感高涨或低落为主,伴有思维奔逸或迟缓、精神运动性兴奋或抑制。躁狂状态时患者心境高扬,与所处的境遇不相称,表现为兴高采烈,易激惹、激越、愤怒、焦虑,严重者可能出现与心境协调或不协调的妄想、幻觉等精神症状。抑郁状态时患者心情不佳、苦恼、忧伤、悲观、绝望,高兴不起来,兴趣丧失,自我评价低,严重者出现自杀想法和行为,病情呈晨重夜轻的节律变化。

Q12.

意志行为障碍的主要表现有哪些?

　　人们为达到预定目的, 经过努力、克服困难而采取的一系列自觉行动称为意志或意志活动。其中每一个有动机、有目的的行动谓之行为。

　　意志行为障碍的主要类型有: 意志增强、意志缺乏、意志减退、精神运动性兴奋、精神运动性抑制、冲动行为和自伤自杀行为等。

　　(1) 意志增强。意志活动的增多, 不同的精神障碍表现不尽相同。躁狂状态情感高涨时, 患者终日不知疲倦地忙忙碌碌, 但常常是"虎头蛇尾", 做事有始无终, 结果是一事无成。而有被害妄想的患者受妄想的支配, 不断地调查了解, 寻找所谓的证据或到处控告等。

　　(2) 意志缺乏。患者无任何主动意向要求, 对工作、学习无自觉性, 个人生活也极端懒散。意志缺乏常与思维贫乏、情感淡漠共存。多见于精神分裂症。患者对任何活动都缺乏明显的动机, 没有什么确切的企图和要求, 不关心事业, 也不要求学习和工作, 缺乏应有的主动性和积极性, 个人生活方面也变得极端懒散, 行为孤僻、退缩, 与周围环境不协调, 但是患者对此既缺乏自觉, 也完全不能意识到他是不正常的。

　　(3) 意志减退, 亦称意志活动减退, 指患者的意志活动减少。意志减退表现为患者意志活动呈显著持久的抑制。临床表现为行为缓慢, 生活被动, 不想做事, 不愿和周围人接触交往, 常独坐一旁, 或整日卧床, 不想去上班, 不愿外出, 不愿参加平常喜欢的活动和业余爱好, 常闭门独居、疏远亲友、回避社交。严重时, 连吃、喝、个人卫生都不顾, 甚至发展为不语、不动、不食, 可达木僵状态, 称为"抑郁性木僵", 但若仔细进行精神检查, 会发现患者仍流露痛苦抑郁情绪。伴有焦虑的患者, 可有坐立不安、手指抓握、搓手顿足或踱来踱去等症状。

（4）精神兴奋，也称精神运动性兴奋，指整个精神活动明显增强，言语动作增多。其表现与思维、情感、环境相协调的称为协调性精神运动性兴奋，多见于躁狂症；内容杂乱，行为怪异、愚蠢，无目的性，使人难以理解的称为不协调性精神运动性兴奋，多见于精神分裂症。

（5）精神抑制，也称精神运动性抑制，指整个精神活动水平降低，言语动作普遍迟缓、减少。严重时可表现为缄默不语，不吃不喝，僵住不动或经常保持一种固定的姿势，口含唾液不咽，膀胱充盈不排。常见于精神分裂症。

（6）冲动行为。受病态支配发生的突然冲动，可出现伤人、杀人、毁物、纵火等危及他人或社会安全的行为。

（7）自伤自杀行为。受幻觉或妄想支配，或情绪极度抑郁时，可出现伤害自己的行为或自杀行为。严重抑郁发作的患者常伴有消极自杀的观念或行为。消极悲观的思想及自责自罪可萌发绝望的念头，认为"结束自己的生命是一种解脱"，"自己活在世上是多余的人"，并会促进计划自杀发展成自杀行为。这是抑郁症最危险的症状，应提高警惕。自杀观念通常逐渐产生，轻者仅感到生活没意思，不值得留恋，逐渐产生突然死去的念头，随抑郁加重，自杀观念日趋强烈，患者千方百计试图了结自己。

第二章

精神分裂症

Q13.

什么是精神分裂症？什么是精神分裂症前驱期？
精神分裂症的早期症状有哪些？

1. 精神分裂症的概念

精神分裂症是一组病因未明的重性精神病，多在青壮年缓慢或亚急性起病，临床上往往表现为症状各异的综合征，涉及感知觉、思维、情感和行为等多方面的障碍以及精神活动的不协调。患者一般意识清楚，智能基本正常，但部分患者在疾病过程中会出现认知功能的损害。病程一般迁延，呈反复发作、加重或恶化，部分患者最终出现认知功能衰退和精神残疾，但有的患者经过治疗后可保持痊愈或基本痊愈状态。

2. 精神分裂症前驱期

精神分裂症在首次发作前有一段较长的前驱期。前驱期是指从出现不明显的精神异常症状到明确诊断为精神分裂症的一段时期，一般平均约为 3年。其特点是在全面的精神分裂症阳性症状组出现前患者表现出非特异性症状和类似精神病症状。

（1）常见的前驱期症状。

①情绪的改变：情绪波动，易激惹，焦虑抑郁等。

②认知功能的改变：出现一些奇怪的想法，学习或工作能力下降。

③对自我和周围环境的感知出现变化。

④行为活动的改变：社会功能退缩，兴趣丧失，敏感多疑，甚至社会功能水平下降。

⑤睡眠和食欲的改变：生活懒散，活动机能或动机下降等。

由于患者有部分功能基本保持正常，而且常常对一些症状可以合理化解释，所以常常因患者家属不重视而导致疾病迁延。精神分裂症前驱期被识别后，应采取干预措施，目前比较被肯定的干预措施包括药物干预和心理社会干预。

（2）干预方法。

①药物干预：前驱期症状只能作为精神分裂症发病的危险因素，不排除自我缓解的可能，因此对这些"准精神分裂症"进行抗精神病药物的治疗存在一个伦理学的问题。药物干预之前，应让患者或家属有充分的知情权。

②心理社会干预：包括支持性心理治疗、心理及健康教育、家庭干预、认知行为以及职业与社交技能训练等。心理社会干预能使患者的精神症状得到控制，增加家属与患者对治疗的依从性，克服不良心理，有效避免因住院带给患者的耻辱感，并达到防止患者复发、维持患者良好社会功能的目的。

3. 精神分裂症的早期症状

（1）类神经衰弱症状。

患者头痛、失眠、多梦易醒、做事丢三落四、注意力不集中、月经紊乱、倦怠乏力，虽有诸多不适，但无痛苦体验，且又不主动就医。

（2）性格改变。

一向温和沉静的人，突然变得蛮不讲理，为一点微不足道的小事就发脾气，或疑心重重，认为周围的人都跟他过不去，见到有人讲话，就怀疑在议论自己，甚至认为别人咳嗽也是针对自己。

（3）情绪反常。

患者无故发笑，对亲人和朋友变得淡漠，疏远不理，既不关心别人，也不理会别人对他的关心，或无缘无故的紧张、焦虑、害怕。

（4）意志减退。

患者一反原来积极、热情、好学上进的状态，变得工作学习马虎，不负责任，甚至旷工旷课；生活变得懒散，仪态不修，没有进取心，得过且过。

（5）行为动作异常。

患者一反往日热情乐观的生活态度，沉默不语，动作迟疑，面无表情，或呆立、呆坐，独处不爱交往，或对空叫骂，喃喃自语，或做些莫明其妙的动作，令人费解。

这些都是精神分裂症的早期症状，如果有这些情况的出现，要及时就医，越早治疗，效果越好！

Q14.

精神分裂症的发病原因有哪些？

大量研究发现精神分裂症的发病与下列因素有关。

（1）遗传因素。临床遗传学研究发现，遗传因素对精神分裂症的发生起一定的作用。根据调查发现，精神分裂症患者近亲属中的患病率比一般人群高数倍。与患者血缘关系越近，精神分裂症的发病率越高。有关双生子的研究发现，本病单卵孪生的同病率比双卵孪生的高 4~6 倍。

（2）内分泌因素。本病大多在青春期前后性成熟期发病，部分患者在分娩后急性起病。此外，本病发病率在绝经阶段也较高。临床事实说明内分泌在发病中具有一定作用。甲状腺、性腺、肾上腺皮质和垂体功能障碍，也曾被不少学者疑为本病的病因。但有关这些方面的研究未能做出确切的结论。

（3）病前个性特征因素。孤僻、敏感、害羞、好幻想、逻辑性思维差等特殊的病前个性特征，是精神分裂症的重要原因，50%～60% 的精神分裂症患者具有这些病前个性特征；病前具有胆小、犹豫、主动性差、依赖性强等性格的占 40%。

（4）环境因素。研究表明，在孕期受到病毒感染的胎儿，其成年后发生精神分裂症的概率明显高于对照组，孕期及围产期的并发症，也可使本病的发病率提高。

（5）社会心理因素。本病的发生多是患者在幼年至成年生活中的困难遭遇引起的，其中与精神分裂症亲属的接触是致病的主要因素。

Q15.

精神分裂症的主要临床表现是什么？

精神分裂症的临床症状复杂多样，可涉及感知觉、思维、情感、意志行为及认知功能等方面，个体之间症状差异很大，即使同一患者在不同阶段或病期也可能表现出不同症状。其五大临床表现有：

（1）感知觉障碍。精神分裂症可出现多种感知觉障碍，最突出的感知觉障碍是幻觉，包括幻听、幻视、幻嗅、幻味及幻触等，而幻听最为常见。

（2）思维障碍。思维障碍是精神分裂症的核心症状，主要包括思维形式障碍和思维内容障碍。思维形式障碍是以思维联想过程障碍为主要表现形式，包括思维联想活动过程（量、速度及形式）、思维联想连贯性及逻辑性等方面的障碍。妄想是最常见、最重要的思维内容障碍。最常出现的妄想有被害妄想、关系妄想、影响妄想、嫉妒妄想、夸大妄想、非血统妄想等。

据估计，高达 80% 的精神分裂症患者存在被害妄想，被害妄想可以表现为不同程度的不安全感，如怀疑被监视、被排斥、担心被投药或被谋杀等，在妄想影响下患者会做出防御或攻击性行为，此外，被动体验在部分患者身上也较为突出，对患者的思维、情感及行为产生影响。

（3）情感障碍。情感淡漠及情感反应不协调是精神分裂症患者最常见的情感症状，此外，不协调性兴奋、易激惹、抑郁及焦虑等情感症状也较常见。

（4）意志和行为障碍。多数患者的意志减退甚至缺乏，表现为活动减少、离群独处，行为被动，缺乏应有的积极性和主动性，对工作和学习兴趣减退，不关心前途，对将来没有明确打算，某些患者可能有一些计划和打算，但很少执行。

（5）认知功能障碍。在精神分裂症患者中认知缺陷的发生率高，约 85% 患者出现认知功能障碍，如信息处理、选择性注意、工作记忆、短时记忆和学习、执行等方面存在缺陷。

认知缺陷症状与其他精神病性症状之间存在一定的相关性，如思维形式障碍明显的患者的认知缺陷症状更明显，阴性症状明显的患者的认知缺陷症状更明显，认知缺陷可能与某些阳性症状的产生有关等。认知缺陷可能发生于精神病性症状明朗化之前（如前驱期），或者随着精神病性症状的出现而急剧加重，或者是认知随着病程延长而逐步衰退，初步认为慢性精神分裂症患者比首发精神分裂症患者的认知缺陷更明显。

Q16.

精神分裂症分哪些类型？

精神分裂症的主要临床分型及其主要临床表现如下：

（1）偏执型。它是精神分裂症中最常见的一种类型，以幻觉、妄想为主要临床表现。

（2）青春型。它在青少年时期发病，以显著的思维、情感及行为障碍为主要表现，典型的表现是思维散漫、思维破裂，情感、行为反应幼稚，可能伴有片断的幻觉、妄想；部分患者可能表现为本能活动亢进，如食欲、性欲增强等。该型患者首发年龄低，起病急，社会功能受损明显，一般预后不佳。

（3）紧张型。它以紧张综合征为主要表现，患者可能表现为紧张性木僵、蜡样屈曲、刻板言行以及不协调性精神运动性兴奋、冲动行为。一般该型患者起病较急，部分患者缓解迅速。

（4）单纯型。该型主要在青春期发病，主要表现为阴性症状，如孤僻退缩、情感平淡或淡漠等。该型治疗效果欠佳，患者社会功能衰退明显，预后差。

（5）未分化型。该型具有上述某种类型的部分特点，或是具有上述各型的一些特点，但是难以归入上述任何一型。

（6）残留型。该型是精神分裂症急性期之后的阶段，主要表现为性格的改变或社会功能的衰退。

Q17.

什么是偏执型精神分裂症?

偏执型精神分裂症是最为常见的精神分裂症。病初表现为敏感多疑,逐渐发展成妄想,并有泛化趋势。病因及发病机制不明,起病年龄较其他各型晚,通常 30 岁以后起病,可能与遗传、人格特征及社会环境因素等共同作用有关,多数患者病前性格存在缺陷,如主观、固执、敏感、多疑、自尊心强、自我中心、好幻想、易激惹、拒绝接受批评以及缺乏安全感等。在个性缺陷基础上,患者在社会环境(如恋爱失败、升职受挫等)作用下逐渐起病,将事实曲解而逐渐形成妄想,在妄想影响下,患者与周围环境之间的冲突增加,从而进一步强化妄想内容。

妄想内容及出现时间与患者生活处境密切相关,具有逻辑性、系统性和现实性特点,不经仔细甄别较难判断究竟是妄想还是事实。妄想内容常为被害妄想、嫉妒妄想、疑病妄想和夸大妄想等,在被害妄想影响下,患者常常主动联系专业人士(如律师、信访部门等)寻求救援或解决问题,反复多次上访、举报或诉讼等;嫉妒妄想患者主要怀疑配偶对其不忠,因此患者可能跟踪、监视配偶,不定期检查配偶的衣物(如内衣裤、手提包及手机等),甚至出现暴力和攻击行为;疑病妄想患者担心自己患有某种疾病,如担心体内长有寄生虫,或认为身体变形了,或认为身体或口腔内有某种异味,因此烦恼不已,反复就诊、检查,但检查结果阴性及医生解释往往不能消除患者的顾虑和担心。抑郁症状较为常见,某些患者的抑郁情绪达到严重程度。一般而言,偏执型精神分裂症患者的行为、情感反应与其妄想内容是一致的。

偏执型精神分裂症治疗较为困难,应用抗精神病药物缓解患者的妄想等精神病性症状,针对患者的抑郁和焦虑情绪可选择抗抑郁药和抗焦虑药。心理治疗对偏执型精神分裂症的疗效一般。

Q18.

什么是青春型精神分裂症？

　　青春型精神分裂症是指发生在青春期的精神分裂症，是精神分裂症的一种类型。跟其他精神分裂症症状不一样的是，其发病可急可缓，发病较早，起病一般比较缓慢；发病急骤，病程发展较快，短期内会达到严重程度。

　　其具体表现有以下几种：

　　（1）联想障碍。患者联想松散、支离破碎，让人不知所云；正常思维突然中止或涌现大量的强制性思维；思维联想贫乏、空洞；与人交谈中言语减少，重复一些单调的语句，或满篇文字只反复说一个无意义的问题，如"人为什么要吃饭？"之类。

　　（2）情感障碍。情感障碍是本病的基本症状。在疾病急发期，患者的情绪可出现无原因的剧烈变化，如兴奋、激动、紧张、恐惧、焦虑、忧郁、忽而大哭、忽而大笑、忽而大发雷霆等，这是由幻觉、妄想引起的强烈反应。

　　（3）意志行为障碍。患者表现为对外界事物不感兴趣，常独处沉思、生活懒散、不修边幅，或者产生矛盾意向，做任何事情都是犹豫不决。

　　（4）幻觉丰富。患者常常可以在意识完全清醒的状态下出现听幻觉、视幻觉、触幻觉、味幻觉、嗅幻觉等。幻觉内容离奇古怪，变化多端。

　　（5）自我意识障碍。这也是此病常见的症状之一。患者认为自身的某部分躯体或整个身体已不存在或不属于自己，自己在另一处所。自我意识障碍还可表现为以第二人称的语调叙述自身的体验，或者觉得自己已一分为二，两部分在脑子里互相对话。

　　（6）注意力涣散。患者在发病的早期表现为对日常生活漫不经心，工作、学习、生活粗枝大叶、丢三落四、心不在焉。

　　（7）逻辑进程障碍。患者在思维过程中，不能按照正常的思维逻辑规律来分析问题，表现出概念混乱和逻辑推理奇怪等症状。

（8）妄想。妄想是一种严重的思维障碍的表现。患者凭空出现病理性观念，例如有的患者认为"人人都想害我""人人都在监视我"。

一旦出现上述某些症状，需及时到医院精神科确诊，及时治疗。

Q19.

什么是紧张型精神分裂症?

　　紧张型精神分裂症是精神分裂症的一类,较少见,常表现为紧张性木僵和紧张性兴奋交替出现,亦可单独发生,以木僵状态为多见。该病大多起病于青年或中年,起病较急,个别病例可自行缓解。在精神分裂症的各个类型中,紧张型精神分裂症治疗效果理想、预后最好。

　　紧张型木僵:常表现为运动抑制,轻者动作缓慢,少语少动,重者终日卧床,缄默不语,不食不动,对周围刺激(如疼痛、言语、冷热等)无反应,口水长时间留在口中,不咽不吐,甚至顺着口角下流;肌张力增高,可出现蜡样屈曲、被动性服从或主动性违拗,还可出现模仿言语(重复几个没有意义的词或短语)、模仿行为(模仿其他人的行为)。患者意识清,对周围事物仍可感知,病后能回忆所经历的事情。病程常持续数周至数月,偶可伴幻觉或妄想。

　　紧张性兴奋:突然发生,患者行为冲动,常人难以理解,言语内容单调刻板,行为缺乏目的,还可出现砸东西、伤人、毁物行为。持续数小时至数周可自发缓解,或转入木僵状态。

　　对紧张型精神分裂症的治疗主要有以下几种方法:

　　(1)抗精神病药物应作为首选治疗措施,强调早期、足量、足疗程、单一用药、个体化用药的原则。

　　(2)心理与社会干预。

　　①行为治疗:基于学习理论,运用各种方式训练患者的各种技能,如训练其正确决策和解决问题、处理好人际关系、正确应对应激和不良情绪和学习一些生活技能等。

　　②家庭干预:主要是心理教育、行为问题的解决方法、家庭支持及危机处理措施等有机结合。

　　（3）社区服务。精神分裂症患者最终都需要生活在社区，因此如何在社区中管理精神分裂症患者，如何在社区中为他们提供方便、合理和高效的服务一直为各国所重视。

　　（4）电休克治疗。对于木僵、亚木僵状态的紧张型精神分裂障碍患者，可采用电休克治疗，疗效较好。

Q20.

什么是单纯型精神分裂症?

单纯型精神分裂症是精神分裂症的一类,临床表现以阴性症状为主症,极少有幻觉、妄想,或仅出现一过性幻觉、妄想。该型较少见,约占所有精神分裂症的 2%,患者多青少年发病,起病隐匿,早期不易发现,病情进展缓慢、持续,预后较差。

大部分患者为无明显诱因起病,早期表现为类神经衰弱的症状,出现精神萎靡、注意力不集中、失眠、头晕等,后病情逐渐进展,变得孤僻离群,被动退缩,精神衰退,生活懒散,对亲人冷漠,工作和学习的兴趣减退,进取心缺乏,本能欲望不足,情感淡漠,对情绪刺激缺乏相应的反应,极少出现幻觉,或仅出现一过性幻觉。

发病的主要原因有以下几个方面:

(1)遗传。遗传因素在此病的发生中起重要作用。与患者血缘关系越近、亲属中患病的人数越多,患病的风险度越大。

(2)神经发育。有研究提出精神分裂症的发生可能与神经发育异常有关。

(3)神经生化。主要包括多巴胺假说、谷氨酸假说、5-羟色胺假说、γ-氨基丁酸假说。

(4)心理社会因素。尽管许多研究表明精神分裂症的发生与心理社会因素有关,但尚未发现任何心理社会因素能决定精神分裂症的产生。

依据《中国精神障碍分类与诊断标准第 3 版》(CCMD-3),单纯型分裂症诊断标准如下:

(1)以思维贫乏、情感淡漠或意志减退等阴性症状为主,从无明显阳性症状。

(2)社会功能严重受损,趋向精神衰退。

(3)起病隐袭,缓慢发病,病程至少 2 年,常在青少年起病。

Q21.

如何早期发现精神分裂症?

早期精神分裂症可以通过精神病筛查量表进行筛查。具体量表如下:

早期精神病筛查量表

早期表现	完全没有（0分）	偶尔有（1分）	一半时间有（2分）	非常频繁（3分）	一直都有（4分）
睡眠障碍					
饮食障碍					
紧张或坐立不安					
焦虑或担忧					
退缩或沉默					
抑郁或感到绝望					
对身边事物缺乏兴趣或兴趣丧失					
易怒或脾气暴躁，注意力集中困难					
异常的兴奋或情绪高涨					
对人存在敌意					
觉得他人批评自己					
与周围的人关系紧张或不合群					
感到被别人控制，感到别人想害自己					
幻听或感知觉障碍					
无法正常工作或生活					
否认自己有病					

量表说明：

(1)这些早期症状在过去一段时间内(近一周)出现的频率分为5个等级：

完全没有：0分；

偶尔有：1分；

一半时间有：2分；

非常频繁：3分；

一直都有：4分。

(2)总得分：

12分以下：为正常；

12分以上：应积极求助专业人员，进行进一步的排查；

36分以上：明确有病，面对现实，积极就医；

Q22.

精神分裂症的药物治疗原则是什么？精神分裂症患者药物治疗的有效率到底有多高？

　　精神分裂症是一种严重的精神疾病，是国家卫生健康委员会（简称国家卫健委）认定的六种重度精神障碍之一。其复发率、致残率都较高，疾病负担较重，病程常常表现为慢性迁延，大多数患者需要长期甚至终身的治疗和护理。所以合理、有效的治疗，可以起到改善病情，促进患者恢复日常生活功能、更好地融入社会，促进家庭与社会和谐的作用。

　　1. 治疗原则

　　（1）明确诊断。正确的治疗有赖于正确的诊断，对于精神分裂症而言，反复求证的诊断性评估须贯穿于治疗的全过程。

　　一般包括：

　　①初发就诊时进行综合判断。

　　②在此后的治疗过程中，通过观察和再评估去反复验证诊断的正确性或修正原来的诊断。

　　③纵向跟踪随访，在整个治疗过程中要定期评估疾病的严重度、药物疗效和不良反应，必要时调整治疗方案。

　　（2）早期干预。

　　①早期识别疾病征兆，提高识别能力。

　　②缩短未治期，一旦发现可疑病例及时就医，尽快得到治疗。

　　③采用正确的早期干预手段。

　　（3）制订治疗方案并实施。一旦诊断明确，即应制订相应的治疗计划（包括短期和长期计划）并实施。

　　（4）个体化治疗。每一位患者都是独一无二的个体，在药物种类及剂量的选择上应该遵循个体化原则。每一患者治疗计划的拟定，需多方面考虑，并根据患者治疗的反应随时调整。

（5）长期治疗。精神分裂症复发率高，因此经治疗控制症状后，还需继续长期的、规范的巩固和维持治疗，以预防疾病的复发。

（6）综合治疗。精神疾病的发生和发展又与具体的生物、心理、社会因素密切相关，近年来，不仅强调针对精神分裂症核心症状的治疗，同时要考虑认知功能和社会功能的恢复。因此，药物治疗、心理行为治疗和社会功能康复治疗是缺一不可的。

2. 药物治疗的有效性

美国精神医学学会（APA）精神分裂症治疗指南称：大约 30% 的精神分裂症患者对抗精神病药治疗没有或几乎没有反应，另有 30% 的患者仅有部分反应。

鉴于更准确的数据对于患者宣教具有重要意义，对于抗精神病药临床研究也有标尺价值，来自德国慕尼黑工业大学及瑞士伯尔尼大学的研究者通过使用来自随机对照研究的患者个体数据，对抗精神病药短期（4～6 周）治疗无反应及未获得治愈的患者比例进行了计算。该项研究于 2018 年 7 月 2 日在线发表于 *Schizophr Bull*（影响因子 6.944）。

该项分析共纳入了 16 项随机对照研究，均为药厂赞助并已发表，其中 15 项采用双盲设计，使用 BPRS 及 PANSS 作为疗效评估工具的研究各有 8 项。

6221 名患者被纳入分析，平均年龄 37.2 岁，平均病程 13.6 年，男性占 65.8%；所涉及的抗精神病药包括氨磺必利（N＝1092）、氟哌啶醇（N＝1421）、奥氮平（N＝2604）、喹硫平（N＝175）、利培酮（N＝596）、齐拉西酮（N＝271）及氟哌噻吨（N＝62）。

研究结论：该项纳入 7 种抗精神病药、16 项随机对照研究、6221 名患者的单个患者数据分析显示，经过 4～6 周的治疗，每 5 名精神分裂症患者中有 1 人（19.8%）对治疗完全无反应（≤0%）；如果以减分率≥25% 作为治疗有效的标准，则每 5 名患者中有 2 人（43%）未达到"有效"标准。总体而言，每 3 名患者中只有 1 人（33.1%）能通过短期治疗获得症状学治愈。研究结论表明，患者和家属希望药物能够立竿见影、百分之百有效是不现实的，对药物治疗的效果必须有充分的认识。

Q23.

对精神分裂症治疗国家有哪些优惠政策？
精神分裂症患者出院后如何进行家庭护理？

1. 精神分裂症的相关优惠政策

(1)精神分裂症患者可以通过乡镇、村、社区、街道，申请免费住院治疗。

(2)精神分裂症患者可以办理精神残疾证，每月有补贴，在社区(村)可以免费领药。

(3)精神分裂症患者可以办理残疾证(凭残疾证可以免一半的医药费)，符合条件的，可以申请低保。

2. 家庭护理

家人要了解常用抗精神药物的一般知识(抗精神病药物大致分为典型抗精神病药和第二代抗精神病药物)；要为精神分裂症患者保管好药物，防止患者受精神症状支配而一次吞服大量药物。

家庭治疗必须在医生的指导下进行，按时按量地协助患者服药，定期去医院复查；要注意观察药物的治疗效果，不同的药物用在不同的患者身上、不同的药物对不同的精神症状有着相对的选择性，疗效也有很大的差别；要密切观察药物的不良反应。

出现以下情况需立即去医院复查：

(1)病情波动：家属要密切注意病情复发的征兆，最先呈现的是失眠、发呆等。如出现上述情况，应及时调整治疗方案，阻止病情复发。

(2)患者出现较重的药物不良反应时，应及时送诊。如急性肌张力障碍导致患者眼睛上翻，口颈歪斜，严重的导致吞咽困难而出现意外。

(3)发现患者身上出了皮疹，及时送到医院复查。

（4）患者出现家属弄不明白的问题，也应尽快到医院复诊。

家属需亲近患者，取得患者的信任，关心患者；帮助患者解决一些实际问题，提高患者对疾病的认识，告知和鼓励患者面对现实、尽力而为；引导患者开朗、心情舒畅、知足常乐地生活，让患者看到光明、树立战胜病魔的信心。

Q24.

精神分裂症要吃药多久？精神分裂症治疗一个月只打一针可以吗？

1. 常规药物治疗过程

（1）急性期药物治疗。首次发病或缓解后复发的患者，抗精神病药物治疗力求系统和充分，以求得到较深的临床缓解。一般疗程为 8 ~ 10 周。

（2）继续治疗。在急性期精神症状得到控制后，宜继续用抗精神病药物治疗，剂量持续 1 个月左右，以期使病情获得进一步缓解，然后逐渐减量进行维持治疗。

（3）维持治疗。旨在减少复发或症状波动而再住院。维持治疗的时间一般在症状缓解后不少于 2 年。如患者系复发，维持治疗的时间要求更长一些。这一阶段的抗精神病药物逐渐减量，以减至最小剂量而能维持良好的状态为标准。一般在 3 ~ 6 个月后逐渐减至治疗量的 1/2，如病情稳定，可继续减量，减至治疗量的 1/4 或 1/5。如患者为第 2 次发作，药物维持的时间更长一些。此阶段使用较低剂量维持，定期复查，随时调整剂量，可避免复发。

2. 非典型性长效针剂

精神分裂症患者使用口服药物治疗时，很多患者容易因自行停药或者漏服而导致复发；而每月只需注射一次的新型长效针剂可以避免治疗中断、消除患者隐匿性的不依从，还可以减轻患者每日服药的负担和病耻感，有助于患者回归社会。

善思达是可以每月注射一次的非典型性长效针剂。该药采用先进的纳米晶体技术和独特的起始给药方式，使药物在人体内快速起效并稳定释放。每月注射一次的给药方式在国内外的临床研究中被证明能够保证患者持续治疗，从而有效降低复发风险。

善思达为我国精神分裂症的治疗开创了全新的格局，使提高患者依从性、预防复发成为可能。

第三章

心境障碍

Q25.

什么是心境障碍？发病原因有哪些？

心境障碍也称情感性精神障碍，是指由各种原因引起的以显著而持久的情感或心境改变为主要特征的一组疾病，包括抑郁发作、躁狂发作、双相发作以及抑郁症的亚型（如环性心境障碍、恶劣心境障碍）等。临床上主要表现为情感高涨或低落，伴有相应的认知和行为改变和有幻觉、妄想等精神病性症状。多数患者有反复发作倾向，每次发作多可缓解，部分可有残留症状或转为慢性。

心境障碍目前病因未明，现有的研究发现可能的发病机制涉及遗传、神经生化、神经内分泌、神经电生理、神经影像、神经发育及社会心理因素各个方面。而目前有效的治疗手段主要是针对心境障碍的神经生化异常进行的，包括了5-羟色胺、去甲肾上腺素、多巴胺等神经递质系统。

Q26.

如何区别抑郁情绪与抑郁症？

抑郁情绪和抑郁症可以通过以下表格进行区分：

区别	抑郁情绪	抑郁症
定义	是一种正常的情绪	是一种疾病
原因	往往事出有因	抑郁情绪与情境不相符，或无明确原因。偏爱部分人群，如有精神疾病家族史的人、女性等
持续时间	持续时间短，一般不超过两周	持续时间长，有的终身伴有
主要特征	情绪悲伤、消沉、痛苦、失望等	除情绪低落外，存在思维迟缓、意志活动减退、做事提不起兴趣、睡眠不好、疲惫、注意力不集中、长时间食欲不振等症状
改善方法	身边人善意的关心有助于情绪的恢复；也可通过分散注意点等方法改善情绪	身边人善意的关心可能无用；需要精神科医生和心理咨询师的专业治疗
后果	自我调节或在帮助下可恢复正常	部分有自杀的念头或者行为

Q27.

什么是抑郁发作？有哪些表现？

抑郁发作是指以抑郁为特征的疾病状态。其特点为：情绪低落、思维缓慢、语言动作减少和迟缓。其发作形式：轻型抑郁症、无精神病症状抑郁症、有精神病症状抑郁症、复发性抑郁症。抑郁发作的表现可分为核心症状、心理症状群与躯体症状群三个方面。

1. 核心症状

抑郁的核心症状包括心境或者情绪低落、兴趣缺乏以及乐趣丧失。诊断抑郁状态时至少应该包括这三种症状之中的一种。

（1）情绪低落。患者体验到情绪低落、悲伤。情绪的基调是低沉、灰暗的。患者常常诉说自己心情不好，高兴不起来。抑郁症患者常常可以将自己在抑郁状态下所体验到的悲观、悲伤情绪与丧失亲友导致的悲哀互相区别，这就是在诊断之中经常提到的"抑郁的特殊性质"，它是区别"内源性"和"反应性"抑郁的症状之一。在抑郁发作的基础上，患者会感到绝望、无助与无用。

①绝望：对前途感到失望，认为自己无出路。此症状与自杀观念密切相关，在临床上应该注意鉴别。

②无助：是与绝望密切相关的症状，对自己的现状缺乏改变的信心和决心。常见的叙述是感到自己的现状如疾病状态无法好转，对治疗失去信心。

③无用：认为自己生活毫无价值，充满了失败，一无是处；认为自己给别人带来的只有麻烦，不会对任何人有用；认为别人也不会在乎自己。

（2）兴趣缺乏。它是指患者对各种以前喜爱的活动缺乏兴趣，如文娱活动、体育活动、业余爱好等。典型者对任何事物无论好坏都缺乏兴趣，离群索居，不愿见人。

（3）乐趣丧失。它是指患者无法从生活之中体验到乐趣，或者叫快感缺失。

以上三种主要症状是相互联系的，可以在一个患者身上同时出现，互为因果，但是也有不少患者只是以其中某种或者两种症状为突出。有的患者不认为自己情绪不好，但是对周围事物不感兴趣。抑郁症患者有时可以在百无聊赖的情况下参加一些活动，主要是由自己单独参与的活动，如看书、看电影、看电视、从事体育活动等，表面看来患者的兴趣仍然存在，但是进一步询问可以发现患者无法在这些活动之中获得乐趣，从事这些活动的主要目的是消磨时间，或者希望能够从悲观失望之中摆脱出来。

2. 心理症状群

抑郁发作包含许多心理学症状，可以分为心理学伴随症状（焦虑、自责自罪、精神病性症状、认知症状、自杀观念和行为、自知力等）和精神运动性症状（精神运动性迟滞与精神运动性激越等）。

（1）焦虑。焦虑与抑郁常常伴发，而且经常成为抑郁症的主要症状之一。主观的焦虑症状可以伴发一些躯体症状，如胸闷、心跳加快、尿频、出汗等，躯体症状可以掩盖主观的焦虑体验而成为临床主诉。

（2）自责自罪。患者对自己以往的一些轻微过失或者错误痛加责备，认为自己的所作所为让别人感到失望；认为自己患病给家庭、社会带来巨大的负担；严重时患者会对自己的过失无限制地"上纲上线"，达到妄想的程度。

（3）精神病性症状。主要是妄想或者幻觉，内容与抑郁状态和谐的称为与心境相和谐的妄想，如罪恶妄想、无价值妄想、躯体疾病或者灾难妄想、嘲弄性或者谴责性的听幻觉等；而内容与抑郁状态不和谐的称为与心境不和谐的妄想，如被害或者没有情感色彩的幻听等。这些妄想一般不具有精神分裂症的特征，如原发性、荒谬性等。

（4）认知症状。抑郁症伴发的认知症状主要是注意力和记忆力的下降。这类症状是可逆性的，能随治疗的有效而缓解。认知扭曲也是其重要特征之一，如对各种事物均做出悲观的解释，将周围的一切都看成是灰色的。

（5）自杀观念和行为。抑郁症患者半数左右会出现自杀观念。轻者常常会想到与死亡相关的内容，或者感到活着没有意思，没劲；严重者会有生不如死的感觉，希望毫无痛苦地死去；更严重者则会主动寻找自杀的方法。抑郁症患者最终会有 10%～15% 死于自杀。偶尔患者会出现所谓的"扩大性自杀"，患者可在杀死数人后再自杀，导致极其严重的后果。

（6）自知力。相当一部分抑郁症患者自知力完整，主动求治。存在明显自杀倾向者自知力可能有所扭曲甚至缺乏对自己当前状态的清醒认识，甚至完全失去求治愿望。伴有精神病性症状者自知力不完整甚至完全丧失自知力的比例增高。双相障碍患者抑郁发作时的自知力保持完整的程度不如单相抑郁症患者。

（7）精神运动性迟滞或激越。精神运动性迟滞患者在心理上表现为思维发动的迟缓和思流缓慢，患者将之表述为"脑子好像是没有上润滑油"，同时会伴有注意力和记忆力的下降；在行动上表现为运动迟缓、工作效率下降，严重者可以达到木僵的程度。精神运动性激越患者则与之相反，脑中反复思考一些没有目的的事情，思维内容无条理，大脑持续处于紧张状态，但是由于无法集中注意来思考一个中心议题，因此思维效率下降，无法进行创造性思考；在行为上则表现为烦躁不安，紧张激越，有时候不能控制自己的动作，但是又不知道自己因何烦躁。

3. 躯体症状

主要的躯体症状有睡眠紊乱、食欲紊乱、性功能减退、非特异性躯体症状（如疼痛、周身不适、自主神经功能紊乱）等。

（1）睡眠紊乱。它是抑郁状态最常见的伴随症状之一，也是不少患者的主诉。表现为早段失眠、中段失眠、末段失眠、睡眠感缺失等。其中以早段失眠最为多见，而以末段失眠（早醒）最具有特征性。与这些典型表现不同的是，不典型抑郁症患者可能出现贪睡的情况。

（2）食欲紊乱。主要表现为食欲下降和体重减轻。食欲减退的发生率大约为70%。轻者表现为食不甘味，但是进食量不一定出现明显减少，此时患者体重改变在一段时间内可能不明显；严重者完全丧失进食的欲望，体重明显下降，甚至营养不良。不典型抑郁症患者则可见有食欲亢进和体重增加。

（3）性功能减退。其可以是性欲的减退乃至完全丧失。有些患者勉强维持有性行为，但是无法从中体验到乐趣。

（4）精力丧失。表现为无精打采，疲乏无力，懒惰，不愿意见人。有时与精神运动性迟滞相互伴随。精力不足或过度疲劳是抑郁发作的核心症状。

（5）晨重夜轻。即情绪在晨间加重，患者清晨一睁眼，就在为新的一天担忧，不能自拔；在下午和晚间则有所减轻。此症状是"内源性抑郁症"的典型表现形式之一。有些心因性抑郁患者的症状可能在下午或者晚间加重，与之恰恰相反。

（6）非特异性躯体症状。非特异性症状包括头痛或者全身疼痛、周身不适、胃肠道功能紊乱、心慌气短乃至胸前区疼痛、尿频、尿意等，常在综合医院被诊断为各种周围神经功能紊乱。

Q28.

什么是躁狂发作？有哪些表现？

躁狂发作以心境高涨为主，与其处境不相称，可以从高兴愉快到欣喜若狂，某些仅以易激惹为主。其主要表现为情绪高涨、思维奔逸、精神运动性兴奋。发作形式主要有：轻型躁狂、无精神病症状躁狂、有精神病症状躁狂和复发性躁狂症。病情轻者社会功能无损害或仅有轻度损害，严重者可出现幻觉、妄想等精神病性症状。

1. 症状标准

以情绪高涨或易激惹为主，并至少有下列 3 项（若仅为易激惹，至少需 4 项）：

（1）注意力不集中或随境转移。

（2）语量增多。

（3）思维奔逸（语速增快、言语急促等）、联想加快或有意念飘忽的体验。

（4）自我评价过高或夸大。

（5）精力充沛，不感疲乏，活动增多，难以安静，或不断改变计划和行动。

（6）鲁莽行为（如挥霍、不负责任，或有不计后果的行为等）。

（7）睡眠需要减少。

（8）性欲亢进。

2. 严重程度标准

严重损害社会功能，或给别人造成危险、不良后果。

3. 病程标准

（1）符合症状标准和严重程度标准至少已持续 1 周。

（2）可存在某些分裂性症状，但不符合分裂症的诊断标准。若同时符合分裂症的症状标准，在分裂症状缓解后，满足躁狂发作标准至少 1 周。

Q29.

什么是双相障碍?

双相障碍,也称双相情感障碍、躁郁症,属于心境障碍的一种类型,指既有躁狂发作又有抑郁发作的一类疾病。双相障碍病因未明,生物、心理与社会环境诸多方面因素参与其发病过程。生物学因素主要涉及遗传、神经生化、神经内分泌、神经再生等方面;与双相障碍关系密切的心理学易患病素质是环性气质;应激性生活事件是重要的社会心理因素。然而,以上这些因素并不是单独起作用的,目前强调遗传与环境或应激因素之间的交互作用,并且这种交互作用的出现时点在双相障碍发生过程中具有重要的影响。

双相障碍的临床表现按照发作特点可以分为抑郁发作、躁狂发作或混合发作。

混合发作是指躁狂症状和抑郁症状在一次发作中同时出现,临床上较为少见,通常是在躁狂与抑郁快速转相时发生。例如,一个躁狂发作的患者突然转为抑郁,几小时后又再次躁狂,使人得到"混合"的印象。但这种混合状态一般持续时间较短,多数较快转入躁狂相或抑郁相。混合发作时躁狂症状和抑郁症状均不典型,容易误诊为分裂心境障碍或精神分裂症。

"疯狂的天才""大喜大悲的人生""所有精神障碍中自杀率最高"……这些关键词都指向同一个疾病——双相障碍。

每年 3 月 30 日是世界双相障碍日,由国际双相障碍联盟、亚洲双相障碍联盟、国际双相障碍基金会联合发起。它是继世界自闭症日、世界老年痴呆日的第三个国际性精神障碍纪念日。这个日子,是双相障碍患者、艺术巨匠梵高的生日。

Q30.

双相障碍的治疗原则是什么？什么是电休克治疗？如何预防复发？

1.治疗原则

双相障碍患者自杀风险是普通人群的 10 倍，25% ~ 50% 的双相障碍患者有过自杀行为，11% ~ 19% 的患者自杀身亡，年轻患者首次诊断后的第一年尤其容易发生自杀行为。一项大样本临床调查发现，首次住院即确诊为双相障碍的患者中，男性自杀风险为 8%，女性为 5%，在所有的精神疾病中居于首位。

自杀可能发生在双相障碍的各个疾病期，患者处于抑郁发作或混合发作时有较高的自杀风险，躁狂发作时要低一些。近几年有研究表明，当患者处于一种广义的混合发作状态下，即自卑、无望、过度自责、易激惹等，会导致较高的自残风险。其他重要的风险因素还包括首次发作为抑郁相以及快速循环发作等。

双相障碍治疗的"三大原则"：综合原则、长期原则以及患者与家属共同参与原则。

（1）综合原则是指采取多重手段，如精神药物、物理治疗、心理治疗和危机干预等措施，综合运用以提高疗效。

（2）长期原则是指患者需要遵从医嘱长期治疗，提高生活质量。

（3）患者与家属共同参与原则，即鼓励家人参与患者的治疗过程，帮助患者提高依从性、减少复发。

2.电休克治疗

电休克治疗是有效、快速打消双相障碍患者自杀念头的最佳方法之一。

电休克治疗是一种治疗精神病的有效方法。但人们往往认为其副反应大，担心对大脑造成损害，事实并非如此。

做电休克治疗时，电压为 80～120 V，在此电压下，电流直接通过人的大脑，导致全身抽搐，患者意识丧失，没有痛苦。治疗结束后，少部分患者会出现头痛、恶心及呕吐，轻者不必处理，重者对症治疗即可缓解。

还有一少部分患者可出现意识模糊、反应迟钝症状，这取决于治疗次数的多少和间隔时间的长短，一般 7～10 天内逐渐消失。据资料表明，电休克治疗可引起脑电图改变，导致记忆力下降，但这种情况持续时间很短。

患者电休克治疗后 1 月内可恢复正常。对有严重自杀行为的双相障碍精神病患者，经过药物治疗需 2～3 周才能获得最佳效果，而电休克治疗在一周内即可生效。

国外有研究证明，经电休克治疗 100 次以上的病例，并无明显的脑功能影响；电休克 10000 次治疗的结果表明，未发生危及生命的并发症。现其一个疗程仅有 8～12 次，因此可以说电休克治疗是一项安全有效的治疗方法。

3. 复发的预防

随访研究发现，经药物治疗已康复的患者在停药后的 1 年内复发率较高，且双相障碍的复发率（40%）明显高于单相抑郁障碍（30%）。服用锂盐预防性治疗，可有效防止躁狂或抑郁的复发。心理治疗和社会支持系统对预防本病复发也有非常重要的作用，应尽可能解除或减轻患者过重的心理负担和压力，帮助患者解决生活和工作中的实际困难及问题，提高患者的应对能力，并积极为其创造良好的环境，以防复发。

Q31.

什么是恶劣心境障碍?

　　恶劣心境障碍是指一种以持久的心境低落为主的轻度抑郁,从不出现躁狂。患者在大多数时间里,感到心情沉重、沮丧,看事物犹如戴一副墨镜一样,周围一片暗淡;对工作兴趣下降,无热情,缺乏信心,对未来悲观失望,常有精神不振、疲乏、精力不足、效率降低等体验,严重时也会有轻生的念头;常伴有焦虑、躯体不适感和睡眠障碍,无明显的精神运动性抑制或精神病性症状,工作、学习、生活和社会功能不受严重影响。

　　患者常有自知力,主动要求治疗。患者抑郁常持续 2 年以上,其间无长时间的完全缓解,如有缓解,一般不超过 2 个月。此类抑郁发作与生活事件和性格都有较大关系,也有人称为"神经症性抑郁"。恶劣心境障碍是抑郁症的一个亚型,需要治疗。一般的伤心难过、情绪低落往往事出有因,消除原因,低落的情绪往往会随之消除,其与恶劣心境障碍比较容易区别。

Q32.

什么是环性心境障碍？

环性心境障碍是指心境高涨与低落反复交替出现，但程度均较轻，不符合躁狂发作或抑郁发作的诊断标准。

轻度躁狂发作时，患者表现得十分愉悦，活跃和积极，且在社会生活中会做出一些承诺；但转变为抑郁时，不再乐观自信，而成为痛苦的"失败者"；随后，可能回到情绪相对正常的时期，或者又转变为轻度的情绪高涨，一般心境相对正常的间歇期可长达数月。其主要特征是持续性心境不稳定。

这种心境的波动与生活应激无明显关系，与患者的人格特征有密切关系，过去有人称为"环性人格"。环性心境障碍是抑郁症的一个亚型，需要及早识别与治疗。

Q33.

什么是难治性抑郁症？

目前对难治性抑郁症仍未有统一和明确的定义。其概念是针对那些治疗相对无效、部分有效，症状难缓解，易复发的抑郁症提出的。它并非一组独立的疾病单元。从药物治疗方面讲，难治性指患者被正确诊断后，经系统的充分治疗（足剂量和疗程）仍未获得满意疗效。

是否为难治性抑郁症，需考虑四方面因素：抗抑郁药的服用剂量（或血药浓度）、治疗时间、患者服药的依从性和临床结局。

历史上许多学者曾对难治性抑郁症提出过不同的评估标准，最近的标准认为：①符合重性抑郁症标准；②标准抗抑郁药治疗6周无效；③服药依从性好，且血药浓度达有效值。

目前认为难治性抑郁症约占抑郁症的1/3，是临床上的严重挑战。难治性抑郁症为什么治疗困难？主要有以下可能的因素：

一是存在误诊或其为内科疾病继发的抑郁症。抑郁症很多时候是因缺乏针对性治疗而引起疾病的难治。准确诊断应成为诊断难治性抑郁症的重要先决条件。

二是精神障碍的共病。抑郁症患者可共病多种综合征。近期报告，抑郁症患者除较常见合并精神病性症状外，约有20%合并强迫症，37%合并进食障碍及躯体变形障碍，此外合并病态人格障碍也较多见，但更多的是与焦虑的共病。

三是不正确的治疗方法，如因疗程不够、剂量不足、患者依从性差、缺乏耐受性和未有针对人群采用特殊方法等产生的假性难治。

Q34.

什么是微笑抑郁症？什么是季节性抑郁症？

　　由于职业需要或其他原因，患者把愤怒、焦虑、忧郁等真实情感隐藏起来，时刻表现出微笑的表情，表面微笑、内心悲伤，心理学家把这种情况称为"微笑抑郁症"。微笑抑郁症患者如同在抑郁的心境表面蒙上了一层微笑的面纱。人前强颜欢笑，人后孤独寂寞，隐匿性很强，不容易被发现。"微笑型抑郁"大多发生在那些有学历、有身份、高收入、有事业心的成功人士中。他们中有官员、企业家，也有专业技术人员，在人们的印象中，他们在各方面都表现得游刃有余，能力强大。但事实上，他们和普通人一样，也有郁郁寡欢、唉声叹气、痛苦徘徊的时候，在他们坚强的外表下往往掩藏着一颗痛苦、压抑之心。微笑型抑郁的人，他们表面上若无其事，时刻都面带微笑，给人一种开朗、热情的假象，但实际上他们的内心深处却感到极度痛苦、压抑和悲哀。其实，他们的这种"微笑"不是发自内心深处的真实感受，而是出于应对家人、社交、工作等需要而违心地强作欢颜。他们的微笑常常是"工作的需要""面子的需要""礼节的需要""尊严和责任的需要""个人前途的需要"。他们身上扛着压力，"微笑"背后常常是更深刻的孤独和寂寞。他们的共同点是受"面子"观念的束缚，不愿意向他人倾诉、不愿意放弃"尊严"，从而进入一个恶性循环。

　　微笑抑郁症具有隐蔽性，不易被人察觉，所以目前就诊率低，但其后果可能比普通抑郁症更加严重。这样的患者如果不主动寻求治疗，很难发现其患病。对这类患者，提高他们的求助意识，加强抑郁症相关知识的学习尤为重要。全社会都要了解抑郁症，消除对精神疾病的病耻感，正确面对精神疾病。求助是强者的表现！

　　季节性抑郁症又称季节情绪失调症，为抑郁症的一种。每年同一时间发作，常为秋末冬初开始，春末夏初结束。

患有季节性抑郁症的人会有抑郁症的一般症状：伤心，焦虑，易怒，对事物兴趣索然，社会活动减少，注意力无法集中。其特有的一些症状包括：嗜睡、糖类需求量增加、食欲旺盛、体重增加。

季节性抑郁症分为冬季抑郁症和夏季抑郁症两种。

冬季抑郁症主要症状：（除情绪症状外）疲劳，嗜睡，精力不足，食欲旺盛，注意力无法集中，希望独处。

夏季抑郁症的主要症状：（除情绪症状外）体重下降，睡眠障碍，食欲下降。

Q35.

抑郁症的快速识别方法有哪些?

1. 90 秒四问题提问法

只要 90 秒回答四个问题就可以快速筛查抑郁症。

问题 1:过去几周(或几个月)是否感到无精打采、伤感,或对生活的乐趣减少了?

问题 2:除了不开心之外,是否比平时更悲观或想哭?

问题 3:经常有早醒吗(事实上并不需要那么早醒来)?

问题 4:近来是否经常感到生活没意思?

这些问题如果回答是肯定的,那就要考虑是抑郁症的可能了! 建议最好到医院精神科确诊一下,早发现早治疗。

2. PHQ-9 量表(抑郁症筛查量表)

我们也可以通过抑郁症筛查量表也就是 PHQ-9 量表,进一步筛查并评估抑郁的严重程度。

(1)该量表共有 9 个问题:

问题 1:做事时提不起劲或没有兴趣。

问题 2:感到心情低落、沮丧或绝望。

问题 3:入睡困难、睡不安稳或睡眠过多。

问题 4:感觉疲倦或没有活力。

问题 5:食欲不振或吃太多。

问题 6:觉得自己很糟——或觉得自己很失败,或觉得自己让自己和家人失望。

问题 7:对事物专注有困难,例如阅读报纸或看电视时。

问题 8:动作或说话缓慢到别人已经察觉,或正好相反——烦躁或坐立不安、动来动去的情况更胜于平常。

问题9：有不如死掉或用某种方式伤害自己的念头。

（2）评分标准：

完全没有——0分。

有好几天有——1分。

超过1周有——2分。

几乎每天都有——3分。

（3）结果判断：

0～4分：没有抑郁症（注意自我调节）。

5～9分：可能有轻微抑郁症（建议咨询心理医生或心理医学工作者）。

10～14分：可能有中度抑郁症（最好咨询心理医生或心理医学工作者）。

15～19分：可能有中重度抑郁症（建议咨询心理医生或精神科医生）。

20～27分：可能有重度抑郁症（一定要看心理医生或精神科医生）。

Q36.

抑郁症治疗的目标、原则及正规治疗过程是什么?

1. 治疗目标

世界卫生组织和我国对抑郁症的治疗都提出了明确的治疗目标,但是实际上抑郁症的治疗结果非常不理想,远远未达到治疗的目标,这需要医生和患者高度重视。抑郁症是一种高发病。世界卫生组织数据表明,2015 年全球抑郁症患者超过 3.2 亿人。我国抑郁症时点发病率为 3.02%,目前已经有超过 4000 万抑郁症患者。

《中国抑郁障碍防治指南(第二版)》明确指出,抑郁症的治疗目标如下:

(1)提高临床治愈率,最大限度减少病残率和自杀率,减少复发风险。

(2)提高生存质量,恢复社会功能,达到稳定和真正意义的痊愈,而不仅是症状的消失。

(3)预防复发。

在 2010 年美国精神病学会(APA)发布的《抑郁症治疗实用指南(第三版)》中,抑郁症的治疗目标为:获得临床治愈;改善功能损害;提高生活质量。

这些目标都需要精神科医师和患者清晰了解,努力追求,达到临床治愈的目标!

2. 治疗原则

抑郁症治疗有八大原则:

(1)个体化治疗。

(2)剂量逐步递增,尽可能采用最小有效量,使不良反应减至最少,以提高服药依从性。

(3)足量足疗程治疗。

(4)尽可能单一用药,如疗效不佳可考虑转换治疗、增效治疗或联合治疗，但需要注意药物之间的相互作用。

（5）治疗前知情告知。

（6）治疗期间密切观察病情变化和不良反应并及时处理。

（7）可联合心理治疗增加疗效。

（8）积极治疗与抑郁症共病的其他躯体疾病、物质依赖、焦虑障碍等。

只有按照八项原则，认真对待，坚持治疗，才能取得较好的治疗效果！

3. 正规治疗过程

抑郁症为高复发性疾病，目前倡导全程治疗。抑郁的全程治疗分为：急性期治疗、巩固期（恢复期）治疗和维持期治疗三个时期。

急性期治疗：主要是控制抑郁症的症状，一般都需要4~6周。如果症状没有得到控制，那么急性期治疗就不能结束，还需要随访，由医生调整治疗。

巩固期治疗：一般需要4~9个月，在这个阶段，患者的病情不是很稳定，也就是说患者的症状虽然被控制住了，但可能还会因为一点情况而出现波动，一般不建议患者私自减少药物的剂量。很多患者觉得自己症状没了，就过早停药，这样很容易导致抑郁症复发，还是建议用原有效的剂量继续治疗。单次发作的抑郁症，50%~85%会有第二次发作，因此常需要维持治疗以防止复发。

维持期治疗：病情稳定之后可以进入维持期治疗，一般建议2~3年。抑郁症仅发作一次、症状比较轻并且间歇期也比较长的，一般可以不用维持治疗，多次复发者建议长期维持治疗。这一阶段同样也需要定期到医院精神科随访，和医生沟通，由医生根据病情做出减少药量或停药决定。

很多患者觉得自己症状没了就突然停药，但是抑郁症病情比较特殊，如果突然停药，可能会出现断药反应。一般建议患者在想要停药的时候到医院听取医生建议，要在医生指导下逐量停药，比如一开始吃的药物是两片，过段时间可以吃一片，再过一段时间可以吃半片，逐渐减量，而这个过程一般需要1~3个月的时间。

这只是从大体上说抑郁症的治疗需要时间，具体时间的长短还是需要根据患者本身的情况和治疗医生的判断来决定。这和每个人的病情严重程度、对药物的反应、患者本身对疾病的重视程度、治疗的积极程度、运动、饮食、患者本身的努力都是息息相关的。

抑郁症的治疗是一个持续过程，需要患者坚持和定期去医院随访，只有这样才能达到抑郁症治愈的目标！

Q37.

抑郁症药物治疗中出现严重不良反应怎么办?

抑郁症如果没有得到及时、有效的治疗,将会影响患者的工作和生活质量,加剧患者的自杀风险,同时也会提高其罹患心血管等慢性躯体疾病的风险。服用抗抑郁药物已经被证实是治疗抑郁症尤其是中重度抑郁症的有效方法,在各个国家的抑郁症治疗指南中均被作为首选推荐方法。

大部分抗抑郁药物的不良反应都会随着用药时间的延长而减轻,开始服药后前 1~2 周不良反应较明显。

由于抗抑郁药物的起效时间一般为 2~4 周,起效时间较长,故可能刚开始用药时患者会出现明显不适,且体会不到抗抑郁药物带来的正性治疗作用。但只要随着用药时间的延长,药物疗效显现后,不良反应也会随之减轻。早期阶段便放弃服药是十分可惜的,也会人为地增加"难治性抑郁症"出现的概率。

临床上存在许多处理抗抑郁药不良反应的基本方法,例如逐渐增加药物剂量、睡前服药、饭后服药等。医生会在初期给患者使用小剂量的药物,之后再慢慢增加药物剂量,这种方法可以提高患者对不良反应的耐受程度。而对于能引起疲劳嗜睡的药物,医生一般会嘱咐患者在睡前服用,这样在减少不良反应的同时还能有助于患者睡眠。此外,饭后服药也能减轻药物的胃肠道不良反应。

对于实在无法忍受的不良反应,应该及时与医生沟通,医生将会减少剂量或改变药物种类。

患者对于不良反应的态度十分重要,不同的患者可能对不同的不良反应的在乎程度是不同的。例如胃肠道不适一类的不良反应,对于大多数患者来说应该可以耐受;但有些不良反应患者可能会觉得实在无法耐受,例如体重增加、嗜睡。如果出现这样的情况，在医生的指导下适当地减少药物剂量，或是换用另一种不同作用机制的抗抑郁药物则是允许的。

患者不要因为出现了不良反应而擅自停药，一定要与医生沟通后共同制订下一步的治疗方案。擅自停药将会导致抑郁症状复发或诱发"停药综合征"。突然停药往往会导致药物在血液中的浓度出现骤然下降的情况，由此造成一系列的撤药反应，例如头晕、心慌、紧张、焦虑等，但这样的不良反应持续时间并不长，而且只在少部分抗抑郁药中会出现。其实更严重的擅自停药的不良反应在于患者缺少了抗抑郁药物的保护，从长远来看更容易使疾病复发，这就跟糖尿病患者停用糖尿病药物一样，虽然不会有撤药反应，但疾病会复发。

此外，患者需要警惕少见但严重的不良反应。虽然抗抑郁药物尤其是新型抗抑郁药物引起临床严重不良事件的概率非常小，但是如果出现了非常严重的不良反应，例如出现自杀倾向、胸痛、呼吸困难、嘴唇肿胀、皮肤荨麻疹等，需要立即就医。

Q38.

抑郁症的发病原因及临床诊断方法是什么？为什么抑郁症患者会有强烈的自杀念头呢？

1. 发病原因

抑郁症的发病原因目前仍然没有彻底搞清楚，普遍认为其是各种因素共同作用的结果。抑郁症是一种常见的精神方面的疾病，给患者带来很大的烦恼，病情严重者甚至有自杀倾向，那么抑郁症的病因到底有哪些呢？

主要相关因素有：

（1）遗传因素。相关研究表明，若父母中有一人患抑郁症，则孩子患该病的风险将会增大很多；如果双生子中有一人患抑郁症，那么另一个人在一生中患抑郁症的可能性更高。

（2）人格因素。人格因素也是诱发抑郁症的一个主要因素，悲观、不自信、过分烦恼或者感觉几乎无法控制生活事件的人较容易得抑郁症。许多躯体疾病往往可以导致抑郁症。

（3）社会与环境因素。日常压力对我们的身体也有看不见的不良影响，事实上可以促成更大范围的疾病，以抑郁症较为常见。此外，一些不良生活事件，也可导致抑郁症。对于容易患抑郁症的人来说，如果持续处于暴力、忽视、虐待或贫穷之中，那么其更可能会患上这种病。

（4）大脑神经生物学因素。大脑神经递质功能紊乱也是导致抑郁症发病的重要因素。

2. 抑郁症的临床诊断方法（CCMD-3）

精神科医师是凭什么诊断的？下面就是精神科医师诊断抑郁症的标准：

（1）症状标准：以心境低落为主，并至少有下列 4 项。

①兴趣丧失、无愉快感。

②精力减退或疲乏感。

③精神运动性迟滞或激越。

④自我评价过低、自责或有内疚感。

⑤联想困难或自觉思考能力下降。

⑥反复出现想死的念头或有自杀、自伤行为。

⑦睡眠障碍，如失眠、早醒或睡眠过多。

⑧食欲降低或体重明显减轻。

⑨性欲减退。

（2）严重标准：社会功能受损，给本人造成痛苦或不良后果。

（3）病程标准：

①符合症状标准和严重标准至少已持续2周。

②可存在某些分裂性症状，但不符合分裂症的诊断。若同时符合分裂症的症状标准，在分裂症状缓解后，满足抑郁发作标准至少2周。

（4）排除标准：排除器质性精神障碍或精神活性物质和非成瘾物质所致抑郁。

（5）说明：本抑郁发作标准仅适用于单次发作的诊断。

3. 预防复发

抑郁症有较高的复发率，有人对抑郁症患者追踪10年，研究发现，有75%~80%的患者多次复发，故抑郁症患者需要进行预防性治疗，发作3次以上应长期治疗，甚至终身服药。

多数学者认为维持治疗药物的剂量应与治疗剂量相同，还应定期门诊随访观察。

心理治疗和社会支持系统对预防本病复发有非常重要的作用，应尽可能解除或减轻患者过重的心理负担和压力，帮助患者解决生活和工作中的实际困难及问题，提高患者的应对能力，并积极为其创造良好的环境。对有明显心理、社会因素作用的抑郁症患者，在药物治疗的同时常需合并心理治疗。

常用的心理治疗方法包括支持性心理治疗、认知行为疗法、人际治疗、婚姻和家庭治疗、精神动力学治疗等，其中认知行为疗法对抑郁症的疗效已经得到公认。

4. 为什么抑郁症患者会有强烈的自杀念头呢？

在我国有病历记录的抑郁症患者超过3000万人，如果加上未曾就诊的患者，保守估计约9000万。抑郁症患者最严重的后果是自杀。

据一项统计显示，在中国自杀和自杀未遂的人群中，50%～70%是抑郁症患者。抑郁症患者如果不予治疗，约1/3会自然恢复正常，大概需时半年到一年；另1/3会反反复复，拖成慢性；还有1/3最终会选择自杀。

抑郁症患者自杀的原因主要体现在以下三个方面：

（1）认知因素。抑郁症患者经常过分沉溺于消极的思维中而无法自拔，也就是其大脑里不停地思考一些不好的事情，特别是产生自我攻击、自责甚至自罪的想法。

患有抑郁症的人当遭遇诸如考试失败、离婚、丧亲、恋爱失败、晋升失败、财产丧失、癌症、中风等负性生活事件之后，个体的思维经常停留在生活事件的影响之下，不断地想："为什么是我？""为什么这种事发生在我身上"，或者是"如果总是这样，我将不能投入新的工作中"。

他们反复思考事件的原因、后果及其给自己带来的感受等内容。这种消极思维反过来又会强化患者的负面情绪，增加悲伤、焦虑和沮丧的感觉。

在抑郁情况下，如果选择思维反刍的方式，会延迟、加重抑郁情绪。多数研究结果都证实了思维反刍和抑郁情绪的正向关系，它会加重人的无望感，增加人对未来的消极期望。看一个抑郁症患者思维反刍的程度，就能够预测其产生自杀意念的可能性。

（2）神经生物学因素。一个人患有抑郁症时，大脑中往往有某些被称为神经递质的化学物质减少。人们认为，如果5-羟色胺和去甲肾上腺素这两种神经递质之间不平衡，就可以导致抑郁症或焦虑症。5-羟色胺和去甲肾上腺素减少常常导致情绪低落、动力下降以及食欲和性欲改变。

（3）遗传因素。遗传因素也是导致抑郁症患者走上自杀道路的原因之一。如果家庭中有抑郁症的患者，那么家庭其他成员患上抑郁症的风险就较高了，这可能是因为遗传导致抑郁症容易感性升高，其中双相障碍遗传性更高一些。然而，并非有抑郁症家族史的人都会得抑郁症，而且并非抑郁症患者都有家族史，这表明遗传因素并不是产生抑郁症的唯一因素。

一旦发现抑郁症患者有自杀念头，应该立即到医院治疗，监护人要做好监护工作，避免自杀事件发生。

Q39.

抑郁症的自我调节方法有哪些?

1. 主要方法

(1)体育疗法。锻炼可以给人一种轻松和自己做主的感觉,有益于克服抑郁症患者共有的孤独感。但锻炼要有一定的强度、持续时间和频率,才能达到预期效果。以做健身操、跑步、跳绳等为例,每周至少做 3 次,每次持续 15～20 分钟。散步也可以达到同跑步一样的效果,建议患者每天步行 1500 米,并力争在 15 分钟内走完。以后逐渐加大距离,直到 45 分钟走完 4500 米。在开始锻炼时,须经医生的同意。

(2)营养疗法。食物中所含的维生素和氨基酸对于人的精神健康具有重要影响。建议人们多吃易消化、营养丰富、维生素 B 含量丰富的食物,如粗粮、燕麦、香蕉等。

(3)精神疗法。抑郁症患者往往是戴着有色眼镜来看待世界和他自己的。为了改变这种错误观点,洛杉矶精神医疗中心的加里埃默教授提出了"三 A 法",即明白、回答、行动。因三个词的英文均以字母 A 开头,故称"三 A 法"。

第一,明白。首先要承认自己精神上忧郁;其次要注意自己的情绪变化、言行举止有无异常以及感觉思维的差别和身体反应等。

第二,回答。要学会每当产生一个错误观念时,及时地予以识别并记录下来。先写下自己的错误想法,再写下一个较为实际的选择答案,其目的是在实践中检验自己的想法。写完后,询问自己:"这会是真的吗?"然后再问自己:"从另一个方面该怎样看呢?"

第三,行动。如果你感到很压抑、痛苦,那你就换一种新的生活方式;如果你在工作中不能得心应手,那就通过学习来提高自己的技术水平,或者寻找新的工作。还要多计划一些活动，使自己的生活规律化。

（4）交际疗法。研究表明，善于与人结交者比喜欢独来独往的人在精神状态上要欢快得多。美国精神健康研究室曾发起了一场运动，口号是"朋友乃良药"。他们认为，社会支持甚至可使人延年益寿。通过自我治疗，患者可以缓解症状，预防抑郁症复发，提高生活质量。

2. 具体措施

美国国立精神卫生研究诊所针对抑郁症患者的实际情况，提出了以下六条自我治疗的原则。

（1）千万不要给自己制订一些很难达到的目标，要正确地认识自己的现状，要正视自己的病情，不要让自己陷入杂乱的事务之中。

（2）尝试着多和人接触交往，不要总是自己一个人，多交一些朋友能舒缓自己的抑郁情绪。

（3）面对事情的时候要分得清轻重缓急，做一些力所能及的事情，不要逞能，以免因工作做得不称心而打击做事的积极性。

（4）多参加一些活动。可以试着做一些运动，看看电影、电视，可参加不同形式和内容的社会活动，如演讲、参观、访问等，但也要适量。

（5）可以把自己的感受写出来，然后分析它、认识它，知道哪些是消极的，是抑郁的表现，然后想办法摆脱它。

（6）对自己的病不要急躁，要知道治病是需要时间的。

日常生活中按照上述六条原则生活，抑郁情绪会得到一定改善。

Q40.

什么是抑郁症的光照疗法？什么是动物辅助疗法？

1. 光照疗法

光照疗法的原理：光照疗法是利用人造强光密集照射，以达到治疗的目的。除了可用于治疗季节性抑郁症以外，还适用于调节失眠等。可以说，现代医学上对光照疗法已经颇为认同，它的治疗效果也是有目共睹的。光照疗法几乎不会产生不良反应，是既健康又有效的治疗方法，是患者的福音。

在光照疗法进行之前，必须经过专业医疗人员的评估，因为它和服药一样有剂量与使用时机的考虑。抑郁症患者通常在早上进行光照疗法，对轻度抑郁症患者持续 30 分钟可能就足以改善情绪；而季节性重度抑郁症约需 2 小时，持续大约 3 天，病情可能会获得改善。

照射时必须使用特殊的光疗设备，光线远高于一般室内光线，至少 2500 勒克斯，但又不会造成紫外线伤害，照射同时仍然可以正常工作、阅读或用餐。光照疗法在欧洲一些国家比较流行。临床研究证实，光照疗法加药物治疗的疗效好于单纯的药物治疗。

2. 动物辅助疗法

动物辅助疗法是一种行为矫正治疗方法，其机制包括：

（1）改变患者的注意力。把注意力集中在动物身上，患者就可暂时忘记自身的病痛。

（2）动物可以激励患者练习并加强其语言能力和协调技巧，同时还能够普遍提高他们的灵活性和社交能力。

（3）动物在人类社会活动中扮演了重要角色，和动物接触可以减少很多患者的孤独感和被离弃的感觉。

动物辅助疗法可能从以下几个方面对抑郁症的辅助治疗起到作用：

（1）与宠物的交流可以释放并舒缓心理压力，能够激发患者的爱心、耐心，同时分散患者的注意力，不让其沉浸在自己的抑郁情绪中。

（2）养宠物在客观上"迫使"患者进行一定的体育锻炼，如通过遛狗不知不觉地完成步行锻炼，进而间接地达到舒缓心情、释放压力的作用，且可以在较短的时间内即发挥作用。

领养宠物本身可能有效对抗了难治性抑郁患者快感缺失的症状，使不能从锻炼、社交以及兴趣爱好中获得快感的难治性抑郁患者负担起照顾宠物的责任，不得不起床，喂养和抚弄宠物。领养了宠物狗的患者还能在日常遛狗中无形地通过散步、远足或者跑步来锻炼身体，认识其他的宠物主人，分享经验并提高社交技能。这和生态理论相符，生态理论强调利用个人和环境资源来维持生存、健康、活动和良好的状态等；宠物作为环境资源最终有利于难治性抑郁患者保持健康和良好的状态。动物辅助疗法不失为一种抑郁症治疗的有效方法。

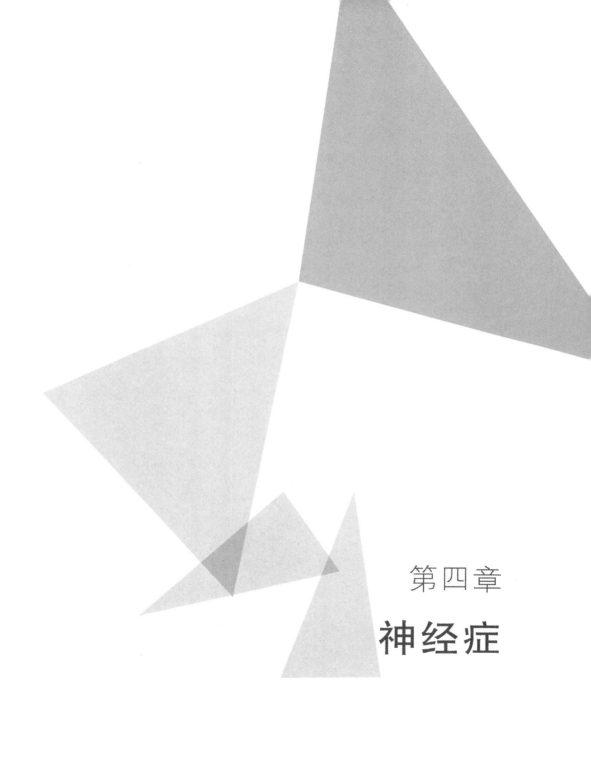

第四章

神经症

Q41.

什么是神经症？发生原因是什么？

神经症又称为神经官能症，是一组精神障碍的总称，包括神经衰弱、强迫症、焦虑症、恐惧症、躯体形式障碍等，妨碍心理功能或社会功能且患者深感痛苦，但没有任何可证实的器质性病理基础。病程大多持续迁延或呈发作性。

神经症的发病通常与不良的社会心理因素有关，不健康的人格特性常构成发病的基础。

症状复杂多样，其典型体验是患者感到不能控制自认为应该可以控制的心理活动，如焦虑、持续的紧张心情、恐惧、缠人的烦恼、自认毫无意义的胡思乱想、强迫观念等。患者虽有多种躯体的自觉不适感，但临床检查未能发现器质性病变。患者一般能适应社会，其行为一般保持在社会规范容许的范围内，可以为他人理解和接受，但其症状妨碍了患者的心理功能或社会功能。患者对存在的症状感到痛苦和无能为力，常迫切要求治疗，自知力完整或完全完整。神经症也是门诊中最常见的疾病之一。

至少要符合两个条件才能诊断为神经症：

（1）经过仔细检查没有发现相应的可以解释其症状的躯体疾病。

（2）精神因素在其发病及病情变化上有很大的影响。

Q42.

什么是强迫症?

　　强迫症是一组以强迫思维和强迫行为为主要临床表现的精神疾病,其特点为有意识的强迫和反强迫并存,一些毫无意义,甚至违背自己意愿的想法或冲动反反复复侵入患者的日常生活。患者虽感受到这些想法或冲动是来源于自身,极力抵抗,但始终无法控制,二者强烈的冲突使其感到巨大的焦虑和痛苦,影响学习工作、人际交往甚至生活起居。

　　近年来统计数据提示强迫症的发病率正在不断攀升,有研究显示普通人群中强迫症的终身患病率为 1%～2%,约 2/3 的患者在 25 岁前发病。强迫症因其起病早、病程迁延等特点,常对患者社会功能和生活质量造成极大影响,世界卫生组织所做的全球疾病调查发现,强迫症已成为 15～44 岁中青年人群中造成疾病负担最重的 20 种疾病之一。另外患者常出于种种考虑在起病之初未及时就医,一些怕脏、反复洗手的患者可能要在症状严重到无法正常生活后才去就诊,起病与初次就诊间可能相隔十年之久,无形中增加了治疗的难度,因此我们应当提高对强迫症的重视,早发现、早治疗。

　　强迫症的症状主要可归纳为强迫思维和强迫行为。强迫思维又可以分为强迫观念、强迫情绪及强迫意向。其内容多种多样,如反复怀疑门窗是否关紧、碰到脏的东西会不会得病。强迫行为往往是为了减轻强迫思维产生的焦虑而不得不采取的行动,患者明知是不合理的,但不得不做,比如患者有怀疑门窗是否关紧的想法,相应地就会去反复检查门窗,确保安全;碰到脏东西怕得病的患者就会反复洗手以保持干净。一些病程迁延的患者由于经常重复某些动作,久而久之形成了某种程序,比如洗手时一定要从指尖开始洗,连续不断地洗到手腕,如果顺序反了或是中间被打断了,就要重新开始洗,为此常耗费大量时间,痛苦不堪。

强迫症状具有以下特点：

（1）是患者自己的思维或冲动，而不是外界强加的。

（2）必须至少有一种思想或动作仍在被患者徒劳地加以抵制，即使患者已不再对其他症状加以抵制。

（3）实施动作的想法本身会令患者感到不快，但如果不实施就会更焦虑。

（4）想法或冲动总是令人不快地反复出现。

Q43.

什么是焦虑症?

焦虑症又称为焦虑性神经症,是神经症这一大类疾病中最常见的一种,以焦虑情绪体验为主要特征,可分为慢性焦虑(即广泛性焦虑)和急性焦虑(即惊恐发作)两种形式。主要表现为:无明确客观对象的紧张、担心,还有自主神经功能失调症状,如心悸、手抖、出汗、尿频等,以及运动性不安。要注意区分正常的焦虑情绪,如焦虑严重程度与客观事实或处境明显不符,或持续时间过长,则可能为病理性的焦虑。目前其病因尚不明确,可能与遗传因素、个性特点、认知过程、不良生活事件、躯体疾病等有关系。

1. 慢性焦虑(广泛性焦虑)

(1)情绪症状:在没有明显诱因的情况下,患者经常出现与现实情境不符的过分担心、紧张害怕,这种紧张害怕常常没有明确的对象和内容。患者感觉自己一直处于一种紧张不安、提心吊胆、恐惧、害怕、忧虑的内心体验中。

(2)自主神经症状:患者可能有头晕、胸闷、心慌、呼吸急促、口干、尿频、尿急、出汗等躯体方面的症状。

(3)运动性不安:患者可能坐立不安、坐卧不宁,很难静下心来。

2. 急性焦虑(惊恐发作)

(1)濒死感或失控感:在正常的日常生活中,患者几乎跟正常人一样,而一旦发作(有的有特定触发情境,如封闭空间等),患者突然出现极度恐惧的心理,体验到濒死感或失控感。

(2)自主神经系统症状同时出现,如胸闷、心慌、呼吸困难、出汗、全身发抖等。

(3)一般持续几分钟到数小时,发作开始得很突然,发作时意识清楚。

（4）极易误诊。发作时患者往往拨打"120"急救电话，去看心血管内科的急诊。尽管患者看上去症状很重，但是相关检查结果大多正常，因此往往难以明确诊断。发作后患者仍极度恐惧，担心自身病情，往往辗转于各大医院的各个科室，做各种各样的检查，但不能确诊。这既耽误了治疗也造成了医疗资源的浪费。

Q44.

什么是恐惧症?

恐惧症(也称恐怖症)是以恐惧症状为主要临床表现的一种神经症。患者对某些特定的对象或处境产生强烈和不必要的恐惧情绪,而且伴有明显的焦虑及自主神经症状,并主动采取回避的方式来解除这种不安。患者明知恐惧情绪不合理、不必要,但却无法控制,以致影响其正常活动。恐惧的对象可以是单一的或多种的,如动物、广场、密闭空间、登高或社交活动等。本病以青年期与老年期发病者居多,女性更多见。

1. 发病病因

(1)遗传因素。双生子研究发现,同卵双生子比异卵双生子出现恐惧症同病的现象多一些,提示遗传因素可能与发病有关;但也有关于恐惧症的家系研究并未发现双生子同病率增加的现象。因此尚无明确证据表明遗传在该病的发生中起重要作用。

(2)素质因素。患者在病前性格偏向于幼稚、胆小、害羞、依赖性强和高度内向。

(3)心理社会因素。其在发病中常起着更为重要的作用,例如某人遇到车祸,就对乘车产生恐惧。这可能是在焦虑的背景上恰巧出现了某一情境,或在某一情景中发生急性焦虑而对之产生恐惧,并固定下来成为恐惧对象。对特殊物体的恐惧可能与父母的教育、环境的影响及亲身经历(如被狗咬过而怕狗)等有关。心理动力学派认为恐惧是被压抑的潜意识冲突的象征作用和置换作用的结果。条件反射和学习理论在该症发生中的作用是较有说服力的解释。

2. 临床表现

恐惧症的核心症状是恐惧紧张,并因恐惧引起严重焦虑甚至达到惊恐的程度。因恐惧对象的不同可分为以下几种：

（1）社交恐惧症。主要是在社交场合下几乎不可控制地诱发即刻的焦虑发作，并对社交性场景表现出持久的、明显的害怕和回避。具体表现为患者害怕在有人的场合或被人注意的场合出现表情尴尬、发抖、脸红、出汗、行为笨拙、手足无措等症状，怕引起别人的注意，因此回避诱发焦虑的社交场景，不敢在餐馆与别人对坐吃饭，害怕与人近距离相处，尤其回避与别人谈话。赤面恐惧症是较常见的一种，患者只要在公共场合就会害羞脸红、局促不安、尴尬、笨拙、迟钝，怕成为人们耻笑的对象。有的患者害怕看别人的眼睛，怕跟别人的视线相遇，称此为对视恐惧症。

（2）特定的恐惧症。特定的恐惧症是对某一特定物体或高度特定的情境产生强烈的、不合理的害怕或厌恶，儿童时期多发。典型的特定恐惧是害怕动物（如蜘蛛、蛇）、自然环境（如风暴）、血、注射或高度特定的情境（如高处、密闭空间）。患者会因此而产生回避行为。

（3）场所恐惧症。患者不仅害怕开放的空间，而且担心在人群聚集的地方难以很快离去或无法求援而感到焦虑。场所恐惧性情境的关键特征之一是没有即刻可用的出口，因此患者常回避这些情境，或需要家人、亲友陪同。

Q45.

什么是疑病症?

　　疑病症又称疑病性神经症,目前归类为躯体形式障碍,主要指患者担心或相信自己患有一种或多种严重躯体疾病,反复就医,医学检查结果为阴性以及医生给予没有相应疾病的医学解释也不能打消患者的顾虑,常伴有焦虑或抑郁。本病多在 50 岁以前发病,为慢性波动病程,男女均可发生。

　　1. 发病原因

　　(1)人格因素。孤僻、固执、内向、过分关注自身、敏感、自我中心、自恋、兴趣爱好少、胆怯、脆弱、暗示性强的人格特征可成为疑病症发病的人格基础。

　　(2)社会环境因素。患者得知自己亲属或朋友死于某种严重疾病,就怀疑自己也会步其后尘,见到别人得肝癌,就会觉得肝区不适。医生的不恰当言论、过多的医学仪器检查、不必要的治疗、不必要的手术等都可能促使疑病观念的产生。

　　(3)躯体因素。处于青春期或更年期的人容易出现一些躯体感觉上的变化和自主神经不稳定的症状,如心悸、潮热、生殖器官的发育或萎缩等,对这类生理现象的不合理认知会促成疑病观念的产生。

　　(4)心理因素。有人认为此病起因于知觉和认知异常。患者的认知系统会对一些躯体感觉和变化做出不恰当的解释,导致疑病观念产生。

　　2. 临床表现

　　本病的基本特征是持续存在先占观念,认为自己患了某种或多种严重的疾病或目前尚未被认识的躯体疾病。患者表现为过分关心自身健康和身体的任何轻微变化,并做出与实际健康状况不相符的疑病性解释。疑病症状可为全身不适、某一部位的疼痛或功能障碍,甚至是具体的疾病。患者的体验多种多样，有的定位清楚、描述清晰，如肝脏肿胀感、胃肠扭转的体验、头部充血感、咽喉部堵塞感等，有的则体验到定位不清楚、性质模糊的不适感。

疼痛是最常见的症状，就部位而言，以头、颈、背、胸部居多。躯体不适症状可涉及不同器官，如恶心、反酸、腹泻、心悸、胸痛、呼吸困难等。有些患者疑有五官不正，特别是鼻子、耳朵以及乳房形状异样，还有诉体臭或出汗等，常伴有焦虑、忧虑、恐惧和自主神经功能障碍症状。患者不相信、不接受各种阴性检查结果和医生的解释保证，仍坚持自己的疑病观念，继续到各医院反复要求检查和治疗。由于患者的注意力大部分或全部都集中于健康问题，以至于明显影响日常的学习、工作、生活和人际交往。

Q46.

什么是神经衰弱?

　　神经衰弱是由于患者长期处于紧张和压力下,出现的精神易兴奋和脑力易疲乏现象,常伴有情绪不佳、易激惹、睡眠障碍、肌肉紧张性疼痛等,这些症状不能归于躯体疾病及其他精神疾病。症状时轻时重,波动与心理社会因素有关,病程多迁延。神经衰弱的概念经历了一系列变迁,随着医生对神经衰弱认识的变化和各种特殊综合征和亚型的出现,在美国和西欧已不作此诊断,CCMD-3 工作组的现场测试证明,在我国,神经衰弱的诊断也明显减少。

　　1. 发病原因

　　很多患者患病前具有不良的性格特征,如自卑、敏感、多疑、缺乏自信心或偏于主观、急躁、好胜,因而易导致对生活事件的弛张调节出现障碍,使大脑长期处于持续性紧张而发病。

　　目前大多数学者认为精神因素是造成神经衰弱的主因,主要指那些能引起持续的紧张心情和长期的内心矛盾的因素。它们使神经活动过程强烈而持久地处于紧张状态,一旦超过神经系统张力的耐受限度,即可发病。如过度疲劳而又得不到休息是兴奋过程过度紧张;对现在状况不满意则是抑制过程过度紧张;经常改变生活环境而又不适应,使中枢神经系统处于过度紧张和疲劳。大脑皮质的神经细胞具有相当高的耐受性,在紧张的脑力劳动之后,虽然产生了疲劳,但稍事休憩或睡眠后就可以恢复,不过,长期强烈紧张状态的神经活动,一旦超越耐受极限,就可能产生神经衰弱。

　　2. 临床表现

　　常见症状:注意力难以集中;失眠,记忆不佳,常忘事;不论进行脑力或体力活动,稍久即感疲乏;对刺激过敏感,如对声、光刺激或细微的躯体不适特别敏感。

Q47.

什么是癔症？什么是神游症？什么是双重人格或多重人格？

1. 癔症

癔症又叫分离性障碍，也称分离（转换）障碍，曾称癔病或歇斯底里症。癔症是一类由精神因素作用于易感个体引起的精神障碍。一部分患者表现为分离性症状，另一部分患者表现为各种形式的躯体症状，其症状和体征不符合神经系统生理解剖特点，缺乏相应的器质性损害的病理基础。这些症状被认为是患者无法解决的内心冲突和愿望的象征性转换。

癔症患者在相关必要检查确定其无器质性损害后以心理治疗为主。

（1）心理治疗。

一是个别心理治疗。它几乎适用于所有癔症患者。医生在建立良好医患关系的基础上，了解和理解患者的个人成长史、家庭关系、人格特征等，共情患者的情绪，给予一定的支持，和患者共同探索其患病的原因与过程，切忌一味挖掘患者的童年创伤而不予以相应的共情和支持，以至于造成对患者的二次伤害。

二是暗示治疗。它可用于急性发作而暗示性又高的患者。在治疗开始时向患者简单解释其疾病是一种短暂的神经功能障碍，通过即将实施的治疗即可逐渐恢复甚至痊愈。针对运动和感觉障碍的患者，可以使用10%葡萄糖酸钙静脉注射配合言语暗示进行治疗；也可以运用催眠治疗使患者进入催眠状态，结合言语暗示以达到消除症状的目的。

三是系统脱敏治疗。先让患者倾诉与发病有关的精神因素，然后对患者进行放松训练，逐步让患者暴露于诱发症状的精神因素中，使其渐渐体验到能够承受这些精神因素带来的紧张不安情绪而不发病，之后逐步增加暴露剂量。

（2）药物治疗。

临床中发现癔症患者常有焦虑、抑郁、失眠、疼痛等症状。药物治疗可针对这些症状进行治疗，从而改善患者的情绪，减轻患者的躯体不适感，具体遵医嘱。

癔症是一种容易复发的疾病，给予患者疾病的心理知识教育、及时消除病因、改善患者的人际关系及改变某些不利的人格特点，可有助于预防疾病的复发。

2. 神游症

神游症是癔症的一种特殊形式。患者常在急剧的精神刺激作用下发病，突然从某一地方向另一地区游荡，可从家中或工作场所出走到外地旅行，旅行地点可能是以往熟悉和有情感意义的地方。此时患者虽然处于觉醒状态但意识范围缩小，缺乏计划性和目的性，但具有日常的基本生活（如饮食起居）能力，也能进行简单的社交接触（如购票、乘车、问路等）。有的患者忘却了自己既往的经历而以新的身份出现，他人看不出其言行和外表有明显异常。患者症状历时几十分钟到几天或更长些时间，其间的行为相当完整，过后完全遗忘或仅能回忆部分片段。典型的神游症极为少见。

3. 双重人格或多重人格

双重人格或者多重人格是癔症的一种，称为分离性身份障碍，又称癔症性双重或多重人格。患者突然失去对自己往事的全部记忆，对自己原来的身份不能识别，以另一种身份进行日常社会活动，如神鬼或亡灵等附体取代患者身份，对周围环境的觉察不充分，其注意和知觉只限于周围人和物的某些方面，且与患者改变了的身份相联系。

该症为一过性精神障碍，无妄想、幻觉等精神病性症状，以两种人格交替出现者较常见，称双重人格或交替人格，其中一种人格常居主导地位。

Q48.

如何自测是否患有强迫症?

你可以根据自己近一个月的情况和感觉,对下述问题进行作答,回答"是"计"1"分,回答"否"计"0"分。

1. 测试题

(1)我经常反复洗手而且洗手的时间很长,超过正常所必需(或其他"洁癖"行为)。

(2)我有时不得不毫无理由地重复相同的内容、句子或数字好几次。

(3)我觉得自己穿衣、脱衣、清洗、走路时要遵循特殊的顺序。

(4)我常常没有必要地检查门窗、开关、煤气、钱物、文件、信件等(请注意,这里说的是"没有必要",我们平时出远门前检查门窗、煤气是否关好还是很有必要的)。

(5)我不得不反复做某些事情,直到我认为自己已经做好为止。

(6)我对自己做的大多数事情都要产生怀疑。

(7)一些不愉快的想法常违背我的意愿进入我的大脑,使我不能摆脱。

(8)我常常设想因自己粗心大意或是细小的差错而出现灾难性的后果。

(9)我时常担心自己患了某种病。

(10)我时常无原因地计数(比如无意义地数建筑楼层、电线杆子)。

(11)在某些场合,我很害怕失去控制而做出尴尬的事。

(12)我经常迟到,因为我没有必要地花了很多时间重复做某些事情。

(13)当看到剪刀、匕首和其他尖锐的物品时,我会感到心烦意乱。

(14)我被不由自主地想要记住一些不重要的东西而困扰。

(15)有时我有毫无原因地想要破坏某些东西的念头或伤害他人的冲动。

(16)在某些场合,即使当时生病了,我也想暴食一顿。

（17）当听到自杀、犯罪等事件时，我会心烦意乱很长时间，很难不去想它。

2. 结果分析

总分≥5 分，有强迫症倾向。

总分≥8 分，有轻度强迫症。

总分≥10 分，有中度强迫症。

总分≥12 分，有严重强迫症(可能需要就医了)。

如需要确诊，请到医院精神科请精神科医师确诊，切勿自我诊断。

Q49.

如何测量是否患有焦虑症?

焦虑筛查量表(简称 GAD-7),就是"测量"焦虑的一把"尺子",能很好地帮助自己更准确地识别焦虑心理问题,以便确定是否需至精神科确诊。

对综合医院的临床医生和普通人来说,GAD-7 主要用于初步筛查和自评,而不是说得多少分就能诊断为焦虑症。

GAD-7 正确的使用方法是:出现情绪焦虑等可疑症状时,可以初步评估。若得分较高,说明患焦虑症的可能性较大,需请精神科医生诊断。

1. 焦虑筛查量表

在过去两周内,您被以下问题困扰过吗?用"完全不会""几天""一半以上日子""几乎每天"来回答,分别记为 0 分、1 分、2 分、3 分。

(1)感觉紧张、焦虑或急切。

(2)不能停止或控制担忧。

(3)对各种事情过分担忧。

(4)很难放松下来。

(5)由于不安而无法静坐。

(6)变得容易烦恼或急躁。

(7)感到将有可怕的事情发生。

2. 结果分析

0 ~4 分为没有广泛性焦虑。

5 ~9 分为轻度广泛性焦虑。

10 ~14 分为中度广泛性焦虑。

15 ~21 分为重度广泛性焦虑。

Q50.

如何治疗强迫症和焦虑症？

1. 强迫症的治疗

强迫症的病因至今未明，但现有的研究发现其发病不仅与人的个性心理因素有关，同时也与脑内神经递质分泌失衡有着很大的联系。因而不论是心理治疗还是药物治疗，对缓解患者病情都起着举足轻重的作用。

（1）心理治疗。

强迫症作为一种心理疾病，其发生机制非常复杂，具有相似症状的患者的心理机制可能千差万别。在心理治疗中，治疗师可通过和患者建立良好的医患关系、倾听患者，来帮助其发现并分析内心的矛盾冲突，推动患者解决问题，增加其适应环境的能力，重塑健全人格。

临床上常用的方法包括：精神动力学治疗、认知行为疗法、支持性心理治疗及森田疗法等。其中，认知行为疗法被认为是治疗强迫症最有效的心理治疗方法，主要包括思维阻断法及暴露反应预防。

思维阻断法是在患者反复出现强迫思维时通过转移注意力或施加外部控制，比如利用闹钟铃声来阻断强迫思维，必要时配合放松训练来缓解焦虑。

暴露反应预防是在治疗师的指导下，患者逐步面对可引起强迫思维的各种情境而不产生强迫行为，比如患者很怕脏必须反复洗手以确保自己不会得病，在暴露反应预防中，其需要在几次治疗中逐步接触自己的汗水、鞋底、公共厕所的门把手或者马桶坐垫而不洗手，因患者所担心的事情实际上并不会发生，强迫症状伴随的焦虑将在多次治疗后缓解直至消退，从而达到控制强迫症状的作用。

（2）药物治疗。

强迫症的发病与脑内多种神经递质失衡有关，主要表现为 5-羟色胺系统功能的紊乱。

目前使用的抗强迫药物都是抗抑郁药，其特点就在于能够调节脑内 5-羟色胺等神经递质的功能，从而达到改善强迫症状的作用。具体的药物治疗方法需要遵医嘱。

同心理治疗一样，药物治疗的疗效也不是立竿见影的，需要 10 ~ 12 周才能达到充分的抗强迫作用，且如果治疗有效仍需维持用药 1 ~ 2 年以巩固疗效。

（3）物理治疗。

对于难治性的强迫症患者可根据具体情况选择性采用改良电休克及经颅磁刺激。

2. 焦虑症的治疗

焦虑症是神经症中相对治疗效果较好、预后较好的疾病，通常采用心理治疗和药物治疗。

（1）药物治疗。

药物治疗需根据患者病情、身体情况、经济情况等因素综合考虑，一般建议服药 1 ~ 2 年。停药及加量请咨询医生，不可自行调整药物治疗方案。在服药期间，注意和医生保持联系，出现不良反应或其他问题及时解决。

（2）心理治疗。

心理治疗是指治疗师通过言语或非言语沟通，建立起良好的医患关系，应用有关心理学和医学的专业知识，引导和帮助患者改变行为习惯、认知应对方式等。药物治疗是治标，心理治疗是治本，两者缺一不可。

越早诊断，越早治疗，焦虑症的预后就越好。经过专科规范治疗后，绝大多数患者会得到临床康复，恢复往日的愉快心情。

特别应该强调的是：症状缓解后，仍需要坚持服用 1 ~ 2 年时间的药物；停药以及减药需咨询专科医生，千万不要擅自调整药物治疗方案。

Q51.

什么是死亡恐惧症?

死亡恐惧症属于恐惧症的一种。其发病原因往往是较差的内心情感体验、持续或反复的现实环境刺激或应激事件等。

主要临床特点为：对死亡的恐惧；恐惧往往由幻觉、错觉及妄想引起，并在深度幻觉中强烈发作。

死亡恐惧症常见的治疗方法有认知行为疗法、系统脱敏疗法或暴露冲击疗法。

系统脱敏疗法主要包括肌肉松弛训练、评定不适靶症状等级化，通过想象或给予合理的现实刺激以谋求症状减轻。

暴露冲击法是指直接持续地让患者接触引起恐惧的情景或内容，最大限度地将其"充分暴露"给患者，以消除患者恐惧心理，此法应慎用。

一个人一旦一想到死亡就极度恐惧，并出现明显精神症状，最好到专业精神疾病治疗机构寻求专业帮助。

Q52.

什么是幽闭恐惧症？

幽闭恐惧症属于场所恐惧症的一种，患者害怕密闭或者拥挤的场所，因为担心这些场所会发生未知的恐惧，严重的甚至会出现焦虑和强迫症状，一旦离开这种环境，患者的生理和行为都会迅速恢复正常。

出现幽闭恐惧症的原因有很多，比如说成长经历、性格因素、心理压力等，不过幼年时期的创伤性经历跟幽闭恐惧症的关系很大。比如说幼年时期的不愉快经历、受到了心理伤害、出现了心理阴影，在成年后开始影响心理健康。

幽闭恐惧症的主要症状是在封闭空间出现恐惧、焦虑、惊慌、呼吸急促、心跳加快、脸红流汗等症状，严重时会出现窒息、昏眩、有濒死感等症状。

幽闭恐惧症患者在某些情况下，例如电梯、车厢或机舱内，可能发生恐慌症状，或者害怕会发生恐慌症状。反过来说，容易恐慌症状发作的人，通常也会产生幽闭恐惧症。倘若在封闭的空间当中产生恐慌，他们会因为无法逃离这样的情况而感到恐惧。

治疗幽闭恐惧症，可以采取一些解释性的心理疗法，例如幽闭恐惧症的满灌疗法，或采用一些抗焦虑的药物加以治疗。这是目前治疗幽闭恐惧症比较好的心理疗法。此法是在一定心理辅导的基础上，将患者骤然置于恐惧事物之前或场所之中，采用想象的方式，或把患者直接带入患者最害怕的情境。鼓励患者想象最使其恐惧的场面，或者心理医生在旁边反复地，甚至不厌其烦地讲述患者最感恐惧情境中的细节，或者使用录像、幻灯片放映最使患者恐惧的情景，以加深患者的焦虑程度，同时不允许患者采取闭眼睛、哭喊、堵耳朵等逃避行为。在反复的恐惧刺激下，即使患者因焦虑紧张而出现心跳加快、呼吸困难、面色发白、四肢发冷等植物性神经系统反应，患者最担心的可怕灾难却并没有发生，这样焦虑反应也就相应地消退了，恐惧症状自然也就慢慢消除了。

Q53.

什么是亲密关系恐惧?

亲密关系恐惧并不是一种疾病,主要表现为在人际交往中刻意保持距离,拒绝过度亲密,很难融入某个圈子。某人渴望与他人建立亲密关系,却又担心自己的感情付出得不到回应,从而产生焦虑,慢慢地回避亲密的关系,与每个人都难以交心。

1. 产生原因

(1)早期关系受挫。这类人往往幼时没能跟父母建立起稳定、安全的关系。如在童年时,父母常常争吵,他们是在担心父母把自己丢弃的恐慌中成长起来的,或者幼年时家人不在身边,是独自成长起来的。其潜意识中缺乏安全感,会无意识地否定对人际关系的需求,从而降低依恋,成年后也难以与其他人建立亲密的关系。这一类在留守儿童中较为常见。

(2)被重要的伙伴伤害。例如一位高中生,在小学时有两个要好的朋友,但由于误会,这两位好友到处说她的坏话,让她特别受伤,令她不再相信他人。童年时受到好友的伤害会让人对友情产生恐惧。

(3)缺乏人际交往技巧。有一类人难以把握交往的尺度,也不善于将话题进行下去,所以患者宁愿与他人保持表面的关系。这种人际交往技巧的缺失也源于成长中的挫折。

2. 改变方法

如果有这种难以交心的表现,建议寻找专业的心理咨询帮助。如果情况并不严重,可以学习一些实用的人际交往技巧。比如,先尝试与一个容易接触的朋友建立稳定的关系。在这期间,难免会遇到许多内心的障碍,但坚持下去就是成长。写人际交往日记是个好办法,将自己与人交往的点滴记录下来,有助于对做得不够好的地方进行反思,也让自己看到每一次的进步。哪怕一次的成功,都能让自己获得可以复制的经验,并激励自己把这种经验应用到与其他人的关系中。

Q54.

什么是赤面恐惧症?

赤面恐惧症又叫脸红恐惧症,指在人前易脸红,是一种兼具社交恐惧症和强迫症的心理障碍。赤面恐惧症患者的身体里常常经历着两个不同自我的战争:一个害羞、懦弱、缺乏自信,一个则强迫自己去改变自己,所以他们常常感到生活真是太沉重、太累了。

1. 发生原因

赤面恐惧症往往同患者敏感的性格习惯有关。每个人在与自己不熟悉或比较重要的人交往时,都会出现一种紧张或焦虑,并反射性地引起人体交感神经兴奋,从而心跳加快、毛细血管扩张,即表现为脸红。

这本是人际交往中的一种正常反应,随时间推移个体会习以为常。但由于患者缺乏自信,因而特别注意别人对其的评价,注意自己在别人面前的表现,以致对脸红特别在意。害怕别人会因此议论自己,想自己不脸红,但又无法消除,见人脸红便成了患者的心病。与人交往前患者便担心自己会脸红,交往时更是担心自己有无脸红,时间一长,就在大脑的相应区域形成了兴奋点,只要一进入与人交往的环境,就会脸上发热、内心焦虑不安,加上别人对此的议论或讥笑,更紧张不安,惧怕见人,从而形成赤面恐惧症。

2. 治疗方法

(1)对脸红要采取顺其自然的态度,允许它出现和存在,不去抗拒、抑制或掩饰,不因为脸红而焦虑和苦恼,从而消除对脸红的紧张和担心,打断由此而造成的恶性循环。

(2)要进行自信心方面的训练。人前容易脸红的人,多数对自己缺乏自信,具有自卑感,因而加强自信心的培养、克服自卑感,可起到重要作用。

(3)在预计有紧张情境到来之前,尝试做数次深长而有节奏的呼吸,这可以使紧张心情得以缓解，为建立自信心打下基础。

（4）在感觉紧张时，不妨手里握住一样东西，比如一本书、一块手帕或其他小东西，这样会让人感到舒服而且有一种安全感。

第五章

应激相关障碍

Q55.

什么是急性应激障碍?

在危机干预过程中我们会经常遇到遭受突如其来重大打击(如遭遇车祸、被强暴、亲人突然离世等)的危机者,他们会出现一系列严重反应。

急性应激反应即急性应激障碍(ASD),是指在遭受到急剧、严重的精神创伤性事件后数分钟或数小时内所产生的一过性的精神障碍,一般在数天或一周内缓解,最长不超过1个月。

ASD在各个年龄阶段均可发生,多见于青壮年,男女发病率无明显差异。临床上主要表现为具有强烈恐惧体验的精神运动性兴奋或者精神运动性抑制,甚至木僵,症状往往历时短暂,预后良好,缓解完全。

1. 主要表现

(1)最核心的症状——创伤性重现体验、回避与麻木、高度警觉状态。如创伤性事件的情境或当时的心理感受反复自动出现在意识里或梦境里,任何与创伤体验有关的情境也可诱发相应反应,患者因此回避各种与创伤有关的人或事,情感可以表现为麻木状态,常存在心动过速、出汗、面赤等自主神经症状。

(2)分离症状。如麻木、情感反应迟钝、意识清晰度下降、不真实感、分离性遗忘、人格解体或现实解体等。

(3)一般表现。患者在经历创伤性事件后出现茫然、注意狭窄、不能领会外在刺激、定向错误等症状,甚至可达到分离性木僵的程度,或者表现为逃跑、神游、情感爆发等。

(4)精神病性症状。有些患者在病情严重阶段可出现思维联想松弛,片断的幻觉、妄想,严重的焦虑抑郁等,达到精神病的程度。

2. 治疗方法

ASD 的治疗首选心理治疗，只有在下述三种情况时才考虑药物治疗或心理治疗联合药物治疗：

（1）症状严重，单独的心理治疗无效或者焦虑恐惧特别严重。

（2）既往有抑郁障碍，且对药物治疗有效。

（3）睡眠障碍严重、心理治疗效果不佳者。

Q56.

什么是创伤后应激障碍?

创伤后应激障碍(PTSD)是指个体经历、目睹或遭遇一个或多个涉及自身或他人的实际死亡,或受到死亡的威胁,或严重受伤,或躯体完整性受到威胁后,所导致的个体延迟出现和持续存在的精神障碍,具有极大的不可预期性。

PTSD 的发病率报道不一,女性比男性更易发展为 PTSD。PTSD 的发生与很多因素相关联,这些因素主要分为家庭、社会心理因素(如性别、年龄、种族、婚姻状况、经济状况、社会地位、工作状况、受教育水平、应激性生活事件、个性特征、防御方式、童年期创伤、家庭暴力、战争、社会支持等)和生物学因素(如遗传因素、神经内分泌因素、神经生化因素等)。其中重大创伤性事件是 PTSD 发病的基本条件。

1. 临床表现

PTSD 的核心症状有三组,即创伤性再体验症状、回避和麻木类症状、警觉性增高症状。但儿童与成人的临床表现不完全相同,且有些症状是儿童所特有的。

(1)创伤性再体验症状。主要表现为患者的思维、记忆或梦中反复、不自主地涌现与创伤有关的情境或内容,也可出现严重的触景生情反应,甚至感觉创伤性事件好像再次发生一样。

(2)回避和麻木类症状。主要表现为患者长期或持续性地极力回避与创伤经历有关的事件或情境,拒绝参加有关的活动,回避创伤的地点或与创伤有关的人或事,有些患者甚至出现选择性遗忘,不能回忆起与创伤有关的事件细节。

(3)警觉性增高症状。主要表现为过度警觉、惊跳反应增强,可伴有注意力不集中、激惹性增高及焦虑情绪等症状。

（4）其他症状。有些患者还可表现出滥用成瘾物质、攻击性行为、自伤或自杀行为等，这些行为往往是患者心理行为应对方式的表现。同时抑郁症状也是很多 PTSD 患者常见的伴随症状。

2. 治疗方法

心理治疗是根治 PTSD 最为有效的方法，常用于 PTSD 的心理治疗有认知行为疗法、催眠治疗、眼动脱敏再加工治疗、精神分析疗法等。药物治疗对于缓解患者的症状、加强心理治疗的效果是肯定的，两者的联合使用应该成为第一选择。

Q57.

什么是适应障碍?

适应障碍是人群中常见的一种心理障碍,一般是因环境改变、职务变迁或生活中某些不愉快的事件,加上患者的不良个性,而出现的一些情绪反应及生理功能障碍,并导致学习、工作、生活及交际能力的减退。此种心理障碍常见于入伍新兵、大学新生、移民或灾民之中。

1. 主要表现

(1)抑郁:如新生考上大学的激情荡然无存,对一切不感兴趣,自卑、自责、睡眠障碍、食欲减退等。

(2)焦虑:紧张不安、心慌气短、无所适从。

(3)行为障碍:如新生出现旷课、迟到、早退、逃学、寻求刺激等行为。

(4)躯体不适:腰酸背痛、肢体麻木、消化不良等。

(5)社会性退缩:逃避现实、独来独往、学习成绩下降、效率低下、学习能力抑制、生活能力减退、回避社交活动。

2. 发生病因

研究证明,适量的刺激对于个体的生存和发展是有益的,但过多、过强、过长的心理压力或刺激可影响人的心身健康,导致心因性精神障碍、心身疾病、神经症以及诱发或加剧内因性精神病或躯体疾病。

3. 治疗方法

心理治疗为主,短时间小剂量抗精神病药物治疗为辅。适应障碍症状严重的需要到精神疾病治疗机构进行治疗。

第六章

心理生理障碍

Q58.

什么是心理生理障碍？

心理生理障碍又称心理因素相关生理障碍，是指一组与心理社会因素有关的以进食、睡眠及性行为异常为主的精神障碍，包括进食障碍、睡眠障碍、性功能障碍等。病情严重的心理生理障碍需要药物对症治疗，主要以心理咨询为主。其主要有以下几种类型和表现：

1. 进食障碍

进食障碍是一组以进食行为异常为主的精神障碍，主要包括神经性厌食、神经性贪食及神经性呕吐。

（1）神经性厌食：是一种多见于青少年女性的进食行为异常，特征为故意限制饮食，使体重降至明显低于正常的标准，为此采取过度运动、引吐、导泻等方法以减轻体重。

（2）神经性贪食：是一种进食障碍，特征为反复发作和不可抗拒的摄食欲望及暴食行为，但患者有担心发胖的恐惧心理，故继而常采取引吐、导泻、禁食等防止增重的不适当的补偿行为。它可与神经性厌食交替出现，两者具有相似的病理心理机制以及性别、年龄分布。

（3）神经性呕吐：是指一组以自发或故意诱发反复呕吐为特征的精神障碍，呕吐物为刚吃过的食物。

2. 睡眠障碍

睡眠障碍包括失眠症、嗜睡症和某些发作性睡眠障碍（梦游症、夜惊、梦魇等）。

（1）失眠症：是一种以失眠为主的睡眠质量不满意状况，其他症状均继发于失眠，包括难以入睡、睡眠不深易醒、多梦、早醒、醒后不易再睡、醒后不适感、疲乏或白天困倦。

（2）嗜睡症：指白天睡眠过多。

3. 性功能障碍

该处所指性功能障碍是指一组与心理社会因素密切相关的性功能障碍，常见症状为性欲减退、阳痿、早泄、性乐高潮缺乏、阴道痉挛、性交疼痛等。

Q59.

什么是神经性厌食？如何治疗？

神经性厌食又叫厌食症，是一种以个体通过节食等手段，有意造成并维持体重明显低于正常标准为特征的进食障碍。

1. 发病原因

神经性厌食为多因素疾病，涉及社会文化、心理学和生物学等多方面。

过去，神经性厌食常常被认为是与西欧和北美文化密切相关的疾病。在西方国家，存在着"苗条"的文化压力，大量的媒体信息和营销策略营造出节食促进成功这样的氛围，女孩在她们早年社会化过程中就认为苗条的女性比胖的女性更具有吸引力、更成功。但近年来，随着全球化的发展，广告业飞速发展、饮食习惯发生改变、健身行业大量涌现以及妇女社会角色发生转变，许多非西方社会也常有神经性厌食的报道。

患者病前可有一定的性格特征，比如低自尊、完美主义、刻板固执、保守欠灵活、敏感多虑、严谨耿直、内向拘谨、胆怯退缩、多动好胜、自尊心强、自我中心、不合群、幼稚、好幻想、不能坚持己见、犹豫不决等，对成功或成就的要求非常高。

临床资料证实，人际关系紧张，学习、生活遭受挫折，压力过大，新环境适应不良，家庭不和睦，家庭成员发生意外、重病或死亡，以及自身的意外事件等导致精神情绪抑制因素与神经性厌食有关。

一些儿童平时偏食、挑食、好吃零食等不良饮食习惯，父母又过度关注子女饮食，反复唠叨，强迫进食，反而降低了儿童摄食中枢的兴奋性，进而发展为神经性厌食。

遗传因素在神经性厌食的发病中起一定作用，这已由家系研究和双生子研究证实。

2. 主要临床表现

（1）心理和行为障碍。主要包括追求病理性苗条和多种认知歪曲症状。患者并非真正厌食，而是为了达到所谓的"苗条"而忍饥挨饿，其食欲一直存在。

患者存在对自身体形认知歪曲，过度关注自己的体形和体重，尽管与多数人一样，甚至非常消瘦，仍坚持认为自己非常肥胖。患者对自身胃肠刺激、躯体感受的认知也表现出异常，否认饥饿，否认疲劳感；对自身的情绪状态如愤怒和压抑亦缺乏正确的认识。否认病情是该症的另一个显著特征，患者拒绝求医和治疗，常常由家属发现其消瘦、进食甚少、腹部不适、长期便秘、闭经等问题而带其到医院就诊。

此外，患者可伴有抑郁心境、情绪不稳定、社交退缩、易激惹、失眠、性兴趣减退或缺乏、强迫症状等，还可表现为过分关注在公共场合进食、常有无能感、过度限制自己主动的情感表达。10%～20% 的患者承认有窃食行为；30%～50% 的患者有发作性贪食。

（2）生理障碍。患者长期处于饥饿状态，能量摄入不足而产生营养不良，导致机体出现各种功能障碍，其营养不良导致的躯体并发症累及全身各个系统。症状的严重程度与营养状况密切相关。常见症状有：畏寒，便秘，胃胀、恶心、呕吐、嗳气等胃肠道症状，疲乏无力，眩晕、晕厥，心慌、心悸、气短、胸痛、头昏眼花，停经（未口服避孕药）、性欲减低、不孕，睡眠质量下降、早醒。

3. 治疗原则

神经性厌食需要多学科专业人员之间密切合作，包括营养学家、内科医生、儿科医生、精神科医生、心理治疗师、社工等，也需要专业人员与患者和家庭之间的紧密合作。

4. 治疗方法

（1）激发并维持患者的治疗动机。

（2）恢复体重，逆转营养不良。门诊、日间医院和住院都能使患者体重恢复，凡符合入院指征的患者需住入综合性医院或精神科病房，住院治疗后应继续门诊治疗。

（3）采用不同治疗方式相结合的综合性治疗，并采用个体化治疗方案。可针对患者对体形和体重的过度评价以及患者的饮食习惯和一般的心理社会功能进行治疗，包括：心理教育、支持治疗、营养治疗、药物治疗、心理治疗（包括认知行为疗法、精神动力性心理治疗、家庭治疗）等。

①支持治疗。目的是挽救生命，维持生命体征的稳定。主要包括纠正水、电解质代谢紊乱和酸碱平衡失常，给予足够维持生命的能量，消除水肿，

解除对生命的威胁。

②营养治疗。目的是恢复正常的体重。营养治疗特别是饮食的摄入应从小量开始，随着生理功能的适应和恢复，有计划、有步骤地增加。初始阶段给予易消化、无刺激性的食物，根据不同的病情也可选用流质、半流质或软食等。保证患者足够能量、蛋白质、维生素和无机盐的摄入，促使机体功能恢复，体重逐渐增加，恢复其正常的体重水平。

③药物治疗。在疾病的不同阶段对药物的要求不同，急性治疗期主要强调快速而有效的体重增加，而维持治疗期的作用是防止疾病复发。目前的药物治疗手段主要通过缓解强迫、改善抑郁心境、减轻某些躯体症状（如胃排空延迟）及治疗对自身体重和体形的超价观念或近妄想性信念以达到进食和增重的目的。

④心理治疗。

支持性心理治疗对 18 岁以上起病的慢性成年患者疗效较好，具体内容包括：与患者建立良好的关系，取得患者的信任和配合；对患者进行耐心细致的解释、心理教育和营养咨询，使患者了解其疾病的性质，认识到科学、合理的饮食对身体发育和健康的重要性；鼓励其主动、积极参与治疗；培养患者的自信心和自立感，使其在治疗计划中负起个人责任，矫正患者饮食行为，最终战胜疾病。

精神动力性心理治疗：适合于有心理学知识、能够体察自己的情感、能够通过领悟使症状得到缓解、能建立工作联盟的患者。对患者的精神动力性理解是精神动力性心理治疗的核心，是对患者进行各种心理治疗的基础，患者的厌食行为其实是患者无法解决的潜意识冲突的外在表现形式。

家庭治疗：适于起病较早、病期较短的青少年患者。家庭治疗的观点认为患者的症状并非仅仅是个体的症状，而可能是整个家庭的问题在其个体身上的反映，家庭治疗的工作在于引发家庭的健康力量，将患者的进食障碍问题转化为家庭关系问题，改变家庭模式，最终改善进食障碍症状。

认知行为疗法：适合年龄较大的一些患者。有报道认为认知行为疗法有效，且对恢复期患者有防复发作用。认知行为疗法的目标不仅仅是增加体重、规律地饮食、重建动力和恢复月经，更多的要检验其神经性厌食状发展的特殊生活饮食，这样可以给出治疗的建议。

（4）采用强制性治疗。其仅用于极少数病例。当患者的精神病性或躯体状况对生命造成威胁，而患者又拒绝住院治疗时，必须首先考虑强制性治疗。

Q60.

什么是神经性贪食？

神经性贪食也称贪食症，它并非是普通的贪吃，而是一种由心理障碍引起的进食行为异常的病症。其容易发生于青少年或成年早期，以女性为多，男性患者仅为女性的 1/10 左右。

神经性贪食的发生大多存有一定的诱发因素，如人际关系不佳；长期情绪烦躁抑郁；对自己偏胖的形体感到不满，以致采取出格的节食措施，在饥饿难挨时又不加控制地转为暴食。患者有时暴食后暂时缓解焦躁烦闷的情绪。故一出现烦躁情绪，他们便会一头钻入食物堆中，以此来排遣恶劣情绪。神经性贪食患者最初对自己的暴食行为感到害羞，因而在暴食时常常背着他人，在公众场合则尽量克制，而到了后期，这点控制能力完全丧失。催吐是他们控制体重增加的最常用方法，在暴食后立即用手或其他物品刺激咽喉部，吐尽胃中食物，有的则用导泻剂及时排泄。由于长期采用这些不当的消食手段，不少患者可出现电解质代谢紊乱、胃肠道和心血管并发症。

神经性贪食已经不仅仅是一种不良的生活习惯，而是一种心理疾病，是个人自身无法控制的，必须由专业人士帮助治疗。神经性贪食会造成一系列的后果，其中一个后果是唾液分泌的显著增加，使得脸部显得丰满，这正是患者所不愿意看到的，挫败的情绪使得他们往往变本加厉地采用催吐的方法来减轻体重。反复的呕吐还使得门牙内面的釉质破坏，更重要的是持续的呕吐可能打乱体液的化学平衡，包括钠和钾的平衡或体液的酸平衡。这种状况被称为电解液不平衡，如果不处理的话，就会造成严重的医学综合征。值得庆幸的是，只要恢复正常的进食习惯，患者就能够很快地反转任何的不平衡。

Q61.

什么是神经性呕吐?

神经性呕吐指一组自发或故意诱发反复呕吐的精神障碍,呕吐物为刚吃进的食物。该病不伴有其他的明显症状,以无明显器质性病变为基础,多数患者无怕胖的心理和减轻体重的愿望,少数患者有害怕发胖和减轻体重想法,但体重无明显减轻。本病女性比男性多见,通常发生于成年早期和中期。

1. 发病原因

神经性呕吐常与心理社会因素有关,通常在紧张、心情不愉快、内心冲突等情况下发生。部分患者个性具有自我中心、易受暗示、易感情用事、好夸张做作等癔症样特点。

2. 主要表现

一般在进食后呕吐,无明显恶心及其他不适,以后在类似情况下反复发作。呕吐患者否认自己有怕胖的心理和要求减轻体重的愿望,对自身的健康很关心,常常在呕吐后进食,甚至边吐边吃,呕吐不影响下次进食的食欲。患者因总的进食量不减少,故体重无显著减轻,体重常保持在正常体重的80%以上,无内分泌紊乱等现象。

3. 诊断要点

(1)自发的或故意诱发的反复发生于进食后的呕吐,呕吐物为刚吃进的食物。

(2)体重减轻不显著,保持在正常体重值的80%以上。

(3)无怕胖的心理和减轻体重的愿望。

(4)这种呕吐几乎每天发生,并至少已持续1个月。

(5)无导致呕吐的神经和躯体疾病。

4. 治疗方法

神经性呕吐的治疗需要心理治疗结合药物治疗。医生通过澄清与神经性呕吐有关的心理社会性因素，帮助患者理解呕吐的心理学意义，进行针对性的解释、疏导、支持治疗；也可采用认知行为疗法，厌恶治疗或阳性强化等行为治疗可减少呕吐行为。药物治疗方面，请遵医嘱。

5. 预后

神经性呕吐呈慢性、反复发作性病程，易被容易引起紧张、不快情绪和内心冲突的社会心理因素诱发。其预后良好。

Q62.

什么是梦游症?

梦游症也叫睡行症,俗称"迷症",是指睡眠中突然爬起来进行活动,而后又睡下,醒后对睡眠期间的活动一无所知。梦游症不是发生在梦中,而是发生在睡眠的第 3~4 期深睡阶段,此阶段集中于前半夜。故梦游症通常发生在入睡后的前 2~3 小时。梦游症多发生在小儿期(6~12 岁),可发生在儿童的任何时期,但以 5~7 岁为多见,持续数年,进入青春期后多能自行消失。在小儿期,偶有梦游症的比例为 15%,频繁发生的比率为 1%~6%;且男多于女。同一家系内梦游症发生率高,这说明梦游症有一定的遗传性。

1. 主要临床表现

(1)症状一次或多次发作,通常发生于夜间睡眠的前 1/3 阶段,起床走来走去。

(2)发作中的个体表现茫然,目光凝滞,他人试图加以干涉或同其交谈,则相对无反应,并且难以被唤醒。

(3)在清醒后(无论是在发作中醒来还是在次日清晨),个体对发作不能回忆。

(4)尽管在最初从发作中醒来的几分钟之内,会有一段时间的茫然及定向力障碍,但并无精神活动及行为的任何损害。

(5)没有器质性精神障碍(如痴呆)或躯体障碍(如癫痫)的证据。

2. 发生原因

(1)心理社会因素。部分儿童发生梦游症与心理社会因素相关,如日常生活规律紊乱、环境压力大、家庭关系不和(如亲子关系欠佳)、学习紧张等与梦游症的发生有一定的关系。

(2)睡眠过深。由于梦游症常常发生在睡眠的前 1/3 深睡期,故各种使睡眠加深的因素，如白天过度劳累、连续几天熬夜引起睡眠不足、睡前服用安眠药物等，均可诱发梦游症的发生。

（3）遗传因素。家系调查表明梦游症的患者其家族中有阳性家族史的较多，且单卵双生子的同病率较双卵双生子的同病率高 6 倍之多，说明该病与遗传因素有一定的关系。

（4）发育因素。因该病多发生于儿童期，且随着年龄的增长而逐渐停止，表明梦游症可能与大脑皮质的发育延迟有关。

3. 预防

（1）合理安排作息时间。培养良好的睡眠习惯，日常生活规律，避免过度疲劳和高度的紧张状态，注意早睡早起，锻炼身体，使睡眠节律调整到最佳状态。

（2）注意睡眠环境的控制。睡前关好门窗，收藏好各种危险物品，以免发作时外出走失，或引起伤害自己及他人的事件。

（3）消除焦虑紧张情绪。不在孩子面前谈论其病情的严重性及其梦游经过，以免增加患儿的紧张、焦虑及恐惧情绪。

Q63.

什么是梦魇?

梦魇俗称"鬼压床",指在睡眠时,因梦中受惊吓而突然惊醒,但此时肌肉神经还未醒,因而就会出现神志清晰而动弹不得的现象。其多由疲劳过度、消化不良或大脑皮层过度紧张引起。

1. 发生原因

梦魇是一种正常的心理现象,和鬼怪无关,它通常在压力比较大、过度疲累、紧张兴奋、作息不正常、失眠、焦虑的情形下比较容易发生。科学表明,梦魇是人在睡眠时发生一过性脑缺血引起的,人白天发生一过性脑缺血时,会产生很可怕的眩晕、心悸、胸部压迫感、眼发黑、耳鸣和各种神经功能障碍等症状。

梦魇还有一部分原因是睡姿不正确引起的,比如在睡觉时把手放在胸前,压在心脏上,人在不知不觉中会感到呼吸困难,形成梦魇。同时仰睡和卧睡也容易引起梦魇。因此睡觉时的睡姿很重要。

此外,卧室空气污浊、过热;被褥过厚、胸前受压;鼻咽腔疾病引起呼吸道通气不畅;晚餐过饱引起胃部膨胀感以及阵发性血糖过低等均可引发梦魇。

一般每个人一生中都会遇到梦魇的情况,不要害怕,这些都是正常的情况。但是如果经常梦魇,那么就要注意了,这有可能是心理疾病,最好去咨询心理咨询师或者心理医生。

2. 临床表现

梦魇醒后仍有短暂的情绪紧张、身体不能动弹、心跳加快、面色苍白、出冷汗等症状;梦境中的内容尚能记忆部分;发作后依然能入睡。梦魇一般不致带来严重的后果,也无须特殊治疗。

Q64.

什么是性功能障碍?

性功能是一个复杂的生理过程。正常性功能的维持依赖人体多系统的协作,涉及神经系统、心血管系统、内分泌系统和生殖系统的协调一致,除此之外,还须具有良好的精神状态和健康的心理。若上述系统或精神心理方面发生异常变化,则会影响正常性生活的进行,影响性生活的质量,表现出性功能障碍。性功能障碍是性行为和性感觉的障碍,常表现为性心理和生理反应的异常或者缺失,是多种不同症状的总称。男性性功能障碍主要包括性欲障碍、阴茎勃起障碍和射精障碍等,据统计,40 ~ 70 岁男子中有 52% 患有不同程度的性功能障碍。女性性功能障碍的发病率也很高,有人认为可占成年妇女的 30% ~ 60%,其中性欲和性高潮障碍最为普遍,有些女性一生中可能从未享受过性高潮。

1. 发病原因

造成性功能障碍的原因大致可以分成三类:生物因素、精神心理因素和文化因素。

(1)生物因素。性功能障碍可能由遗传、健康状况、激素水平、年龄、疾病(包括慢性病、神经精神系统疾患、内分泌疾病、生殖器官病变)等多种原因所引起。药物、长期大量酗酒或吸毒,也可能导致性功能障碍。

(2)精神心理因素。精神心理因素对性功能的影响比较突出,包括错误的性观念、过去性经历的影响、环境因素、人际关系紧张和各种外界因素所造成的负性情绪等。

(3)文化因素。由于宗教和文化背景的影响,某些人对性生活存在偏见(如认为"一滴精十滴血"),认为性交会损耗元气,主观上要放弃或减少性活动,容易造成性压抑。

2. 临床表现

性功能障碍总体上可分为功能性性功能障碍和器质性性功能障碍两大类。男性性功能障碍包括性欲障碍、阴茎勃起障碍、性交障碍和射精障碍。女性性功能障碍包括性欲障碍、性唤起障碍、性高潮障碍、性交疼痛等。

（1）性欲障碍，包括性厌恶、性欲低下、性欲亢进。

（2）阴茎勃起功能障碍，指阴茎持续不能达到和维持充分的勃起以获得满意的性生活。

（3）性交障碍，临床表现为性交昏厥、性交失语、性交癔症、性交猝死、性交恐惧症等。

（4）射精障碍，包括不射精、延迟射精、逆行射精、射精无力、早泄和痛性射精等。其中，不射精症是指阴茎能正常勃起和性交，但是不能射出精液，或是在其他情况下可射出精液，而在阴道内不射精。逆行射精是阴茎能勃起和进行性交活动，并随着性高潮而射精，但精液未能射出尿道口外而逆行经膀胱颈反流入膀胱。

（5）性唤起障碍，指反复或持续性地不能获得和维持足够的性兴奋，表现为主观性兴奋、性器官及身体其他部位性反应的缺失。女性性唤起障碍包括阴道的润滑、阴蒂及阴唇的感觉及阴道平滑肌舒张等作用的减退。

（6）性高潮障碍，指经充分的性刺激和性唤起后，仍然发生持续性或反复的达到性高潮困难、延迟。

（7）性交疼痛障碍，包括性交痛（反复或持续性性交时阴道疼痛）、阴道痉挛（反复或持续性阴道外 1/3 平滑肌不自主痉挛性收缩，干扰阴茎的插入）、非接触式性交痛（由非直接性交活动引发的反复发作或持续性生殖器疼痛）。

上述症状可以单独出现，亦可同时出现，称为混合性性功能障碍。

3. 治疗方法

治疗性功能障碍患者需要采取综合方法。对患有器质性疾病的患者要积极治疗原发病，药物引起者则停用药物。

（1）性教育及心理治疗。加强性知识指导，消除对性问题的顾虑和恐惧，纠正错误性观念及性交方法，使夫妻性生活协调。心理治疗强调个体化治疗方案，常用的有精神分析法、厌恶疗法、系统脱敏疗法、家庭疗法等。

（2）性行为治疗。主要是通过性感集中训练，使使者逐渐适应、熟悉性交过程，提高患者对性反应的自身感觉，让其充分享受性交的快感，减轻对性交的焦虑和恐惧。治疗过程中对方应避免对患者性体验、性自尊心和性幻想的不良刺激，避免有害的性引诱活动。耻骨尾骨肌训练对于在分娩后有盆底肌肉松弛现象或耻骨尾骨肌不发达的女性特别有效。

（3）药物治疗。具体遵医嘱。

（4）物理治疗。电动按摩器可以促进男性射精；使用振荡器、阴茎模型可增加女性的刺激。

（5）手术治疗。主要是针对阴茎本身疾病，如伴有包皮口狭窄的包皮过长和包茎患者，可采用手术治疗，一方面有利于阴茎的充分勃起，同时切除包皮、显露龟头可增加其对刺激的敏感性，有利于射精。

第七章

人格障碍与性心理障碍

Q65.

什么是人格障碍?

　　人格或称个性,是一个人固定的行为模式及在日常活动中待人处事的习惯方式,是全部心理特征的综合。人格的形成与先天的生理特征及后天的生活环境均有较密切的关系。童年生活对于人格的形成有重要作用,且人格一旦形成就具有相对的稳定性,但重大的生活事件及个人的成长经历仍会使人格发生一定程度的变化,说明人格既具有相对的稳定性又具有一定的可塑性。

　　人格障碍是指明显偏离正常且根深蒂固的行为方式,具有适应不良的性质,其人格在内容上、质上或整个人格方面异常,由于这个原因,患者遭受痛苦和/或使他人遭受痛苦,或给个人或社会带来不良影响。人格的异常妨碍了他们的情感和意志活动,破坏了其行为的目的性和统一性,给人与众不同的特异感觉,在待人接物方面表现得尤为突出。人格障碍通常始于童年、青少年或成年早期,并一直持续到成年乃至终生。部分人格障碍患者在成年后有所缓和。

　　人格障碍可能是精神疾病发生的素质因素之一。在临床上可见某种类型的人格障碍与某种精神疾病关系较为密切,如精神分裂症患者很多在病前就有分裂性人格的表现,偏执性人格容易发展成为偏执性精神障碍。人格障碍也会影响精神疾病对治疗的反应。

　　人格障碍与人格改变不能混为一谈。人格改变是获得性的,是指一个人原本人格正常,而在严重或持久的应激、严重的精神障碍及脑部疾病或损伤之后发生改变,随着疾病痊愈和境遇改善,有可能恢复或部分恢复。人格障碍没有明确的起病时间,始于童年或青少年且常常持续终生。人格改变的参照物是病前人格,而人格障碍主要的评判标准来自社会、心理的一般准则。

对于人格障碍和疾病的区分并不容易做到，区别的关键是不正常行为持续的时间，如果一个人原来行为正常，后来在生活的某一阶段出现异常，就可以认为是疾病，如果其行为由幼年起一直不正常，则说明是人格障碍，如果行为逐渐发生改变（偏执性精神障碍）则不容易区分。

关于人格障碍的概念，过去曾有人认为人格障碍是精神病的轻症表现，与神经症是同一反应过程，但近年研究不支持以上见解，认为"人格障碍"是"根深蒂固的适应不良行为类型"，在少年阶段或更早阶段即可发现，并贯穿整个生命过程。人格障碍具有如下共同特征：

（1）人格障碍始于童年、青少年或成年早期，并一直持续到成年乃至终生。没有明确的起病时间，不具备疾病发生、发展的一般过程。

（2）可能存在脑功能损害，但一般没有明显的神经系统形态学病理变化。

（3）人格显著地、持久地偏离了所在社会文化环境应有的范围，从而形成与众不同的行为模式。个性上有情绪不稳、自制力差、与人合作能力和自我超越能力差等特征。

（4）人格障碍主要表现为情感和行为的异常，但其意识状态、智力均无明显缺陷。一般没有幻觉和妄想，可与精神病性障碍相鉴别。

（5）人格障碍者对自身人格缺陷常无自知之明，难以从失败中吸取教训，屡犯同样的错误，因而在人际交往、职业和感情生活中常常受挫。

（6）人格障碍者一般能应付日常工作和生活，能理解自己行为的后果，也能在一定程度上理解社会对其行为的评价，主观上往往感到痛苦。

（7）各种治疗手段效果欠佳，医疗措施难以奏效。

Q66.

什么是偏执性人格障碍?

偏执性人格障碍是人格障碍的一种。偏执性人格障碍者很少求助于医生,如果配偶或同事陪同其去治疗,他们多持否认或辩解的态度,使治疗者难以明辨真相。他们经常难以自拔,陷入难言的痛苦中。

1. 主要表现

(1)固执,敏感多疑,过分警觉,心胸狭隘,好嫉妒。

(2)自我评价过高,体验到自己过分重要,拒绝接受批评,对挫折和失败过分敏感,如受到质疑则易争论、诡辩,甚至冲动攻击和好斗。

(3)常有某些超价观念和不安感,缺乏幽默感。

(4)经常处于戒备和紧张状态之中,寻找怀疑偏见的根据,对他人的中性或善意的动作歪曲而采取敌意和藐视,对事态的前后关系缺乏正确评价。

(5)容易发生病理性嫉妒。此类人一般不会主动或被动寻求医生帮助,他们通常出现于信访部门或司法精神病鉴定场合。

2. 治疗方法

对偏执性人格障碍的治疗主要是心理治疗。

心理咨询师针对来访者的症状用心理学的原理进行解释,协助患者对自己的心理动态与病情,特别是压抑的欲望、隐蔽的动机或不能解除的情结有所领悟与了解。

治疗的范围包括内在的精神、人际关系、现实的适应。其最终目标在于促进自我人格的成熟。

(1)认知提高法。由于患者对别人不信任、敏感多疑,不会轻易接受善意忠告,所以首先要与他们建立信任关系,在相互信任的基础上交流情感,向他们全面介绍其自身人格障碍的性质、特点、危害性及纠正方法,使其对自己有一正确、客观的认识，并自觉自愿产生要求改变自身人格缺陷的愿望。这是进一步进行心理治疗的先决条件。家庭作业是认知疗法必不可少的一部分。在最后的咨询阶段，家庭作业应服务于预后和复发预防。

（2）交友训练法。鼓励他们积极主动地进行交友活动，在交友中学会信任别人，消除不安感。交友训练的原则和要领是：①真诚相见，以诚交心；②交往中尽量主动给予知心朋友各种帮助；③注意交友的"心理相容原则"。

（3）自我疗法。具有偏执性人格的人喜欢走极端，这与其头脑里的非理性观念相关联。因此，要改变偏执行为，偏执性人格患者首先必须分析自己的非理性观念。

（4）敌意纠正训练法。偏执性人格障碍患者易对他人和周围环境充满敌意和不信任感，其采取以下训练方法，有助于克服敌意对抗心理：

①经常提醒自己不要陷于"敌对心理"的旋涡中。

②要懂得只有尊重别人，才能得到别人尊重的基本道理。

③要学会向你认识的所有人微笑。

④要在生活中学会忍让和有耐心。

Q67.

什么是分裂样人格障碍?

分裂样人格障碍是人格障碍的一种,有这类异常人格的人敏感多疑,他们总是妄自尊大,而又极易产生羞愧感和耻辱感。此类障碍的患病率可能高于精神分裂症和其他人格障碍。尽管目前在人格障碍的治疗上已取得了一些进步,找到了有效改善症状的方法,但对人格障碍的处理在很大程度上仍然是根据人格障碍者的不同特点,帮助其寻求减少冲突的生活道路。

1. 诊断标准

(1)符合人格障碍的诊断标准。

(2)以观念、行为和外貌装饰的奇特、情感冷淡,及人际关系缺陷为特点,并至少有下列3项:

①性格明显内向(孤独、被动、退缩),与家庭和社会疏远,除生活或工作中必须接触的人外,基本不与他人主动交往,缺少知心朋友,过分沉湎于幻想和内省。

②表情呆板,情感冷淡,甚至不通人情,不能表达对他人的关心、体贴、及愤怒等。

③对赞扬和批评反应差或无动于衷。

④缺乏愉快感。

⑤缺乏亲密、信任的人际关系。

⑥在遵循社会规范方面存在困难,导致行为怪异。

⑦对与他人之间的活动不感兴趣(考虑年龄)。

2. 治疗方法

目前主要有两种治疗方法,即心理治疗和生物医学治疗,有些也会选择通过家庭和社会的帮助来改善患者的症状。

　　药物治疗可以服用抗抑郁药物，早期报告抗精神病药物治疗有效，而其后的研究并没有证实这一结论，还需要进一步的研究证明。

Q68.

什么是反社会性人格障碍?

"反社会"一词虽系政治社会用语,但从侧面突出反映了反社会性人格障碍者对社会的危害,在监狱、看守所等机构中,这类人占相当大比例(40% ~ 78%),不少是累犯或惯犯,往往因发生反应状态而送精神病机构要求医学鉴定。

反社会性人格障碍者虽然经常发生违纪行为,但与一般犯罪者是有区别的,尽管二者对所犯罪行为均负有完全责任能力,精神科医生和司法工作者应区分反社会性人格障碍者和不法分子:①一般犯罪者往往有计划和有预谋地达成犯罪,反社会性人格障碍者多不能;②犯罪者违法目的明显,反社会性人格障碍者多受情感冲动支配,犯罪动机较模糊;③犯罪者在他人受害时作案手法隐蔽和狡诈,企图逃避罪责,反社会性人格障碍者害人害己,且对自己的危害尤大;④具有反社会性人格的人较少造成凶杀或其他严重案件以致判处极刑;⑤一般罪犯的人格固然是有缺陷的,但未达到人格障碍程度,而反社会性人格障碍则在心理活动的各个方面都有巨大的影响,反映在生活的各个侧面,且表现为出现持续和长期的行为障碍。

1. 疾病特点

(1)高度攻击性。反社会性人格障碍者具有高度的冲动性和攻击性已众所周知,但也有一些并无攻击行为。

(2)无羞愧感。研究认为此类人无羞愧感,缺乏与焦虑相关的自主神经反应。

(3)行为无计划性。反社会性人格障碍者的行为大多受偶然动机、情绪冲动、或本能愿望所驱使,缺乏计划性或预谋。

(4)社会适应不良。国际疾病分类标准认为反社会性人格障碍者常因其行为与公认的社会规范有显著背离而引人注目。适应不良是本症的重要特征，由于对自己的人格缺陷缺乏自知力，不能从经验中取得教益，因此本症是一种持久和牢固的适应不良行为的模式。

2. 治疗方法

虽然长期心理治疗对某些类型的反社会性人格障碍者有效，其人格特质会改变，但仅仅用心理治疗对于改善反社会性人格障碍症状而言是远远不够的。最好整合其他治疗方法，心理治疗才能发挥最大的作用。

3. 预后

反社会性人格障碍一旦形成，则趋向于持续进程，在少年后期达到高潮。随着年龄增长，一般患者在成年后期违纪行为即趋减少，情况有所缓和。

4. 预防

研究表明，反社会性人格障碍人群的主要危险因素有父母的拒绝型养育方式、父母低文化程度、家庭经济收入低、单亲家庭、父母离异。因此，预防反社会性人格障碍首先要从孩子的父母和将成为父母的人们做起，全面提高他们的素质，倡导正确的养育方式，对孩子多施加正性的情感，多沟通引导，使子女在和谐、温馨的家庭环境中成长，从而尽量减少人格障碍及犯罪的发生、发展。

Q69.

什么是冲动控制障碍？

冲动控制障碍，又称意向控制障碍，指在过分强烈的欲望驱使下，采取某些不当行为，这些行为为社会规范所不容或给自己造成危害，其行为目的仅仅在于获得自我心理的满足或解除精神上的紧张感。患者自称这种行为带有冲动性，无法控制。其不包括偏离正常的性欲与性行为。

尽管冲动控制障碍还有很多问题有待进一步揭示和认同，但冲动控制障碍作为一个精神医学问题，对其临床上所表现出的现象学特征，国内外学者的意见还是基本一致的，归纳起来有以下五条：

（1）患者知道他的这种行为是不好的，极力加以控制，但总是归于失败，即难以控制。

（2）行为没有任何明显的外部目的。以偷窃和纵火为例，患者既不是为了经济收入，也不是为了掩盖罪行，不是为了改善个人生活条件，也不是出于政治与社会目的，也不是为了发泄私愤和报复。总之，什么外部目的也没有。

（3）在行为前，患者心情紧张或不快感越来越强烈。

（4）在行为过程中，患者可体验到如释重负般的快感或行为本身可给予患者极大的心理满足。

（5）反复发生，在发作的间歇期患者没有明显的精神障碍。

由于冲动控制障碍患者的行为常常触犯法律、法规，或者至少为大多数社会行为规范所不容，所以在临床工作中较为少见，而更多地出现于司法精神疾病鉴定的案例中。在中国的疾病诊断分类 CCMD-3 中，其主要包括病理性赌博、病理性纵火、病理性偷窃、拔毛症（病理性拔毛发）和其他或未特定的习惯和冲动控制障碍。

Q70.

什么是表演性人格障碍?

表演性人格障碍,又称寻求注意性人格障碍或癔症性人格障碍,女性较多见,男性表演性人格障碍的特征与女性类似,但年龄多在 25 岁以下。此型人格障碍以人格的过分感情化、以夸张言行吸引他人注意力及人格不成熟为主要特征,患病率为 2.1% ~ 3%。表演性人格障碍与其他类型的人格障碍一样被定义为终身持久状态。具有表演性人格障碍的人在行为举止上常带有挑逗性并且他们十分关注自己的外表,常以自我表演、过分的做作和夸张的行为引人注意,暗示性和依赖性特别强,自我放任,不为他人考虑。这类人情绪外露,表情丰富,喜怒哀乐皆形于色,矫揉造作,易发脾气,喜欢别人同情和怜悯,情绪多变且易受暗示,极端情绪化,易激动;思维肤浅,不习惯于逻辑思维,言语举止和行为显得天真幼稚。

1. 发病原因

表演性人格障碍的形成与基因和家庭环境相关。研究显示,成长在对孩子缺乏关爱与期望、性滥交家庭背景的孩子更易发展成表演性人格障碍。此外,表演性人格障碍与反社会性人格障碍存在着紧密的关系。美国的统计研究表明 2/3 的表演性人格障碍的患者达到了反社会性人格障碍的标准。这两种心理障碍的潜在人格特质有相似的一面,只是男女的表达形式不同罢了。女性更多以"表演"型的人格反映出来,而男性更多以"反社会"型的暴力人格表达出这种潜在人格特质。

2. 主要表现

(1)引人注意,情绪带有戏剧化色彩。这类人常好表现自己,而且有较好的艺术表现才能,唱说哭笑,演技逼真,有一定的感染力。有人称他们为伟大的模仿者、表演家。他们常常表现出过分做作和夸张的行为,甚至装腔作势，以引人注意。

（2）高度的暗示性和幻想性。这类人不仅有很强的自我暗示性，还带有较强的被他人暗示性。他们常好幻想，把想象当成现实，当缺乏足够的现实刺激时，便利用幻想激发内心的情绪体验。

（3）情感用事。这类人情感丰富，热情有余，稳定不足；情绪炽热，但不深，因此他们情感变化无常，容易情绪失衡。对于轻微的刺激，可有情绪激动的反应，大惊小怪，情感活动几乎都是反应性的。由于情绪反应过分，往往给人一种肤浅、没有真情实感和装腔作势甚至无病呻吟的印象。

（4）以玩弄别人达到自我目的为手段。玩弄多种花招使人就范，如任性、强求、说谎欺骗、献殷勤、诌媚，有时甚至使用操纵性的自杀威胁。他们的人际关系肤浅，表面上温暖、聪明、令人心动，实际上完全不顾他人的需要和利益。

（5）高度的自我中心。这类人喜欢别人注意和夸奖，只有投其所好时才合自己的心意，否则会攻击他人，不遗余力。此外，此类患者还有性心理发育的不成熟，表现为性冷淡或性过分敏感，女性患者往往天真地展示性感，用过分娇羞样的诱惑勾引他人而不自觉。

一般来说，表演性人格障碍不会注意细节或事实，他们不情愿或不会对问题和处境做出理智的判断分析。

3. 治疗方法

表演性人格障碍是一种比较棘手的心理障碍。即使在心理学最发达的美国，临床治疗效果也很不乐观。这种心理障碍呈现出高自杀率，在国外经常采用住院治疗。

个体心理动力学心理治疗包括精神分析是治疗表演性人格障碍的基石。

临床上应用最多的还是认知行为疗法。治疗集中在改善患者的人际交往上并且教会他们如何表达他们的渴望与需要。

药物治疗：尽管药物不能改善人格结构，但作为改善某些症状的对症治疗并非无益。

4. 预后

表演性人格障碍与其他类型的人格障碍一样被定义为终身持久状态，故可预料其难以发生变化。目前几乎没有关于其预后的可靠依据。

Q71.

什么是强迫性人格障碍?

强迫性人格障碍是人格障碍的一种,以过分要求秩序严格和完美,缺少灵活性、开放性和效率为特征。这类患者在日常生活中按部就班、墨守成规,不允许有变更,生怕遗漏某一要点,因此常过分仔细和重复、过度注意细节而拖延;追求完美,以高标准要求自己,对别人也同样苛求,以致沉浸于琐碎事务而无法脱身。研究表明具有这类人格障碍的人容易发生强迫性神经症。正常人亦可有一些强迫现象但其社会功能并无损害。

1. 主要表现

强迫性人格障碍表现为:①过分疑虑及谨慎,常有不安全感,往往穷思竭虑,对实施的计划反复检查、核对,唯恐疏忽或出差错;②对细节、规则、条目、秩序、组织或表格过分关注,常拘泥细节,犹豫不决,往往避免做决定,否则感到焦虑不安;③完美主义,对任何事物都要求过高,以致影响了工作的完成;④道德感过强,谨小慎微,过分看重工作成效而不顾乐趣和人际关系;⑤过分迂腐,拘泥于社会习俗,缺乏创新和冒险精神;⑥刻板和固执,不合情理地坚持要求他人严格按自己的方式行事,或即使允许他人行事也极不情愿;⑦对别人做事很不放心,担任领导职务,往往事必躬亲,事无巨细;⑧感到个人不安全和心存疑虑,从而导致过分认真、固执、谨小慎微和僵化;⑨可有反复出现且不愿意有的想法和冲动,但尚未达到强迫症症状标准的程度。

强迫性人格障碍患者从早年(儿童甚至幼儿期)就表现出过度追求完美、计划性、过度整洁、过分注意细节、行为刻板、观念固执、怕犯错误等性格特点。强迫性人格障碍患者的症状有现实性,有时这些行为对患者的生活或者工作有一定的正面帮助。而强迫症的症状往往是荒谬的,强迫观念往往是某种内在焦虑的外在表现，强迫行为只能够缓解内心的焦虑，对患者没有帮助，常严重影响患者的正常生活和工作，患者往往为这些行为感到痛苦，极力消除却不能。强迫性人格障碍患者在压力下会表现出类似强迫症的症状，但在压力缓解后这些症状又会基本消失，少数会发展成强迫症。

2. 治疗方法

一个强迫症患者可以在病前并没有强迫性人格。强迫性人格障碍和强迫症在治疗上都不容易，两者均可以采取心理治疗，后者症状严重时可以辅助以药物治疗，但两者药物治疗都不能根本改变障碍特质。

心理治疗常用的治疗方法有打包疗法、解释型疗法、认知行为疗法、意象对话疗法等。需要心理师根据患者的特点，针对性地采用不同办法来治疗。

其中尤其以打包疗法的治疗最为常见，其取向科学合理，引导患者识别自身的思维障碍模式特征，建立合理的应对机制，中断恶性循环链，消除次级症状，让心身减压而逐步自愈。同时辅助以认知合理化、降低恐惧的心理动力，假以时日，障碍模式逐步弱化而痊愈。患者充分接纳自我、化敌（障碍）为友、顺应自然的理念，是消除精神拮抗、得以康复的关键因素，是自我领悟的核心基础。

Q72.

什么是焦虑性人格障碍?

焦虑性人格障碍以一贯感到紧张、提心吊胆、不安全及自卑为特征,总是需要被人喜欢和接纳,对拒绝和批评过分敏感,因习惯性地夸大日常处境中的潜在危险而有回避某些活动的倾向。

焦虑性人格障碍以持久和广泛的内心紧张及忧虑体验为特征,并至少有下列 3 项症状:

①一贯的自我敏感、不安全感及自卑感。

②对遭排斥和批评过分敏感。

③不断追求被人接受和受到欢迎。

④除非得到保证被他人所接受和不会受到批评,否则拒绝与他人建立人际关系。

⑤惯于夸大生活中潜在的危险因素,达到回避某种活动的程度,但无恐惧性回避。

⑥因"稳定"和"安全"的需要,生活方式受到限制。

Q73.

什么是依赖性人格障碍？

依赖性人格障碍是生活中一种较为常见的人格障碍，这种来访者对亲密感与归属感有着过分的苛求。这种渴求是强迫的、盲目的、非理性的，他们宁愿放弃自己的个人兴趣、人生观，只要能找到一把"保护伞"、得到别人对自己的温情就心满意足了。

这种处世方式，会让依赖性人格障碍的个体变得越来越脆弱、缺乏独立性；而为了获得他人照顾，依赖性人格障碍的人经常会委曲求全，放弃自己的追求和爱好，因而产生越来越多的压抑感，所以在临床上也会伴有不同程度的抑郁和焦虑。

依赖性人格障碍的自测与分析：

（1）如果没有从他人处得到大量的建议和保证，对日常事务很难做出决策。

（2）无助感，让别人帮自己做大多数的重要决定，比如在何处生活、该选择什么职业等。

（3）被遗弃感，明知是对方错了，也不敢指出，因为害怕被抛弃。

（4）无独立性，很难单独推进计划或做事。

（5）过度容忍，为讨好他人，宁愿做自己不愿做的事。

（6）独处时有不适和无助感，尽力逃避孤独。

（7）当一段亲密关系中止时，感到无助或崩溃。

（8）经常被"不要被人抛弃"的念头所折磨。

（9）如果没有得到赞许或遭到批评，就觉得自己受到了伤害。

如果具有上述特征中的五项或更多，就需要警惕自己是不是属于依赖性人格。

Q74.

什么是边缘性人格障碍?

边缘性人格障碍是精神科常见的人格障碍,主要以情绪、人际关系、自我形象、行为的不稳定,并且伴随多种冲动行为为特征,是一种复杂又严重的精神障碍。

有学者将边缘性人格障碍的典型特征描述为"稳定的不稳定",患者往往表现为治疗上的不依从,治疗难度很大。

边缘性人格障碍有四个方面的特征,即"不稳定的人际关系,不稳定的情绪、不稳定的自我意象和明显的冲动性"。边缘性人格障碍者的临床表现主要有以下几方面的症状:

(1)自我身份的识别障碍。边缘性人格障碍患者经常对自己是谁很不确定。因此,他们的自我印象或者自我意识经常变换。缺乏自我目标和自我价值感,低自尊,对诸如"我是谁?""我是怎么样的人?""我要到哪里去?"这样的问题缺乏思考和答案。

边缘性人格障碍者这种自我身份认同的紊乱往往开始于青春期,且出现自我身份认同的滞后,长期停留在混乱的阶段。这反映为他们生活中的各种矛盾和冲突。

(2)难以控制的情绪。不稳定的、快速变化的心境状态是边缘性人格障碍的一个显著特点。情绪的不稳定表现在一方面体验到一种空虚和不安全感,缺乏自尊,另一方面体验到一种与上述情况相对立的兴奋感和全能感。

患者很容易在愤怒、悲哀、羞耻感、惊慌、恐惧和兴奋感和全能感之间摇摆不定;往往会被长期的、慢性的、弥漫的空虚感和孤独感包围。在遭遇到应激性事件时或在较强的情感压力下,特别在遭遇到应激性事件时,患者极易出现短暂发作性的情绪不稳、紧张、焦虑、易激惹、惊恐、绝望和愤怒。

（3）被抛弃的恐惧和害怕孤独以及显著的分离焦虑。他们被形容成"手拿脐带走进生活，时刻在找地方接上去"。由于患者严重缺失被爱的体验、他人的关怀，所以非常害怕孤独和被人抛弃。患者对抛弃、分离异常敏感，当面对分离、被拒绝或即将失去外部支持时，可出现强烈的应激性反应，包括自我意象、情感、认知和行为方面的变化，以千方百计地避免分离情景，并有可能采取极端行为如自杀、自残、自伤等来阻止被抛弃。

（4）强烈又极不稳定的人际关系模式。边缘性人格障碍者的人际关系不稳定，与本身无法承受离别而又害怕亲密非常相关。

典型的边缘性人格障碍者会出现依赖、黏人、理想化等性格，但一旦伴侣或朋友开始抗拒他们的需求，他们又会反弹成为另一种极端，像是贬抑对方、抗拒亲密的关系或一味逃避等。

患者一面期望与人关系紧密、被照顾，但却又害怕亲密关系，在这样矛盾的心态中冲突不断。当他们恋爱时，会以某些手段操控对方，像是抱怨身体不适、表现出虚弱或无助、自虐、自杀等，意在引起对方注意并获得照顾。

（5）冲动及自毁、自杀行为。边缘性人格障碍者控制情绪和耐受挫折的能力非常差，经常出现不计后果的冲动行为，情感爆发时可出现暴力攻击、自伤、自杀行为，有冲动性的酗酒、挥霍、偷窃、药物滥用等。

患者在日常生活中和工作中同样表现冲动、缺乏目的性与计划性，做事虎头蛇尾，很难坚持需要长时间才能完成的事情。

Q75.

什么是自恋性人格障碍?

自恋性人格障碍的基本特征是对自我价值感的夸大。在这种自大之下,自恋者往往长期体验着一种脆弱的低自尊。在被诊断为自恋性人格障碍的个体中,50%~75% 是男性。

1. 表现特征

对自恋性人格障碍的诊断,目前尚无完全一致的标准。一般认为其特征主要如下:

(1)对批评的反应是愤怒、羞愧或感到耻辱(尽管不一定当即表露出来)。

(2)喜欢指使他人,要他人为自己服务。

(3)过分自高自大,对自己的才能夸大其词,希望受人特别关注。

(4)坚信自己关注的问题是世上独有的,不能被其他人了解。

(5)对无限的成功、权力、荣誉、美丽或理想爱情有非分的幻想。

(6)认为自己应享有他人没有的特权。

(7)渴望持久的关注与赞美。

(8)缺乏同情心。

(9)有很强的嫉妒心。

(10)亲密关系(婚姻关系,亲子关系等)维持困难。

2. 判断标准

自恋性人格多形成于成年的早期,在临床上符合下列五条就可考虑为自恋性人格:

(1)认为自身无所不能。他们做了一点成绩后总认为自己就是最优秀的。

（2）他们沉迷在无穷的成功、权力、才气、美丽的爱情幻想中。

（3）他们相信自己是独一无二的，他们认为自己有高贵的血统，并认为自己的这些独一无二的"能力"只有少部分高地位的人才能理解。

（4）对赞美成瘾，听不进反面的话。

（5）有特权者的感觉。他们无缘无故地期待着他人对自己应该有特殊的照顾。他们不顾他人的利益，只顾"只要我快乐"。他们认为"任何人都得围着我转"，在人群里稍有一些"冷落"就会敌视他人。

（6）缺乏共情的能力。这似乎是绝大部分自恋性人格障碍者的共性。他们看起来有些时候挺理解人，但他们无法维持真正意义上平等的互动关系。

（7）常常嫉妒他人和相信他人嫉妒自己。

（8）表现为一种高傲自大的行为或态度。

Q76.

什么是性心理障碍？

　　性心理障碍，又称性变态、性倒错，指行为人满足性欲的行为方式或对象明显偏离正常，并以此类性偏离作为性兴奋、性满足的主要或唯一方式。此类精神障碍患者的一般精神活动并无其他明显异常。性心理障碍主要包括以下几种类型：①性身份障碍，长期对自己的生理性别有强烈的厌恶和排斥感，同时具有强烈的转变性别的心理要求和实际行为，如异性癖。②性偏好障碍，长期或唯一地采用不同于正常人的性欲满足方式，如恋物癖、露阴癖、性施虐癖、性受虐癖、恋兽症、恋尸症等。③性指向障碍，指源于各种性发育和性定向的障碍。

　　1. 评判标准

　　在生活中，我们难以确切地评价某项性行为是正常还是异常的，因为至今还没有正常与否的绝对标准，区别只是有条件的、相对的。下面列出可区别的要点：

　　（1）凡是行为符合社会所公认的社会道德准则或法律规定的，并符合生物学需要的，即可看作正常的性行为，否则即可看作是异常的性行为。

　　（2）某些特殊的性行为使对象遭受伤害，患者本人也为这种行为感到痛苦或在某种程度上受到伤害，例如受到指责、地位名誉受到损害，甚至遭受惩罚。这种行为可看作是一种适应不良的行为。

　　（3）长期反复、持续发生一种极端变异方式的性行为。性行为由正常到异常可以看成是一个连续体，其两极是正常和异常，其间存在的正常变异方式属于正常的变异，只有明显的、极端的变异形式才被看作是性心理障碍的类型。

2. 发病原因

性心理障碍成因复杂，概括较多见因素如下：

（1）正常的异性恋遭受阻挠、挫折。较多见的是遭受恋爱挫折，如失恋、单恋，在交异性朋友时屡次失败、屡遭挫折；与配偶的相互关系困难、不满意、不融洽。

（2）存在心理社会因素、重要生活事件。

（3）儿童少年早期受到家庭环境中性刺激、性兴奋经验的作用、影响。

（4）淫秽、色情物品的作用、影响。

（5）儿童少年早期即有特殊兴趣，如性偏好、性偏见。比如幼年时即开始对异性萌发特殊的兴趣、偏好；喜爱同性，但对异性直到青春期都没有兴趣甚至感到厌烦；存在对性的卑劣感、恐惧感，把性视为不洁之物的偏见。

3. 疾病预后

预后的好与坏与患者是否具有强烈求治愿望及病程持续时间有明显关系，如缺乏求治愿望、病程持续时间过长则预后较差。

Q77.

什么是性身份障碍?

　　性身份障碍表现为强烈而持久的异性认同,是个体对自己的解剖性别持续不满或对个体性别角色表示厌恶。性身份是个体对自己性别属性的主观感受,即清楚地意识到"我是男人"或"我是女人"。性角色是客观的,是公众对个体是男是女抑或两性人的表达。对绝大多数人而言,性身份和性角色是一致的。可是性身份障碍的患者,却在自身的解剖性别和性身份之间体验到极度的不协调。

　　1. 发病原因及主要症状

　　尽管生物因素,在很大程度上决定了性身份,但是一个稳定的,协调的性身份和性角色的形成也受到社会因素的影响。

　　当性别称呼和抚养方式混乱时,儿童会难以确定自己的性身份或性角色。可是,只要性别称呼和抚养方式明确,即使生殖器分化不良,一般也不会影响儿童的性身份识别。易性癖者通常在儿童期就存在性身份识别问题。

　　2. 临床诊断

　　诊断标准须符合如下条件:存在两种易性标志(渴望或坚称自己为另一性别),存在对自身性别的不适感或对自身性别角色的厌恶感。易性标志绝不仅仅是渴望成为异性从而获得益处。例如,一个男孩子说他想做女孩,这样他就可以像他的小妹妹一样受到特殊照顾,但这并不表示他有性身份障碍。要确诊性身份障碍需要有显著的痛苦或者在社会、职业或其他重要功能领域的明显损害。如果个体仅仅热衷于异性装扮或其他异性活动,而没有反复发作的心理痛苦或功能损害,或者个体在躯体上具有两性症状,均不能诊断为性身份障碍。

3. 治疗方法

性身份障碍，主要是因为生理上及心理上的原因。如果是生理上的原因，可以到医院进行诊断治疗。如果是心理上的原因，则应该找心理医生进行心理治疗，进行正确的引导。如果是二者兼而有之，则除了要进行生理上的治疗外，还要进行心理上的治疗。

Q78.

什么是性偏好障碍?

　　性偏好障碍是指多种形式的性偏好和性行为障碍,包括:恋物癖、恋物异装癖、露阴癖、摩擦癖、窥阴癖、兽交癖、恋童癖、性施虐癖、性受虐癖和恋尸癖。性偏好障碍可分为两类,一类是性对象异常,一类是性动作变异。其发生发展与人类的性腺活动有关,一般在青春期开始明显,及至年长,特别是接近更年期,随着性腺活动趋向低下,行为趋向缓和。

　　1. 发病原因

　　性偏好障碍的病因不明,有生物学遗传、心理和环境等假说。

　　(1)环境因素尤其是家庭的影响在病因中起重要的作用。

　　(2)偶然情况下通过条件联系的机制而形成。如有的窥阴癖者的最早行为动机是偶尔听他人谈及此类事情时出现的。

　　(3)精神疾病:如精神分裂症、精神发育迟滞。

　　(4)癫痫:颞叶癫痫尤为常见。

　　2. 主要特点

　　(1)性行为与社会普遍接受的观点不一致。

　　(2)在性行为中可能对他人造成伤害,如恋童症或性施虐癖。

　　(3)有自我的痛苦体验,这种痛苦来自社会的态度(如社会对异装癖的态度)、自己的性渴求和道德准则之间的冲突,或是知道自己要对他人造成某种伤害。

　　3. 主要表现

　　(1)恋物癖。受强烈的性欲与性兴奋的联想所驱使,反复出现收集某种异性使用的物品的企图和行为,在接触这些物品时引起性兴奋,称为恋物癖。恋物癖几乎仅见于男性,所恋物品均为女性身体接触的东西,如乳罩、内裤等，而这些物品是患者性刺激的重要来源或获得性满足的基本条件。往往开始是偶然产生这种癖好的，后来通过条件反射的方式固定下来。为了取得上述物品，他们不择手段去偷，因而触犯法纪。

（2）异装癖。指正常异性恋的男性反复出现穿着女性装饰的强烈欲望，通过穿着女性装饰可引起性兴奋。一般从青春期开始着异装，开始只穿一两件异件衣服，后来逐渐增多，直到全身均是异性服饰。这时往往产生阴茎勃起，并手淫。

（3）露阴癖。指反复多次在陌生人毫无准备的情况下暴露自己的外生殖器以达到性兴奋目的，伴有或不伴有手淫，但无进一步性行为施加于对方。露阴癖者总想使对方发生强烈的情绪反应如惊叫或昏倒，以此得到乐趣。本病常见于男性，但国外曾有女性露阴癖报道，一般20岁左右初发，中年以后出现，但可能具有器质性损害。

（4）窥阴癖。窥阴癖又称窥淫症，指反复多次暗中窥视异性裸体、性交活动，达到引起自身性兴奋的一种反复出现的强烈的欲望，伴有当场手淫或事后回忆窥视景象时手淫，以获得性的满足。此类人一般为男性，年龄20～40岁居多。

（5）性施虐癖。指患者反复多次通过捆绑或羞辱，对他人施加躯体或心理痛苦而使其自身产生性刺激，从而激起性幻想、性渴求或性行为。几乎仅限于男性，一旦发生，持续多年。

（6）摩擦癖。指反复多次与不同意此行为者做触碰及摩擦，从而激起性幻想、性渴求或性行为。本症限于男性，一般在拥挤的环境（如公共汽车、地铁或商场）中进行，其生殖器勃起，并以此接触摩擦异性的手或身体某部位，伴有手淫和射精。

Q79.

对同性恋认知的变化是怎样的？

1973 年，美国精神医学学会将同性恋自精神障碍诊断与统计手册（DSM-3）中去除；1993 年 5 月 17 日，世界卫生组织将没有自我不和谐性障碍的同性恋从国际疾病分类（ICD-10）中除名，但同时，世界卫生组织认为，同性恋者中具有性心理障碍的人，需要给予医学帮助；2018 年 6 月 18 日，世界卫生组织发布 ICD-11，和性取向相关的诊断编码都被删除。

另外，还要提到的是，在我国，同性恋从来没有被认为是"完全正常的"，在《医学心理学》（人民卫生出版社）中同性恋从来未曾移除过，一直都是性心理障碍。2001 年 4 月 20 日，《中国精神障碍分类与诊断标准》第三版（CCMD-3）对同性恋的诊断参照 ICD-10 做了调整，调整为性心理障碍。百度百科权威认证词条"性心理障碍"中仍然有同性恋。2018 年 12 月，国家卫健委发布《关于印发国际疾病分类第十一次修订本（ICD-11）中文版的通知》，要求"2019 年 3 月 1 日起，各级各类医疗机构应当全面使用 ICD-11 中文版进行疾病分类和编码"。

关于同性恋的成因，科学界还没有共识，虽然很多研究发现，基因、激素、成长环境、社会和文化影响等对性倾向有作用，但是直到现在，科学家还没有找到关键证据。

现在公认的理论模型有两个，一个是本质主义论，另一个是酷儿理论。本质主义相信性取向为天然固定，也就是由同性恋基因决定的。最有利的证据就是，在动物界同性恋是普遍现象，加拿大生物学家布鲁斯·贝哲米在 1999 年发表了一份有关检阅接近 1500 个动物物种同性恋行为的文献，涉及物种从灵长目到棘头动物门。

酷儿理论认为性别认同和性倾向不是天然的，而是在社会和文化过程中形成的。酷儿理论使用解构主义、后结构主义、话语分析和性别研究等手段来分析和解构性别认同、权力形式等。他们认为后天的社会因素和环境因素所起的作用更大，心理咨询工作就是以此理论为基础的。

Q80.

什么是病理性盗窃？

病理性盗窃是冲动控制障碍中的一种表现形式。

【案例】小曼，是一位舞蹈老师，面容姣好，笑起来相当甜美，深受小朋友的喜欢，小朋友们都热情地称呼她为花小曼。

每个假期的早晨，斜斜的阳光透过窗幔射进舞蹈房，灰尘的颗粒清晰可见，看着她带着一群天使舞动的样子，只感觉岁月静好。如果不是民警找上门来，你很难把她和一个"惯偷"联系在一起……

从小，小曼父母经商，家境优越，小曼是家中独苗，父母恨不得把星星月亮摘给她，满屋的芭比娃娃，深受小伙伴们羡慕。为了给她提供最优质的教育，4 岁时，父母把她从老家送往上海学习舞蹈，租了房子，请了保姆，家对她来说，只是空荡荡的房子、无尽的黑夜。10 岁时，父母离异，这个原生家庭给她的除了物质，真的不能再多一丝一毫。

一次偶然的机会，她随保姆去小超市，看到阿姨抽屉里的小灵通手机，一时起意，就顺手拿走了，紧张而略带小刺激，事后竟没被察觉，该小灵通还一直锁在她的柜子里，从此一发不可收拾。据她母亲说已经记不得有多少次这样的过程，被抓、赔偿损失、求得原谅、表示悔过、下次再犯、再赔偿……

其间小曼因病理性盗窃被劝退学，后受聘于某舞蹈培训机构，因盗窃被行政拘留 2 次、判拘役 2 次。

2018 年 1 月的某天，小曼来到台州某商场一楼某专卖店购物，萌生盗窃念头，趁店内工作人员不注意，将该店内的 2 件毛衣和 1 件大衣顺走，总价3000 多元，后退赔 6000 多元，并取得店长的原谅。

2 月 15 日，正处于监视居住期间的小曼来到某超市，取走饼干、糖果等零食后未付钱离开。次日，又拿走矿泉水、巧克力等被超市保安人员抓获，经清点价值 130 余元，母亲称小曼有病遂又加倍退赔 600 元并取得超市谅解。

看到小曼母亲拿出的鉴定书，不禁想问，"病理性盗窃"，到底是电影里的情节，还是身边的真实存在？

如果盗窃行为发生时，自知力部分受到损害，精神司法鉴定后，可以减轻刑事处罚。这种精神疾病被称为"病理性盗窃"，也称为"盗窃癖"。

病理性盗窃是一种不以经济受益为目的的盗窃，行为人在盗窃时感到紧张，盗窃结束后感到成就感与喜悦感。

从司法实践看，病理性盗窃有以下几个特点：

（1）犯罪嫌疑人一般具有正当的工作与稳定的收入，生活无忧，而且有的犯罪嫌疑人可能还是当地知名人士，社会地位较高。

（2）犯罪嫌疑人难以控制自己的行为，遇到他人物品时情不自禁想窃取，盗窃成瘾。

（3）被盗物品多样，不仅有价值较高物品，还包括一般的生活衣物、用品。此外，犯罪嫌疑人盗窃成功后不去使用或出卖窃得的物品，有些还将物品摆放在一起欣赏。这是和盗窃犯罪最主要的区别。一旦发现这种情况，当事人不仅要受到法律的制裁，还需要接受精神治疗。

（案例来源：《台州晚报》）

Q81.

什么是异装癖?

　　恋物癖也叫异装症或者异性装扮癖,是恋物癖的一种特殊形式,表现为对异性衣着特别喜爱,反复出现穿戴异性服饰的强烈欲望并付诸行动,由此可引起性兴奋和达到性满足。异装癖可以从有时穿戴一两件,直至完全的装饰打扮。其一般始于童年后期,且至少在初期与产生性唤起有关。患者性身份辨识没有问题,即其本身对自己的生物学性别持肯定态度,并不希望成为异性,而且其性定向也正常,是指向异性成员的,而只是一种性行为手段方式异常。

　　1. 发病原因

　　正常的性发育受到阻碍而又加上条件性的学习是其常见病因。研究发现患者性染色体或性激素并无异常,个别报道有颞叶脑电异常,但仅见于极少数病例。

　　2. 临床表现及诊断方法

　　异装癖者一般从青春发育期开始主动穿戴异性服饰。其临床表现主要是:刚开始时患者所穿内衣裤为异性服装,并且是偷偷穿戴,如男性戴胸罩、穿连裤袜等,外套仍为符合自己性别的服装;之后穿戴的异性服装逐渐增多,以致全身上下、内外都是异性服装;最后在公共场所也穿戴异性服装并佩戴异性饰物。患者穿戴异性服饰时有明显性兴奋感,这种行为受到抑制时会引起明显的不安情绪。

　　如何判断一个人是否是异装癖患者呢?

　　(1)穿戴异性服装以体验异性角色,满足自己的性兴奋;

　　(2)不期望永久变为异性;

　　(3)至少已持续 6 个月。

3. 治疗方法

针对异装癖患者，要进行心理治疗。具体方法有：

（1）早发现早治疗。异装癖早年发病，如在儿童和青少年阶段出现异装癖苗头时，要及时采取治疗措施，鼓励他们积极参加集体活动，培养其自信心，减少对自己性别期望的压力。这样可控制其发展，使异常行为有明显的改变。

（2）认知领悟疗法。对成年患者，可引导他们回忆幼年的生活经历，寻找出自己患异装癖的早期成因，然后就其原因向患者进行分析解释，指出这是一种幼年时受到自己性别压力影响的表现，使患者对自己的病症及其危害有一个正确的认识，然后努力去控制纠正。

（3）婚姻治疗。当患者成年时，建立异性恋爱关系并结婚，在妻子的帮助下，其异常行为有望得到控制和纠正。同时性治疗也有一定的疗效，如有些患者有明显的性功能障碍，性能力低下、阳痿，需靠穿异性服装来达到性兴奋和性高潮。结婚后，配偶可以在进行性活动时通过爱抚、接吻、热情鼓励等多种方式帮助丈夫减轻、消除焦虑情绪，减轻性交的压力，逐步克服性功能障碍，使其不穿异装也能达到性兴奋和性高潮。

（4）厌恶疗法。在患者着异性装扮的情况下，予以疼痛性的刺激或心理打击，使其解除异常行为。

异装癖是否违法呢？答案是：着装自由是他人的权利，异装癖者无须承担责任，法律没有明确规定穿异性服装是犯法行为，公民具有选择自己生活方式的权利。如果是偷窃异性内衣内裤，则属于盗窃行为，这就需要根据情节轻重接受相关法律的制裁了。

Q82.

什么是露阴癖?

《新京报》曾报道一则新闻:一男子乘坐火车,看到同车厢的女孩很漂亮,故意找借口换座位坐到了女孩旁边,后朝女孩裸露出下体,并自称是脑子迷糊,没法控制自己。后该男子被北京铁路警方行政拘留。

露阴癖指在不适当的环境下在异性面前公开暴露自己的生殖器,引起异性紧张性情绪反应,从而获得性快感的一种性偏离现象。这是一种比较常见的性变态行为,以男性患者居多。

1. 发病原因

露阴癖的发病原因,目前尚无定论,一般认为导致露阴癖的原因有以下几种:

(1)原始性行为:从种族和个性发育的角度来看,露阴癖是原始性行为的释放。

(2)与环境和幼年经历密切相关:不自觉地用幼年的方式来解除和宣泄成年的烦恼,是露阴癖等性变态心理和行为产生的主要原因之一。许多露阴癖患者的性心理发育远未达到成熟水平,幼年经历依然影响其成年后性欲满足方式。

(3)性格缺陷:性格缺陷常常与性变态心理和行为有着互为因果的关系。许多露阴癖患者的性格都存在某种缺陷,特别是性心理发育不健全,表现为拘谨、孤僻、怕羞、少言寡语,常常用儿童式的幼稚性行为来解决成年人的性欲问题。

2. 诊断方法

(1)具有反复或持续地向陌生人(通常是异性)暴露自己生殖器的倾向,几乎总是伴有性唤起及手淫行为。

（2）没有与"暴露对象"性交的意愿或要求。

（3）此倾向至少已存在 6 个月。

3. 心理治疗

（1）厌恶疗法：使患者在想象露阴行为的同时，给以恶性刺激，如用电流或橡皮圈等刺激手腕、皮肤乃至生殖器官，或肌肉注射催吐药使其呕吐，破坏患者病理条件反射，以强化抑制，直到消退已建立的条件反射。

（2 认知领悟疗法：通过咨询谈话，使患者认识到，成熟的性行为是以两性的生殖器性交来满足性心理的。在认知领悟的情况下，大多数患者能使自己的性心理成熟起来，从而矫正性变态行为。

第八章

偏执性精神障碍

Q83.

什么是偏执性精神障碍?

偏执性精神障碍又称持久的妄想型障碍,是一组以系统妄想为主要症状而病因未明的精神障碍,若有幻觉则历时短暂且不突出;在不涉及妄想的情况下,无明显的其他心理方面异常。病因及发病机制不明,通常30岁以后起病,可能与遗传、人格特征及社会环境因素等共同作用有关,多数患者病前性格存在缺陷,如主观、固执、敏感、多疑、自尊心强、自我中心、好幻想、易激惹、拒绝接受批评以及不安全感等,在个性缺陷基础上、社会环境(如恋爱失败、升职受挫等)作用下逐渐起病,将事实曲解而逐渐形成妄想。在妄想影响下,患者与周围环境之间的冲突增加,从而进一步强化妄想内容。

1. 临床表现

妄想内容及出现时间与患者生活处境密切相关,具有逻辑性、系统性和现实性特点,不经仔细甄别较难判断究竟是妄想还是事实。妄想内容常为被害妄想、嫉妒妄想、疑病妄想和夸大妄想等,在被害妄想影响下,患者常常主动联系专业人士(如律师、信访部门等)寻求救援或解决问题,反复多次上访、举报或诉讼等;嫉妒妄想患者以男性居多,主要怀疑配偶对其不忠,因此患者可能跟踪、监视配偶,不定期检查配偶的衣物(如内衣裤、手提包及手机等),甚至出现暴力和攻击行为;疑病妄想患者担心自己患有某种疾病,如担心体内长有寄生虫,或认为身体变形了,或认为身体或口腔内有某种异味,因此烦恼不已,反复就诊、检查,但检查结果阴性及医生解释往往不能消除患者的顾虑和担心。抑郁症状较为常见,某些患者的抑郁情绪达到严重程度。

2. 治疗方法

偏执性精神障碍治疗较为困难,应用抗精神病药物缓解患者的妄想等精神病性症状。心理治疗对偏执性精神障碍的疗效一般。

Q84.

什么是周期性精神障碍?

周期性精神障碍发病呈现有规律的发作和缓解,每次发作形式相似。临床表现以兴奋、易激惹、轻度意识障碍和行为紊乱居多,偶见呆滞、缄默,常伴有自主神经功能紊乱,如口渴、多饮、尿意频数、心率增快、呕吐和腹泻等,间歇期完全正常。青春期发作上述症状,并呈周期性发作 3 次以上,可考虑诊断为周期性精神障碍。本病女性为多见,一般与月经周期有关,每月发作 1 次,伴自主神经功能紊乱。

1. 主要表现

症状每月按期发作,十分有规律。发病突然,结束迅速。每次发作持续一周左右,症状相似。间歇期精神状态完全正常,能照常工作和学习。周期性精神障碍的表现较多,一般分为前驱症状、精神症状和躯体症状。

(1)前驱症状:大多突然起病,持续 1~2 天,如头痛、头昏、失眠、腰痛、口干、食欲改变、情绪不稳定、失眠、嗜睡等。若同一患者,前驱症状每次发作是一样的。

(2)精神症状:大多数于经前数天开始,经过 1~2 周好转,极少于月经结束时出现症状,但绝无月经周期前半期起病者。同一患者每次发病与月经的关系是一致的。

①意识混乱:又称错乱状态,是本病的基础症状。患者表现为意识模糊、理解和反应迟钝、记忆力衰退、主动注意减退、自我意识存在、周围意识障碍、定向力错误等。在意识障碍的基础上,伴发行为紊乱和不协调性精神运动兴奋。

②幻觉和妄想:可有片段的幻觉和妄想,具有含糊和梦样特征。幻听内容简单,妄想多不系统、结构不严密,且较短暂,对患者情感的影响不大。

③行为紊乱：患者一旦起病，兴奋症状即达高峰，表现为夜间不眠、情绪激越、躁动不止、乱跑、就地滚爬、砸物，甚至打人等。

④情感症状：情感症状和行为紊乱是该病的主要临床表现，很多病例表现为躁狂和抑郁交替出现。

⑤ 精神运动性抑制：个别病例一开始即表现木僵状态，不语、不食、不动，肌张力增强。

精神症状与起病一样，症状可以突然中止，之后出现嗜睡、疲乏无力，逐渐恢复正常。

（3）躯体症状：该病常伴有自主神经症状，如颜面潮红或苍白、四肢末梢发凉或发热、出汗、心动过速、肢体浮肿、尿频、乳房肿痛或乳头痛、腹痛、恶心呕吐等，有的可出现低血糖、多尿、向心性肥胖、肢体非凹陷性水肿、体重增加、皮脂分泌增加、头发脱落、大便频数等内分泌和营养功能障碍。

2. 治疗方法

周期性精神障碍治疗的目的在于改善临床发作和预防复发。

（1）改善临床发作。本病在发作期主要表现为行为紊乱和精神运动性兴奋，可予抗精神病药加以控制，间歇期由于患者耐受量下降应减少用量。电休克有缩短发作和控制兴奋的作用，可遵医使用。

（2）预防复发。内分泌制剂为治疗本病的首选药物。

（3）心理治疗。本病大多为未婚少女，缓解后常感到羞惭，压力很大，应帮助患者认识本病的性质和症状特点及预后，使其积极配合治疗，消除疑虑。

Q85.

什么是急性短暂性精神障碍?

如果是突然受到精神刺激,出现短时间精神异常且短时间恢复到正常精神状况都可称为急性短暂性精神障碍。

1. 发病原因

由外部刺激所致急性短暂性精神障碍最常见于心因性精神障碍,发病因素与个体的社会因素、心理因素、道德因素密切相关。

(1)社会因素。随着现代科技的迅速发展,都市人口密集,各种噪声、空气和水源污染严重,生活节奏加快,交通拥挤,竞争激烈,住房困难,待业,下岗,自然灾害,人际关系矛盾增多,所有这一切均易令人焦虑、紧张,成为精神障碍的重要根源。

(2)心理因素。心理因素与精神障碍密切相关,有的外国学者认为正常和异常行为都是意识与无意识欲望驱动或本能矛盾冲突的结果。心理障碍或者心理疾患主要是由于本我欲望要求和超我控制间潜意识矛盾冲突而产生焦虑和情绪防御反应的结果。这种矛盾冲突是从婴儿期就开始的,是生物本能欲望要求对社会约束的强烈反抗斗争。为了减缓本我与超我间的矛盾冲突所带来的焦虑,自我发展了各种防范焦虑的手段,即心理防御机制。那些能设法通过发展有效的应对策略(或防御机制)来把内心心理冲突减少到最小限度的是心理健康的人;而有意无意地过度运用单个或集中防御机制,以致主宰了个体的人格发展或损害了其有效功能,则会导致某种心理异常或精神障碍。

(3)道德因素。如遭受应激事件,出现价值观冲突。

2. 临床表现

受到外界突然刺激,每一个正常人或多或少都可能出现急性短暂性精神障碍症状，如抑郁、焦虑、血压增高、心率加快、面红耳赤或恐惧、面色苍白、出凉汗、四肢无力等，但大多数人可以在短时间内平缓自己的心态，也有少数人不能控制自己的情绪，甚至暴力伤人害己，比如制造交通事故。

3. 预防与治疗

（1）尽快脱离刺激源。

（2）深呼吸、活动腰腿四肢有助于调整心理状态。

（3）可以少量服用镇静药物舒缓紧张、焦虑、惊恐状态。

Q86.

什么是旅途精神障碍？

旅途精神障碍是旅行者在旅途中常见的一种突发性精神障碍。此病在铁路列车旅客中多见，并可能导致恶性伤人事件。患者发病前受到精神应激、躯体过度疲劳、睡眠缺乏、营养过分缺乏等因素的综合作用，从而导致他们的精神、身体功能对环境变化的调节适应能力失常，最终出现了精神崩溃、反应失度的急性精神障碍。现在更多的专家认为它属于急性短暂性精神障碍。

1. 发病原因

可能的诱发因素有：

（1）旅途精神障碍患者多数为乘车旅行，年龄分布以青壮年为主，乘车时间长，睡眠不足。

（2）车厢内 CO_2 浓度高，活动受限导致极度疲劳。

（3）患者长时间持续无进食或很少进食，体内环境失代偿，出现生理指标的异常。

（4）患者具有内向或偏执性格，表现为沉默、孤僻、悲观、对他人有敌意等，具有一定的易感心理素质。

（5）患者在上车前就具有前途未卜、焦虑不安的心境，处于陌生的车厢内，缺乏人际交流。

2. 临床表现

旅途精神障碍的临床表现完全符合急性短暂性精神障碍的特点，其表现形式多样，包括：

（1）定向障碍（地点定向障碍、时间定向障碍、人物定向障碍、自我定向障碍）。

（2）感知觉障碍（错觉、幻听、幻视、幻嗅、幻味等）。

（3）思维障碍（被害妄想、关系妄想等）。

（4）情绪障碍（紧张、焦虑、恐惧、哭泣、痴笑、抑郁）。

（5）言语障碍（言语零乱、理解困难、无法有效交谈）。

（6）行为障碍（冲动伤人、毁物、跳车、自伤自残、自杀、无目的行为等）。

（7）注意及记忆障碍（注意力涣散、迷茫、遗忘等）。

3. 治疗方法

有精神病史的人最好不要在客流高峰时出远门旅行，以免旧病复发。如果一定要出行，最好两人以上同行，并适当备上药品应急。乘车途中在条件允许的情况下要经常开车窗使空气流通，在停站时可以下车透气。在旅行中，出现身体特别紧张和不适时，可用深呼吸让自己急躁或焦虑的心情平静下来，必要时可向列车工作人员求助。

如已发生症状，急救措施如下：

（1）主动向乘务员反映有头昏、紧张、焦虑不安等表现。对这样的旅客，乘务员和同行人员除耐心安慰外，应改善患者所处的旅行环境或条件，使其充分休息，同时通知医务人员。并注意观察，由专人监护。

（2）当患者无冲动或兴奋紊乱时，可给抗精神病药口服。

（3）当患者出现恐怖性幻觉、错觉、被害妄想或有冲动性行为时，须药物治疗。由于这类患者的惊恐反应，易出现自杀、自残和伤人行为，因此必须进行隔离保护，必要时用保护带约束患者，但要注意捆扎部位不可太紧，以防肢体由于血供不足而受损。半小时查看一次，并定时给患者喂食物。必要时就近停止旅行，并护送至医院给予治疗。

第九章

精神障碍心理治疗

Q87.

什么是精神分析疗法?

　　精神分析疗法是著名奥地利精神病学家西格蒙德·弗洛伊德所创建的一种特殊心理治疗技术,既可适用于某些精神疾病,也可帮助人们解决某些心理行为问题。它是建立在潜意识理论基础上的。弗洛伊德认为许多神经症(癔症、强迫症、恐惧症、焦虑症等)的发病原因,主要根源于压抑在潜意识内的某些本能欲望、意念、情感、矛盾情绪与精神创伤等因素。这些被压抑的东西,虽然人们自己不能觉察,但在潜意识内并不安分守己,而是不断兴风作浪,从而引起患者自己也不理解的焦虑、紧张、恐惧、抑郁与烦躁不安,并产生各种精神障碍表现。有些精神分裂症、双相障碍与偏执性精神障碍的精神病症状,也可以通过精神分析,从其潜意识的心理机制方面获得较深的理解。此外,人们日常生活中发生的口误、笔误等,都与人们的潜意识心理活动有关,也可通过精神分析疗法得到帮助。

　　精神分析疗法的原理是:发掘患者或求助者潜意识内的矛盾冲突或致病的情结,把它们带到意识域,使患者对其有所领悟,在现实原则的指导下得到纠正或消除,并建立正确与健康的心理结构,从而使病情获得痊愈。

　　精神分析疗法的主要技术:弗洛伊德最初与布洛伊尔合作时,主要采用催眠术与精神疏泄方法来治疗癔症或神经症患者。后来,他认为催眠治疗效果不理想,而且往往不能根本解决患者潜意识中的症结,容易复发,之后他就放弃了催眠治疗而使用"自由联想"与"梦的解析"作为他进行精神分析疗法的两种主要技术方法。

　　弗洛伊德所提出的古典精神分析疗法是很费时间与精力的。通常治疗一个患者往往需要持续几个月甚至一年时间。之后有些欧美精神分析医生做了某些技术性改良并缩短了疗程(短程精神分析疗法),一般为1~3个月,但是患者所付的医疗费用，仍然比较昂贵。因此，在我国现行医疗制度下，精神分析疗法还只限于少数精神卫生中心的科学研究范围，尚不能普遍展开。

精神分析疗法之所以又称为动力性心理治疗，就在于它关注和强调分析治疗过程中的互动关系。因此，对于发生在治疗室中和治疗期间的任何事情，我们都要先假设它是有意义的，包括治疗室的布置、座椅的角度、治疗时间的约定、每次治疗时间的长短以及治疗师和患者是否迟到或失约等。通常相对严格的治疗设置是必须的，包括：

（1）时间安排：每次治疗50~60分钟，短程治疗每周一次，中、长程治疗每周可2~3次。

（2）疗程的设定：短程治疗一般20次左右，中程治疗50~60次，长程治疗一般不在开始阶段决定治疗结束的时间，其治疗持续的时间视患者的问题和治疗进展的速度而决定。

（3）治疗室的布置：与一般的心理治疗室一样，房间要相对安静、舒适。对分析治疗过程有意义的不是房间究竟应该布置到什么样的标准，而是在分析过程中出现的变化（如患者是否坐到了治疗室应该坐的椅子上）或患者对房间内事物的反应。

（4）收费：任何形式的心理治疗都应该是收费的，因为收费本身就在某种意义上定义了患者和治疗师的工作关系，患者对治疗付费的态度和表现方式在治疗中也具有动力学意义。

对于早期或好转的精神分裂症、双相障碍、偏执性精神障碍等患者，挑选某些适当的病例进行精神分析，作为一种辅助的治疗方法也有一定帮助。但是在这类精神病的发病期，仍应以精神药物与物理疗法（如电休克）为主，而不能单靠精神分析或其他心理治疗。在这类严重精神病的发病期，采用精神分析学原理来解释或分析他们各种精神病性症状，对其精神病病理机制与鉴别诊断可有较大的帮助，但是不能作为一种主要治疗方法。不加区别地想单纯使用精神分析疗法来治疗这类严重精神病患者，实践已证明是无效的。即使对于早期的精神分裂症患者，在进行精神分析治疗时，也应以抗精神病药为主，以免错过最佳时机，使其病情继续发展甚至陷于慢性衰退状态。因为归根到底，像精神分裂症、双相障碍、偏执性精神障碍这类严重的疾病属于内源性精神病，它们发病的主要根源往往与遗传基因、脑内生化代谢障碍有关。过去的精神创伤与现实的心理矛盾冲突只能起诱发作用而不是起决定性作用。所以精神分析疗法并非是万能的，它有一定的适应范围，不可随意滥用。

Q88.

什么是行为主义疗法?

　　美国心理学家华生创立了行为主义心理学。行为主义观点认为，心理学不应该研究意识，只应该研究行为。行为主义疗法对心理治疗产生较大影响的是巴甫洛夫的经典条件反射理论、斯金纳的操作性条件反射原理、班杜拉的社会学习理论。

　　巴甫洛夫的经典条件反射理论，能够解释人的很多行为。人因为条件反射而处于一种自动化了的或半自动化了的状态。但是，如果这种条件反射产生负面作用的话，就会引起强迫症状、焦虑或不安，或形成某种弊病。不良习惯、辍学等偏差行为多由此形成。对于在无意识中的条件反射所形成的不良弊病、恶习或心理障碍、心理问题，在治疗和咨询时可以使用反条件刺激予以清除和击退。行为主义关于条件刺激的强化、条件反射的消退、奖励、惩罚、反馈、模仿、替代强化等概念和原理为行为主义疗法开拓了广阔的前景。

　　斯金纳的操作性条件反射是指强化生物的自发活动而形成的条件反射，又称"操作条件反射"。斯金纳认为，操作条件反射与经典条件反射主要区别在于：前者是一个反应—刺激过程，而后者则是一个刺激—反应过程。实验研究证明，人的反应可以用语言声音或手势代替具体的强化物。同时，在实际治疗中，只要治疗者对期望的某种行为予以奖励，这种行为就会获得强化，反之就会消退。若施以惩罚，则会加快消退的速度。

　　班杜拉的社会学习理论特别强调榜样的示范作用，认为人的大量行为是通过对榜样的学习而获得的，不一定都要通过尝试错误学习和进行反复强化才能习得。和建立条件反射一样，榜样学习也是人类的一种社会学习的基本方法，其过程分为四个步骤：

第一步，注意。榜样的特征引起学习者的注意，可以是有意识的，也可以是无意识的。

第二步，记忆。将榜样特征、内容保持在记忆中以便必要时再现。在保持过程中应不断再现榜样的表象。

第三步，认同。学习者将榜样的特征纳入自己的行为之中并赋予自身人格的特征。

第四步，定型。当模仿的行为得到外部或自我的不断强化之后，习得行为相对稳定建立起来并保持一定的形态。

行为主义疗法的技术分为放松疗法、系统脱敏疗法、代币法、模仿学习疗法/示范疗法等。放松疗法是作为焦虑状态的拮抗反应来应用于治疗的。系统脱敏疗法又称交互抑制法，利用这种方法主要是诱导求治者缓慢地暴露出导致神经症焦虑的情境，并通过心理放松状态来对抗这种焦虑情绪，从而达到消除神经症焦虑的目的。代币法根据操作性条件反射的原理，用奖励的方法来强化所期望的行为，常应用于智残儿童、行为障碍儿童、呈现严重行为衰退的慢性精神分裂症患者。

Q89.

什么是人本主义疗法？

　　人本主义疗法是心理治疗的一种，它将人看作一个统一体，从人的整体人格去解释其行为，把自我实现看作是一种先天的倾向，认为应该从患者自身的主观现实角度而不是治疗师的客观角度去分析。由美国著名心理学家罗杰斯所建立的患者中心治疗，可以认为是人本主义心理治疗的集中体现。人本主义认为自我概念与体验不一致导致心理障碍。当个人对其环境的知觉和对环境的解释不协调的时候，个人就用自欺的方式避免面对，不去实事求是地解决。问题心理治疗的重要目的是设法让患者自觉地抛弃自欺的外衣，接受和面对现实。这一疗法强调人的本身具有了解和改善其自身行为的巨大潜力，但是，如果环境不好或没有良好的指导，这种潜力就不能得到发挥或向歪曲的方向发展，从而成为异常行为。

　　在进行心理治疗时，治疗师能体验及表达其关怀、真诚和理解，这种潜能就可释放出来。但治疗师和患者之间的特殊治疗关系是整个治疗过程的关键所在。在进行心理治疗时，治疗师只表示对患者的了解、同情、关怀、尊重，接受和愿意听他的倾诉等，对患者的行为不做任何解释、干涉或控制。因此，这种治疗也称非指导性疗法。在这种环境中，患者内部的潜在资源能得到很好发挥，他能说出内心症结所在，也能获得对自己的清楚了解，达到治疗的效果。

　　1. 特点

　　（1）以患者为中心。本治疗强调动员患者内部的自我实现潜力，使患者有能力进行合理的选择和治疗他们自己。治疗师的责任是创造一种良好的气氛，使患者感到温暖，不受压抑，受到充分的理解。治疗师这种真诚和接纳态度，会促使患者重新评价自己周围的事物，并按照新的认识来调整自己、适应生活。

（2）将治疗看成是一个转变过程。心理治疗主要是调整自我的结构和功能的一个过程。一个人有许多体验是自我所不敢正视和不能清楚感知的，因为面对或接受这些体验，会使其感受到威胁。治疗师如同一个伙伴，可以接受改变了的自我，帮助患者消除不理解和困惑，产生一种新的体验方式，而放弃旧的自我形象。通过以患者为中心的治疗所建立的新型人际关系，患者可从中体验到"自我"的价值，学会如何与他人交往，从而达到治疗的目标。

（3）非指令性治疗的技巧。与一般的指令性心理治疗比较，罗杰斯反对操作和支配患者，很少提问题，避免代替患者做出决定，从来不给什么回答，在任何时候都应让患者确定讨论的问题，不提出需要矫正的问题，也不要求患者必须执行推荐的活动。

①创造良好的心理气氛。治疗师要让患者感到温暖和无条件的被接纳，这样患者就可以表达自己内心世界的感受，接纳自己的情绪，尤其是那些先前因为害怕引起不愉快或担心遭到别人拒绝而一直隐藏着的情绪和感受，并通过自己的努力而达到对疾病的领悟。

②无条件地倾听。治疗师应是一位有耐心、有诚意而又机敏的听众，听取患者所诉说一切。治疗师倾听时的诚意和专心致志，意味不仅用耳朵听，还要用脑听、用心听，只有诚心诚意的倾听才会有反馈、有交流，这对治疗十分重要。

③复述和反馈。为了让患者理解治疗师能听懂也能理解患者所述的一切，按照罗杰斯的观点，治疗师可简要地复述和引申患者的所思、所言、所感，进而会有助于患者对自己的所思、所感、所言获得新的理解和领悟。

2. 治疗过程

罗杰斯将患者中心治疗的全过程分为七个连续的阶段，并可以用它做尺度，检验治疗过程的进展情况。这七个阶段简述如下：

（1）第一阶段：由于患者已形成了对自身和外界的固定看法，因而对内心的直接体验十分生疏，甚至完全觉察不到，且没有任何改变和进步的愿望，对存在的问题缺乏认识。于是，患者有一种求治似乎不是出自自愿、对治疗也不抱希望的心态。

（2）第二阶段：患者能够对与己无关的问题发表意见，有时把问题说成是不属于自己或者过去的事情。例如说"这个症状让人感到十分烦恼"，而不是说"我现在感到烦恼"或者"我过去为这个烦恼"。

（3）第三阶段：患者感到已被治疗师完全接受，逐渐消除顾虑，更自由地谈到自己，甚至谈论与自己有关的体验，有了求治愿望。只是更多的是谈到并非当前的感情和意图，体验被说成是过去的或与自己相距甚远。

（4）第四阶段：对自身问题及症状的描述减少，对自己的体验开始产生疑问，并初步认识到自己对问题负有责任，自信心也开始增强。

（5）第五阶段：患者能够自由自在地表达当时的感情，不仅希望拥有自己的感情，而且希望找到"真正的我"，并开始意识到他的自我应做调整以适应现实，而不应按内心冲动行事。

（6）第六阶段：是转变的关键阶段。患者接受过去的体验，并使之成为当前的体验，往往被这种体验所打动，同时伴有生理上的变化，如叹气、流泪等。这时，曾被患者奉为生活准则的信条开始动摇，患者因而出现一种失落感，心灵受到触动，从而起到治疗的作用。

（7）第七阶段：这一阶段代表着治疗的趋势和最终目标。至此，患者对自身理解和认识逐渐深入，消除一些不恰当的想法，不再为自身的不良情绪所困扰，对外界的看法也变得现实和成熟。患者对自己抱有悦纳态度，不仅在理性上能自我理解，而且也相信自己的感情，确立健康的自我实现的态度。

患者中心治疗除门诊个别治疗以外，还可扩大到患者的配偶，也可采用集体方式治疗，不仅对神经症和反应性心理障碍有效，还对心身疾病及某些精神疾病有效。

Q90.

什么是认知疗法?

　　认知疗法于二十世纪六七十年代在美国产生,是根据人的认知过程影响其情绪和行为的理论假设,通过认知和行为技术来改变患者的不良认知,从而矫正适应不良行为的心理治疗方法。认知疗法的基本观点是:认知过程及其导致的错误观念是行为和情感的中介,适应不良行为、情感与适应不良认知有关。认知疗法常采用认知重建、心理应付、问题解决等技术进行心理辅导和治疗,其中认知重建最为关键。

　　其主要治疗过程:

　　(1)建立求助动机。在此过程中,要认识适应不良的认知—情感—行为类型。患者和治疗师对其问题达成认知解释上意见的统一;对不良表现给予解释并且估计矫正所能达到的预期结果。比如,可让患者自我监测思维、情感和行为,治疗师给予指导、说明和认知示范等。

　　(2)适应认知矫正。于此过程中,要使患者发展新的认知和行为来替代适应不良的认知和行为。比如,治疗师指导患者广泛应用新的认知和行为。

　　(3)处理日常问题。培养观念的竞争,用新的认知对抗原有的认知。于此过程中,要让患者练习将新的认知模式用到社会情境之中,取代原有的认知模式。比如,可使患者先用想象方式来练习处理问题或模拟一定的情境或在一定条件下让患者以实际经历进行训练。

　　(4)改变自我认知。于此过程中,作为新认知和训练的结果,要求患者重新评价自我效能以及自我在处理认识和情境中的作用。比如,在练习过程中,让患者自我监察行为和认知。

Q91.

什么是森田疗法？

森田疗法是 20 世纪 20 年代日本精神病学家森田正马博士创立的一种基于东方文化背景的、独特的、自成体系的心理治疗理论与方法。这种具有独特哲学色彩和人生理论的日本认知行为疗法，不仅作为心理疾病的治疗方法存在，其中许多理论亦可用于调节我们平常的心理健康。森田疗法主要原理：

（1）顺其自然。

森田认为，当症状（我们说的心理问题）出现时，越想努力克服症状，就会使自己内心冲突加重，苦恼更甚，症状就越顽固。所以当症状出现时，对其应采取不在乎的态度，顺应自然，既来之则安之，接受症状，不把其视为特殊问题，以平常心对待。因为对于由不得自己的事情，即使着急也无济于事，只能面对现实、接受现实，这些事情不管好坏，都应该顺其自然，坚持去做自己能做的事。当然，顺其自然不是说放任自流、无所作为，而是你一方面对自己的症状和情绪自然接受，另一方面靠自身努力带着症状去做自己更应该做的事。

（2）为所当为。有些人，当要去做一件不情愿的事情时，会找出一些借口尽可能去回避，当实在逃避不开时就尽量敷衍。这种逃避的态度永远不可能适应现实生活。

要想改变，必须做到无论多么痛苦，都应该做到忍受痛苦投入实际生活中去，做应该做的事情，这样就可以在不知不觉中使痛苦的症状得到改善。不去从事积极、有效、建设性的活动，就永远不可能改善。只有当你把原来集中于自身的精神能量投向外部世界，在行动中体验到自信与成功的喜悦，症状才会淡化甚至消失。

神经症患者只有真正理解了森田疗法真谛，不断尝试，才能改善自己的症状，起到治疗效果。如果症状严重，还是建议配合药物治疗。

Q92.

什么是正念疗法？

正念疗法是对以正念为核心的各种心理疗法的统称，目前较为成熟的正念疗法包括正念减压疗法、正念认知疗法、辩证行为疗法、接纳与承诺疗法。正念疗法被广泛应用于治疗和缓解焦虑、抑郁、强迫、冲动等情绪心理问题，在人格障碍、成瘾、饮食障碍、人际沟通、冲动控制等方面的治疗中也有大量应用。

"正念"最初来自佛教的八正道，是佛教的一种修行方式，它强调有意识、不带评判地觉察当下，是佛教禅修的主要方法之一。

西方的心理学家和医学家将正念的概念和方法从佛教中提炼出来，剥离其宗教成分，发展出了多种以正念为基础的心理疗法。

以正念为核心的心理疗法是目前美国最为流行的疗法，其疗效获得了从神经科学到临床心理方面的大量科学实证支持，相关研究获得了美国国立卫生研究院（NIH）的大力支持。不仅如此，医学研究还显示，坚持练习某些类型的正念练习在改善心血管系统问题、提升免疫力、缓解疼痛（如神经性头痛、腰痛等）等方面也有助益。

Q93.

什么是叙事疗法?

　　叙事,简单地说就是说故事。每个故事都是一个叙事,但叙事并非都是传统意义上的故事,相比之下,它具有表达内容和方法上的多样性和复杂性。

　　关于什么是叙事,有各种各样的表述,如"叙事是我们解释世界的源泉";叙事是"人们理解自我生活和经历的方式,我们一直在故事中游弋";叙事是"记述或设计以表达所发生的事情的前后联系的例子"等。

　　叙事的拉丁语的本意指的是行为和具有连续性的体验。比较清晰的一种表述是:"叙事是为了告诉某人发生什么事"的一系列口头的、符号的或行为的序列。

　　叙事心理治疗的盛行是与当代哲学的后现代主义思潮分不开的。这里,有必要区分一下现代主义和后现代主义思潮对心理治疗观念与方法的影响。

　　现代观点和后现代观点的最大区别在于两者对"真实"的看法不同:现代主义者崇尚客观的事实真相,因为它们能够加以观察及进行系统化的探讨,真相就是真相,不会因为观察的人或是观察的方法不同而有所不同;而后现代主义则相信主观的事实真相,也就是说事实真相会随着人们的观察历程的不同而改变,事实真相取决于语言的使用,并且大部分受到人们所处的背景环境的影响。

　　叙事理论和后现代主义思潮进入临床心理学,诞生了叙事心理学。

　　叙事疗法(即叙事心理治疗)的创始人和代表人物为澳大利亚临床心理学家麦克·怀特及新西兰的大卫·爱普斯顿。他们在 20 世纪 80 年代就提出了此理论,90 年代他们的书籍得以在北美发行,叙事疗法开始大为流行。怀特和爱普斯顿在其代表作《故事、知识、权力——叙事治疗的力量》一书中,系统阐述了他们有关叙事疗法的观点和方法。

叙事疗法通过以下途径帮助人们解决困难：

（1）帮助人们把自己的生活及与他人的关系从他们认为压榨生命的知识和故事中区分出来。

（2）帮助他们挑战他们觉得受压抑的生活方式。

（3）鼓励人们根据不同的和更倾向于个人自我的故事来重新塑造自己的生活。

叙事疗法是受到广泛关注的后现代心理治疗方式，它摆脱了传统的将人看作为问题的治疗观念，透过"故事叙说""问题外化""由薄到厚"等方法，使人变得更自主、更有动力。

透过叙事心理治疗，不仅可以让当事人的心理得以成长，同时还可以让治疗师对自我的角色有新的反思。叙事疗法是目前应用比较广泛的现代心理治疗技术，具有操作性强、效果显著等特点，具有较高的推广价值。

Q94.

什么是系统脱敏疗法？

1. 系统脱敏疗法的定义与原则

系统脱敏疗法又称交互抑制法，是由美国学者沃尔帕创立和发展的。这种方法主要是诱导患者缓慢地暴露出导致神经症焦虑、恐惧的情境，并通过心理的放松状态来对抗这种焦虑情绪，从而达到消除焦虑或恐惧的目的。该法可以用来治疗恐惧症，除此之外，也适用于其他以焦虑为主要特征的行为障碍；如口吃、性功能障碍和强迫症。系统脱敏疗法主要是建立在经典条件反射和操作条件反射的基础上，它的治疗原理是对抗条件反射。恐惧症是由于外界刺激而引起的情绪紧张，这种刺激与紧张情绪形成条件反射，因而患者一想到这些刺激情境就会产生焦虑。所以沃尔帕认为去除焦虑的积极方法就是解除恐怖对象，消除焦虑：当引起焦虑的刺激存在时，造成一个与焦虑不相符的反应，则能引起焦虑的部分或者全部抑制，从而削弱刺激与焦虑之间的联系，即采用放松的方式，鼓励患者逐渐接近所恐惧的事物，直到消除对该刺激的恐惧感。

系统脱敏疗法的基本原则是交互抑制，即在引发焦虑的刺激物出现的同时让患者做出抑制焦虑的反应，这种反应可以削弱直至最终切断刺激物与焦虑的条件联系。

2. 系统脱敏疗法的操作过程

（1）放松训练。一般需要 6～10 次练习，每次历时半小时，每天 1～2 次，反复训练至患者能在实际生活中达到运用自如、随意放松的娴熟程度。

（2）建立恐怖或焦虑的等级层次。这一步包含两项内容：

①找出所有使患者感到恐怖或焦虑的事件。

②将患者报告出的恐怖或焦虑事件按等级程度按由小到大的顺序排列。

采用五等和百分制来划分主观焦虑程度，每一等级刺激因素所引起的焦虑或恐怖应小到足以被全身松弛状态所抵消的程度。

（3）系统脱敏。

①进入放松状态：首先应选择一处安静适宜、光线柔和、气温适度的环境，然后让患者坐在舒适的座椅上，让其随着音乐的起伏开始进行肌肉放松训练。训练依次从手臂、头面部、颈部、肩部、背部、胸部、腹部到下肢部，过程中要求患者学会体验肌肉紧张与肌肉松弛的区别。经过这样反复长期的训练，患者能在日常生活中达到灵巧使用、任意放松程度。

②想象脱敏训练：首先应当让患者想象着某一等级的刺激物或事件。在患者能清晰地想象并感到紧张时停止想象并全身放松，之后反复重复以上过程，直到患者不再对想象感到焦虑或恐惧，那么该等级的脱敏就完成了。以此类推做下一个等级的脱敏训练。一次想象训练不超过 4 个等级，如果训练中某一等级出现强烈的情绪，则应降级重新训练，直到可适应时再往高等级进行。当通过全部等级时，可从模拟情境向现实情境转换，并继续进行脱敏训练。

③现实训练：这是治疗最关键的地方，仍然从最低级开始至最高级，逐级放松、脱敏训练，以不引起强烈的情绪反应为止。为患者布置家庭作业，可要求患者每周在治疗指导后自行进行同级强化训练，每周 2 次，每次 30 分钟为宜。

3. 系统脱敏疗法的变式

（1）快速脱敏法。此法也称真实生活脱敏法。主要特点是用造成恐惧反应的实际刺激物代替对它的想象；治疗师陪伴着患者通过一系列令患者感到恐惧的情景，直到抵达原先最害怕的情景而不再紧张为止。这种方法比较适用于广场恐惧症和社交恐惧症患者。

（2）接触脱敏法。这种方法特别适用于特殊物体恐惧症，例如对蛇和蜘蛛的恐惧症。接触脱敏法也采用按焦虑层次进行真实生活暴露的方法，与其他脱敏方法的不同之处是增加了两项技术——示范和接触：让患者首先观看治疗师或其他人处理引起患者恐惧的情境或东西，而后让患者一步一步地照着做。如果患者害怕的是一种东西，如蛇，那就让患者观看治疗师触摸、拿起和放下蛇的示范后，先从事一些与接近、触摸蛇有关的活动，而后逐渐接近、触摸它，直到敢于拿起它而无紧张感为止。

（3）自动化脱敏法。根据同患者的一系列交谈的结果，治疗师将所识别出的患者的焦虑情境(如喧闹嘈杂的声音、拥挤的人群或爬行中的蛇)录音、录像,而后利用这些制备好了的录音、录像对患者进行治疗。这种方法的突出优点是:①患者可以在家里独立使用,而不必花费治疗师太多的时间;②患者可以依自己的情况自己决定脱敏的速度和进度,这有助于减少脱敏治疗中的一些不良反应;③录音和录像中可加入治疗师的指导和有关的治愈范例,从而也可起到指导与示范作用。

(4)情绪意向脱敏法。这种方法的特点是通过形象化的描述,诱发患者兴奋、欢快的情绪,用这种积极情绪来对抗由恐怖刺激物引起的焦虑反应。如因失去父母之爱而焦虑的儿童、因夫妻间缺少温存和关怀引起的焦虑症等都可使用这个方法。

4. 注意事项

在使用系统脱敏疗法进行治疗时,要注意以下几个方面:

(1)帮助患者树立治疗的信心,要求患者积极配合、坚持治疗。

(2)在引起焦虑的刺激出现或者存在时,要求患者不出现回避行为或意向,这一环节对治疗至关重要。

(3)每次治疗后,要与患者进行讨论,对正确的行为加以赞扬,以强化患者的适应性行为。

Q95.

什么是心理危机干预?

1. 相关概念

心理危机是指由于突然遭受严重灾难、重大生活事件或精神压力,使生活状况发生明显的变化,尤其是出现了用现有的生活条件和经验难以克服的困难,以致当事人陷于痛苦、不安状态,常伴有绝望、麻木不仁、焦虑以及自主神经症状和行为障碍。

心理危机干预是指针对处于心理危机状态的个人及时给予适当的心理援助,使之尽快摆脱困难。

每个人对严重事件都会有所反应,但不同的人对同一性质事件的反应强度及持续时间不同。

一般的应对过程可分为三阶段:

第一阶段:立即反应。当事者表现为麻木、恐慌、否认或不相信。

第二阶段:完全反应。当事者感到激动、焦虑、痛苦和愤怒,也可有罪恶感、退缩或抑郁。

第三阶段:消除阶段。当事者接受事实并为将来做好计划。危机过程不会持续太久,如亲人或朋友突然死亡的沮丧反应一般在 6 个月内消失,否则应视为病态。

2. 心理危机干预 ABC 法

心理危机干预主要技术有 ABC 法,其中:A——心理急救,稳定情绪;B——行为调整,放松训练,晤谈技术(CISD);C——认知调整,情绪减压和哀伤辅导。

心理危机干预 ABC 法要点:

(1)首先要取得访谈者的信任,建立良好的沟通关系。

（2）提供疏泄机会，鼓励他们把自己的内心情感表达出来。

（3）对访谈者提供心理危机及危机干预知识的宣教，解释心理危机的发展过程，帮助其建立自信，提高其对生理和心理应激的应对能力。

（4）根据不同个体对事件的反应，采取不同的心理干预方法，如：积极处理急性应激反应，开展心理疏导、支持性心理治疗、认知矫正、放松训练、晤谈技术（CISD）等，以改善焦虑、抑郁和恐惧情绪，减少过激行为的发生，必要时适当使用镇静药物。

（5）调动和发挥社会支持系统（如家庭、社区等）的作用，鼓励多与家人、亲友、同事接触和联系，减少孤独和隔离。

Q96.

什么是心理危机干预中的 CISD 技术？

　　杰弗里·米切尔于 20 世纪 70 年代提出了紧急事件应激报告（critical incident stress debriefing，CISD），也称晤谈技术。CISD 最初是为了维护应激事件救护者的身心健康，后被多次修改完善并推广使用，现在已经开始用来干预遭受各种创伤的个人，成为危机干预的一个基本工具。比如消防战士这类专业救援人士，其心理的冲击是非常大的，该如何减轻心理压力呢？对参与救援的战士们可以开展心理晤谈技术进行辅导。心理晤谈技术是通过系统的交谈来减轻压力的方法。

　　CISD 的方针是防止或降低创伤性事件症状的激烈度和持久度，迅速使个体恢复常态，可以分为正式援助和非正式援助两种类型。

　　非正式援助由受过训练的专业人员在现场进行急性应激干预，整个过程大约需 1 小时。而正式援助的干预则分 7 个阶段进行，通常在危机发生的 24 或 48 小时内进行，一般需要 2～3 小时。具体包括：

　　（1）介绍期。指导者和小组成员的自我介绍，指导者说明 CISD 的规则，强调保密性。

　　（2）事实期。要求所有求助者从自己观察到的角度出发，提供危机发生时的所在、所见、所闻、所为等。

　　（3）感受期。鼓励求助者暴露自己有关事件最初的和最痛苦的想法，从事实转到思想，让情绪表露出来。

　　（4）反应期。这是求助者情绪反应最强烈的阶段。当求助者谈到自己对事情的情感反应时，指导者要表现出更多的关心和理解。

　　（5）症状期。确定个人的痛苦症状，可以从心理、生理、认知和行为等方面来描述。

（6）教育期。让求助者认识到其躯体和心理行为反应在严重压力之下是正常的，是可以理解的；讨论积极的适应和应对方式；提醒可能的并存问题（如过度饮酒）。

（7）对前面的讨论进行概括，回答问题并考虑需要补充的事项。

CISD 提供了一个安全的环境让求助者用言语来描述痛苦，并有小组和同事的支持，而且在需要时能得到进一步的支持，对于减轻各类事故引起的心灵创伤、保持内环境稳定有重要意义。严重事件后数周或数月内进行随访。

Q97.

心理危机干预中的心理急救技术要点是什么?

（1）接触和参与。

目标：倾听与理解。应答救助者，或者以非强迫性的、富于同情心的、助人的方式开始与救助者接触。

（2）安全确认。

目标：增进当前的和今后的安全感，提供实际的和情绪的放松。

（3）稳定情绪。

目标：使在情绪上被压垮或定向力失调的救助者心理平静、恢复定向。可采用愤怒处理技术、哀伤干预技术。

（4）释疑解惑。

目标：识别出立即需要给予关切和解释的问题，立即给予可能的解释和确认。

（5）实际协助。

目标：提供实际的帮助给求助者，以处理现实的需要和关切。可采用解决问题技术。

（6）联系支持。

目标：帮助救助者与主要的支持者或其他的支持来源，包括家庭成员、朋友、社区的帮助资源等建立短暂的或长期的联系。

（7）提供信息。

目标：提供关于应激反应的信息、正确减少苦恼和促进适应性功能的信息。

Q98.

危机干预的重点人群有哪些?

当学生出现下列情况时,应作为心理危机干预的对象予以关注:

(1)在心理健康测评中筛查出来的有心理障碍或心理疾病或自杀倾向的学生。

(2)由于学习压力过大而出现心理异常的学生,如多门考试科目不及格的学生、将被退学的学生、将无法毕业的学生。

(3)生活学习中遭受突然打击而出现心理或行为异常的学生,如家庭发生重大变故(亲人死亡、父母离异、家庭暴力等)、遭遇性危机(性暴力、性侵犯、意外怀孕等)、受到意外刺激(自然灾害、校园暴力、车祸等其他突发事件)等的学生。

(4)身体出现严重疾病,如患上传染性肝炎、肺结核、肿瘤等医药费很高但又难以治愈的疾病,个人很痛苦,治疗周期长,经济负担重的学生。

(5)本人或家庭成员、亲友中有自杀倾向或自杀未遂史的学生。

(6)性格严重内向孤僻、经济严重贫困且出现心理或行为异常的学生,如性格内向、不善交往、交不起学费的学生,需要经常向亲友借贷的学生。

(7)长期有睡眠障碍者。

(8)有强烈的自卑感、罪恶感或缺乏安全感的学生。

(9)由于身边的同学出现个体危机状况而受到影响,产生恐慌、担心、焦虑不安的学生。如自杀或他杀者同宿舍、同班的学生。

(10)出现严重适应不良导致心理或行为异常的学生,如新生适应不良者、就业困难的毕业生。

(11)患有严重心理和精神疾病,并已经专家确诊的学生,如患有抑郁症、恐惧症、强迫症、癔症、焦虑症、精神分裂症等疾病的学生。

（12）个人感情受挫后出现心理或行为异常的学生，如失恋、单相思等导致情绪失控的学生。

（13）人际关系失调后出现心理或行为异常的学生，如当众受辱、受惊吓、与同学发生严重人际冲突而被排斥、与老师发生严重人际冲突的学生。

（14）存在明显的攻击性行为或暴力倾向，或其他可能对自身、他人、社会造成危害者。

这些学生一经发现，要及时进行心理干预。

Q99.

心理危机干预的最佳时机是什么时候？常用心理危机干预步骤及干预人员基本要求是什么？

1. 心理危机最佳干预时机

心理危机最佳干预时间在危机事件发生后 24 到 72 小时。发生危机事件后，心理危机干预队伍必须在第一时间、第一地点进行及时干预，快速评估现场情况：如危机事件类型、心理刺激强度、危机人群数量、危机人群划分、现场的资源等。干预措施包括快速构建危机现场的心理动力模型、快速制订出危机干预方案、尽快实施危机干预。在早期危机干预中，常使用的一些技术有集体晤谈、放松训练、眼动脱敏再加工等。

2. 常用心理危机干预步骤

干预心理危机通常采取六步法：

（1）明确问题。从受害者的角度，使用倾听技术，确定心理危机问题。

（2）保证安全。把受害者对自己和他人的生理和心理伤害降低到最小的可能性。

（3）强调接纳。与受害者进行充分沟通与交流，积极且无条件地接纳受害者。

（4）寻求出路。大多数受害者认为，自己已无路可走。对此，专业人士要帮助受害者了解更多的问题解决方式和出路，使用建设性的思维方式，最终确定走出困局的选择。

（5）制订计划。充分考虑受害者的自控能力和自主性，与受害者共同制订行动计划，克服情绪失衡状态。

（6）获得承诺。回顾计划和行动成效，从受害者处得到诚实、直接的承诺，以便受害者坚持实施为其制订的危机干预计划。

3. 心理危机干预人员基本要求

心理危机干预人员自身的素质和专业知识与技能是非常重要的。如果自身素质不过关，在干预过程中，干预人员也可能受到损害，并且对受创人员形成不良影响，使得受创人员更加无助、恐慌，形成二次创伤，减弱自身求治的动力。

心理危机干预人员需要具备一定的心理刺激承受能力。很多心理危机干预人员在经历危机事件后，也会出现一些反应和感受，但是作为心理卫生专业人员，必须具备以下素质：可出现生理反应，但是在两三天内应缓慢消失；闪回的症状比较弱，对睡眠的影响不大；思维上能够接纳发生的事情和自己的反应，逻辑思维不受较大影响；情绪上保持稳定，可以有紧张、恐惧等情绪，但是对这些情绪自己要有所察觉；精力和体能能够保持较为旺盛的状态。

Q100.

我国第一份灾后心理危机干预和援助标准的主要内容是什么?

　　2018年5月8日,"心理援助2018国际研讨会暨汶川地震灾后心理援助十周年纪念大会"在京召开。会上发布了我国第一份灾后心理危机干预和心理援助的工作标准,并提出相关行动纲领,旨在进一步规范和指导心理援助工作。

　　该标准由中国心理学会心理危机干预工作委员会和中国科学院心理研究所全国心理援助联盟制定。现将其具体内容摘录如下:

灾后心理危机干预和心理援助工作标准(试行)

　　重大自然或人为灾难不仅导致人民重大生命伤亡和经济财产损失,而且也给灾难的幸存者留下了巨大的个体、家庭和集体的心理创伤。幸存者和相关人员可能因此产生不同程度的心理危机,表现出生理、心理及行为层面的症状或障碍。灾后心理危机干预和心理援助工作是指:针对灾难后出现或可能出现心理危机的个体或群体,予以及时且适当的心理援助,以改善或预防心理危机问题。目前,灾后心理危机干预和心理援助工作与生命救援、物质援助一样,已成为国家灾难救援体系和行动中重要的组成部分。为迅速、有效地应对灾害,切实做好灾后心理危机干扰和心理援助工作,中国心理学会心理危机干预工作委员会和中国科学院心理研究所全国心理援助联盟特倡议并制定《灾后心理危机干扰和心理援助工作标准》(试行)如下:

　　1　灾后心理危机干扰和心理援助工作的工作原则

　　1.1　坚持"政府主导、部门协作、专业支撑、社会参与"的原则。

　　1.2　对于重点人群根据心理危机的程度进行科学合理的区分,有针对性地开展工作。

　　1.3　根据灾后的不同时间段，分阶段实施心理危机干预和心理援助工作。

　　2　灾后心理危机干预和心理援助工作的基本价值观

　　2.1　善行：灾后心理危机干预和心理援助工作的目的是使受助对象从专业服务中获益。灾后心理危机干预和心理援助工作者应保障受理对象的权利，努力使其得到适当的帮助，避免其受到伤害。

　　2.2　责任：灾后心理危机干预和心理援助工作者应保持其专业服务的最高水准，并努力提升专业胜任力。认清并承担自己在专业、伦理及法律方面的责任，维护专业信誉。

　　2.3　诚信：灾后心理危机干预和心理援助工作者在开展灾后心理危机干预和心理援助工作时，应努力保持其行为的诚实性和真实性。

　　2.4　公正：灾后心理危机干预和心理援助工作者应公平、公正地对待受助对象及其他人员，努力防止个人偏见、能力局限、技术限制等导致的不恰当行为。

　　2.5　尊重：灾后心理危机干预和心理援助工作者应尊重受助对象的个人隐私权、自我决定权，并对受助对象的民族及所在地区的文化保持敏感度，学习并尊重社会文化的多样性。

　　3　灾后心理危机干预和心理援助工作的伦理守则

　　3.1　专业关系

　　3.1.1　灾后心理危机干预和心理援助工作者应尊重并公正对待服务对象，不因年龄、性别、民族、性取向、宗教信仰、文化、身体状况、社会经济状况等任何方面的因素而歧视对方。

　　3.1.2　灾后心理危机干预和心理援助工作者不得以收受实物、获得劳务服务或其他方式作为其专业服务的回报，以防止利用服务对象的信任或依赖而剥削对方的潜在风险。

　　3.1.3　灾后心理危机干预和心理援助工作者应尽可能避免与服务对象发生多重关系，且不得与服务对象或其家庭成员发生任何形式的性关系。在多重关系不可避免时，应采取专业措施(如寻求专业督导等)预防和处理可能带来的影响，确保多重关系不会对服务对象造成危险。

　　3.1.4　灾后心理危机干预和心理援助工作者不得随意中断工作。当需要离开工作地时，要尽早向服务对象说明，并对服务对象的后续干预工作进行适当的安排。

3.1.5　灾后心理危机干预和心理援助工作者应与心理健康服务领域的同行(包括精神科医师、精神科护士、社会工作者等)充分交流、协同工作，建立积极的工作关系和沟通渠道，提高专业服务的水平。

3.2　知情同意

3.2.1　灾后心理危机干预和心理援助工作者应向服务对象说明专业服务的性质与作用，确保服务对象了解自己的权利，包括有权拒绝接受服务。

3.2.2　当服务对象询问下列相关事项时，灾后心理危机干预和心理援助工作者应当告知：(1)自己的专业资质、所获认证、工作经验以及专业工作理论取向；(2)专业服务的作用；(3)专业服务的目标；(4)专业服务所采用的理论与技术；(5)专业服务的过程和局限性；(6)专业服务可能带来的好处和风险；(7)心理测量与评估的意义，以及测验和结果报告的用途等。

3.2.3　灾后心理危机干预和心理援助工作者只有在得到服务对象书面同意的情况下，才能对灾后心理危机干预和心理援助过程进行录音、录像或教学演示。

3.3　保护隐私

3.3.1　灾后心理危机干预和心理援助工作者在开展危机干预和心理援助工作之前，有责任向服务对象说明工作的保密原则，以及这一原则应用的限度。以下为保密例外的情况：(1)灾后心理危机干预和心理援助工作者发现服务对象有伤害自身或伤害他人的严重危险；(2)未成年人等不具备完全民事行为能力的人受到性侵犯或虐待；(3)法律规定需要披露的其他情况。

3.3.2　灾后心理危机干预和心理援助工作者对专业工作的有关信息(如个案记录、测验资料、信件、录音、录像和其他资料)应按照法律法规和专业伦理规范在严格保密的前提下创建、保存、使用、传递和处理。

3.3.3　灾后心理危机干预和心理援助工作者因专业工作需要在案例讨论或教学、科研、写作等工作中采用心理咨询或治疗的案例时，应隐去可能会辨认出服务对象的相关信息。

3.3.4　在进行团体灾后心理危机干预和心理援助工作时，灾后心理危机干预和心理援助工作者应在团队里确立保密原则的执行。

3.4　专业责任

3.4.1　灾后心理危机干预和心理援助工作者应在自己专业能力范围内，根据自己所接受的教育、培训和督导的经历和工作经验，为适宜人群提供科学有效的专业服务。

3.4.2　灾后心理危机干预和心理援助工作者应关注保持自身专业胜任力，充分认识继续教育的意义，参加专业培训，了解在专业工作领域内新知识及新进展，在必要时寻求专业督导。缺乏专业督导时，应尽量寻求同行的专业帮助。

3.4.3　灾后心理危机干预和心理援助工作者应关注自我保健，警惕自己的生理和心理问题对服务对象造成伤害的可能性，必要时应寻求督导或其他专业人员的帮助，限制、中断或终止临床专业服务。

3.4.4　灾后心理危机干预和心理援助工作者在介绍和宣传自己时，应实事求是地说明自己的专业资历、学历、学位、专业资格证书、专业工作等情况。

3.4.5　灾后心理危机干预和心理援助工作者应承担必要的社会责任，向公众进行科学、正面的宣传引导。

3.5　学术研究

3.5.1　提倡灾后心理危机干预和心理援助工作者进行科学研究，以促进对专业领域的探究与实践。

3.5.2　灾后心理危机干预和心理援助工作者在以灾后相关人员为研究对象时，应特别注意对被试的安全负责，采取措施避免对其造成躯体、情感或社会性伤害，防范被试的权益受到损害。在开始研究之前应提交研究方案以供伦理审查。

3.5.3　被试在参与研究过程中有随时撤回同意和不再继续参与研究的权利，并不会因此受到任何惩罚，而且在适当的情况下应获得替代咨询、治疗干预或处置。心理师不得以任何方式强制被试参与研究。当干预或实验研究需要控制组或对照组时，在研究结束后，应对控制组或对照组成员给予适当的处理。

Q101.

什么是哀伤辅导？哀伤辅导中的情绪处理技术有哪些？

1. 相关概念

广义的哀伤是指因为任何的丧失而引发的哀伤情绪体验。狭义的哀伤是指人在失去所爱或所依附的对象（主要指亲人）时所面临的境况，这境况既是一种状态，也是一个过程。

哀伤辅导，是协助人们在合理时间内，引发正常的悲伤，并健康地完成悲伤任务，以增强重新开始正常生活的能力。哀伤辅导在学校危机事件中可以广泛应用。

丧失事件发生后，学生会出现害怕、悲伤等情绪，而很多学校的老师，没有经过专业培训，说一些有道理而没有效果的话，因此哀伤辅导理念和技术有必要普及。只有让教师接受哀伤辅导培训，才能更系统地做好学生的辅导工作。

2. 哀伤辅导中的情绪处理技术

（1）倾诉宣泄式空椅技术。空椅子技术是格式塔流派常用的一种技术，是使当事人的内射外显的方式之一。

此技术运用两张椅子，要求当事人坐在其中一张，扮演一个胜利者，然后再换坐到另一张椅子上扮演失败者，让当事人所扮演的两方持续对话。空椅子技术本质就是一种角色扮演，让当事人去扮演所有的部分。通过这种方法，可使内射表面化，使当事人充分地体验冲突，而由于当事人在角色扮演中能接纳和整合胜利者与失败者，因此冲突可得到解决。

实际操作中，此技术一般只需要一张椅子，把这张椅子放在当事人面前，假定丧失客体（亲人、朋友或希望等）坐在/放在这张椅子上。当事人把自己内心里想对他/它说却没来得及说的话，表达出来，从而使内心趋于平和。这个过程帮助当事人完成了与丧失客体没有来得及的告别，宣泄了当事人的思念与哀伤，处理了其内心的自责与歉疚。

（2）角色扮演。让当事人扮演丧失客体的角色，通过扮演、换位思考，当事人在不知不觉中进入角色，深深理解所扮演角色的想法，体会到丧失客体对自己能够好好生活的期望，以此作为调节消极情绪、继续生活下去的动力之一。

（3）仪式活动。仪式活动通常代表结束一个活动，同时开始新的活动。哀伤辅导很重要的一个步骤是让当事人正视丧失现实，而且在心理上接受与丧失客体的分离。仪式活动，如追悼、写信、鞠躬、写回忆录等利于当事人完成健康的分离，引导新的出发。

（4）保险箱技术。保险箱技术是一种很容易学会的负面情绪处理技术，是靠想象方法来完成的。一种做法是辅导者指导当事人将丧失导致的负面情绪放入想象中的容器里，即将创伤性材料"打包封存"，以实现个体正常心理功能的恢复。另一种做法是辅导者指导当事人将已失去的美好部分锁入一想象的保险箱里，钥匙由他自己掌管，并且可以让他自己决定是否愿意以及何时打开保险箱的门，来重新触及那些记忆以及探讨相关事件。此方法可以在较短时间内缓解当事人的负面情绪。

上述哀伤辅导技术只能处理丧失当事人的一部分问题，即情绪困扰。而社会支持，即一些亲友或支持性团体主动的帮助对当事人是很重要且有效的。分享相关体验、提供实际的建议及讨论应对方式能够帮助当事人更快地从丧失事件中走出来，开始新生活。

Q102.

如何进行艾滋病学生的心理干预？

1. 艾滋病感染者的心理特征

（1）怀疑否认期。当患者突然得知确诊为艾滋病时，会惊慌失措，以否认的心理方式来达到心理平衡，怀疑医生诊断错误或检查错误，并会去不同医院就诊，希望误诊被证实。

（2）愤怒发泄期。度过了否认期，患者知道生命岌岌可危了，常会出现强烈的愤怒和悲痛。一旦证实了艾滋病的诊断，患者会立即感到对世间的一切都有无限的愤怒和不平，有被生活遗弃、被命运捉弄的感觉，表现为悲愤、烦躁、拒绝治疗，并把这种愤怒向周围的人发泄。可能会有一些报复社会，故意感染他人行为发生。

（3）接受治疗期。患者由愤怒期转入接受治疗期，心理状态显得平静、安详、友善、沉默不语。这时其又能顺从地接受治疗并希望医务人员能替他保密，要求得到舒适周到的治疗和护理，希望能延缓死亡的时间。

（4）痛苦忧郁期。当患者在治疗过程中，想到自己还年轻，想到亲人及父母的生活、前途和家中的一切而自己又不能顾及时，便会从内心深处产生难以言状的痛楚和悲伤，这些又会进一步转化为绝望，从而产生轻生的念头，一旦产生了这种心理之后，就可能采取各种手段过早结束自己的生命。

（5）心情平静期。许多艾滋病患者虽有多种心理矛盾，但最终能认识到现实是无法改变的，惧怕死亡是无用的，其能以平静的心情面对现实，为使生活过得充实有价值而不断努力，在短暂有限的时间里，全力实现自己的愿望和理想，把消极的心理转为积极的效应，以使心理通过代偿来达到平衡。此时患者对自身疾病关注不会太多，主要考虑怎样发挥自己有限的人生价值。

2. 艾滋病学生心理干预要点

艾滋病是一个难治性疾病，除对症治疗外，患者在病程中会遇到各种心理问题。大部分患者面对死亡、社会孤立、人们的歧视做出的反应包括否认、愤怒、抑郁及自杀倾向等。不同患者在不同发病时期都会有不同的心理问题。

心理干预者在提供患者适当的咨询前，患者应调适自己的心态，正确认识艾滋病，社会也不应以伦理偏见歧视患者，而是将其视为一般患者予以尊重。

当患者出现全身衰竭、失眠、疼痛、不能进食等多种症状时，心理干预者更应密切观察其病情变化，给予必要的心理支持技术，提供良好的心理支持，树立其战胜病魔的信心，使患者有足够的心理准备，主动克服困难，积极配合治疗。

Q103.

如何评估大学生心理健康水平?

在我国,我们可以通过大学生心理健康筛查量表对大学生心理健康水平进行评估。

大学生心理健康筛查量表共 96 个项目,分为三级筛查,共 22 个筛查指标。一级筛查为严重心理问题筛查,包括幻觉等严重精神病性症状、自杀行为与意向两个指标;二级筛查为一般心理问题筛查,分为内化心理问题和外化心理问题两类,其中内化心理问题包括了焦虑、抑郁、偏执、自卑、敏感、社交恐惧、躯体化 7 个指标,外化心理问题包括了依赖、敌对攻击、冲动、强迫、网络成瘾、自伤行为、进食问题、睡眠困扰 8 个指标;三级筛查为发展性困扰筛查,包括了学校适应困难、人际关系困扰、学业压力、就业压力、恋爱困扰 5 个指标。其中一级和二级筛查为学生心理健康问题筛查的核心,而三级筛查主要反映学生心理困扰的来源以及提示可能的潜在心理问题,可供各高校自愿选用。具体如下:

1. 一级筛查

(1)幻觉等严重精神病性症状:主要评估个体是否存在幻听、幻视、被害妄想等大学生群体中常见的精神分裂症状。

(2)自杀行为与意向:主要评估个体是否有过结束自己生命的行为、准备或想法。

2. 二级筛查

(1)内化心理问题。

①焦虑:主要评估个体是否存在烦躁、坐立不安、神经过敏、紧张以及由此产生的躯体征象。

②抑郁:主要评估个体是否存在以苦闷的情感与心境为代表性的症状,

以生活兴趣的减退、动力缺乏、活力丧失等为特征，以反映失望、悲观以及与抑郁相联系的认知和躯体方面的感受。

③偏执：主要评估个体是否存在过敏多疑、固执己见、极易记恨、常处于戒备和紧张状态之中的不良个性特征。

④自卑：主要评估个体是否缺乏客观的自我认识，不能悦纳自我，自我拒绝、自我否定等。

⑤敏感：主要评估个体是否存在猜疑心重、过分在意他人不关注的小事、过分受他人评价和看法的影响等不良个性特征。

⑥社交恐惧：主要评估个体是否存在一种以害怕与人交往或当众说话、担心在别人面前出丑或处于难堪的境况，因而尽力回避的恐怖障碍，主要表现为害怕与人交往，在不得不与他人交往时，常常有紧张、焦虑、不安、恐怖等情绪体验。

⑦躯体化：主要评估个体是否存在心理障碍的躯体表现，包括心血管系统、呼吸系统、消化系统和运动系统等方面的主观不适体验。

（2）外化心理问题。

①依赖：主要评估个体是否存在一种过分顺从别人的意志、严重缺乏独立性的不良个性特征，主要表现为自感无能、极端顺从和缺乏活力。

②敌对攻击：主要评估个体是否在思想、感情及行为上存在敌对表现，主要表现为厌烦的感觉、摔物、争论及脾气暴躁等各方面。

③冲动：主要评估个体是否存在以情绪不稳定和缺乏控制为特点的一种不良个性倾向，主要表现为易因微小刺激而突然爆发强烈的愤怒和冲动，甚至是暴力或威胁性行为，自己完全不能控制，发作后又会懊悔但却不能防止再发。

④强迫：主要评估个体是否存在一种墨守成规、过分疑虑、过分追求完美的性格特征，突出表现为明知没有必要，但又无法摆脱的无意义的思想、冲动和行为。

⑤网络成瘾：主要评估个体是否存在网络过度使用或病理性网络使用，主要表现为由于过度使用网络而导致明显的社会、心理功能损害。

⑥自伤行为：主要评估个体是否在没有明确自杀意图的情况下，存在故意、重复地改变或伤害自己的身体组织的行为。

⑦进食问题：主要评估个体是否存在以进食行为异常为显著特征的一组综合征。

⑧睡眠困扰：主要评估个体是否存在睡眠过多、睡眠过少或和睡眠相关的问题症状。

3. 三级筛查

（1）学校适应困难：主要评估个体对大学校园生活方式、班集体生活、食宿条件等的总体适应情况。

（2）人际关系困扰：主要评估个体在与他人相处过程中的和谐融洽程度。

（3）学业压力：主要评估个体在大学学习过程中的适应水平。

（4）就业压力：主要评估个体是否存在与就业或准备就业相关的困扰。

（5）恋爱困扰：主要评估个体在恋爱过程中的困扰或未能恋爱的困扰。

Q104.

网络成瘾的判断方法是什么?

1. 网络过度使用诊断问卷

网络成瘾的诊断目前并没有公认的标准,美国精神疾病学家 Kimberly Young 认为病态赌博的诊断标准最接近网络成瘾(网络过度使用)的病理特征,经过修订,形成网络过度使用诊断问卷。

该问卷有 8 个问题,在每天上网超过 4 小时的前提下,如果下面 8 个问题的回答是肯定回答,可以考虑诊断为网络成瘾。

(1)你是否着迷于互联网?

(2)为了达到满意,你是否感觉需要延长上网时间?

(3)你是否经常不能控制自己上网或停止使用互联网?

(4)停止使用互联网的时候你是否感觉烦躁不安?

(5)每次在网上的时间是否比自己打算的要长?

(6)你的人际关系、工作、教育或者职业机会是否因为上网而受到影响?

(7)你是否对家庭成员、医生或其他人隐瞒了你对互联网着迷的程度?

(8)你是否把互联网当成了一种逃避问题或释放焦虑、不安情绪的方式?

2.《精神障碍诊断与统计手册(第五版)》(DSM–5)相关标准

在《精神障碍诊断与统计手册(第五版)》(DSM–5)中,网络游戏障碍(IGD)首次被列为一类非物质成瘾性疾病潜在的诊断条目。

DSM–5 所建议的网络游戏障碍(不包括网络赌博)诊断标准:持续地、反复地使用网络来参与游戏,经常与其他人一起游戏,导致临床显著的损害或痛苦,在 12 个月内出现下述 5 个(或更多)症状:

(1)沉湎于网络游戏(个体想着先前的游戏活动或预期玩下一个游戏;网络游戏成为日常生活中的主要活动)。

（2）当网络游戏被停止后出现戒断症状（这些症状通常被描述为烦躁、焦虑或悲伤，但没有药物戒断的躯体体征）。

（3）需要花费逐渐增加的时间来参与网络游戏。

（4）试图控制自己参与网络游戏，但失败了。

（5）作为结果，除了网络游戏之外，对先前的爱好和娱乐失去兴趣。

（6）尽管有心理社会问题，仍然继续过度使用网络游戏。

（7）关于网络游戏的量，欺骗家庭成员、治疗师或他人。

（8）使用网络游戏来逃避或缓解负性心境（例如无助感、内疚、焦虑）。

（9）由于参与网络游戏，损害或失去重要的关系、工作或教育或职业机会。

基于对日常活动的破坏程度，网络游戏障碍可划分为轻度、中度或重度。

网络成瘾需要做心理咨询，家长一旦怀疑孩子有网络成瘾倾向，要及早带孩子去专业的心理咨询机构做心理咨询。

Q105.

缓解压力的方法有哪些?

精神压力过大会损害身体健康、削弱免疫系统,从而使人易因外界致病因素而患病。现代生活的压力,像空气一样,无时无刻不在挤压着我们。那么,怎样才能摆脱压力呢?

1. 学会求助

假如你正为某事所困扰,千万不要闷在心里,把苦恼讲给你可信的、头脑冷静的人听,以获得解脱、支持和指正。

2. 重新评价

降低期望值。如果你真做错了事,要想到谁都有可能犯错误,若事与愿违,就应重新进行自我评价,这样才能不钻牛角尖,继续正常地工作。

3. 学会宣泄

在僻静处可以大声喊叫或放声大哭,哭并不可耻,流泪可使悲哀的感情发泄,也是减轻体内压力的一种方法。

4. 合理期望

不要对他人期望过高,应看到别人的优点,不应过分挑剔他人行为。世上没有完美,可能缺少公正,因而要告诉自己:我努力了,能好最好,好不了也不是自己的错。

5. 留有余地

不要企图处处争先,强求自己时刻都以一个完美形象出现,生活不需如此,你给别人留有余地,自己也往往更加从容。

6. 改变认知

淡泊为怀,知足常乐,可减轻心理压力。

7. 做些让步

退一步海阔天空。何况一些事也许冷处理更好，退一步会有更多余地。

8. 遇事沉着

沉着是一个人是否成熟的标志之一。沉着冷静地处理各种复杂问题，有助于舒缓紧张压力。

9. 逐一解决

紧张忙乱会使人一筹莫展，这时可先挑出一两件紧急的事，一个一个地处理，一旦顺利解决，其余的便迎刃而解。

10. 换个环境

适当地改变环境可以减轻心理压力，这并非是消极的回避。

11. 外出旅游

思想压力过大，不妨在家属、朋友的陪同下，做短期外出旅游。

Q106.

什么是精神障碍康复？

　　康复在现代医学的概念中，是指躯体功能、心理功能、社会功能和职业能力的恢复。精神障碍康复也是康复医学的一个学科分支。与躯体疾病康复相一致，精神障碍康复应该综合、协调地应用医学、社会、教育、职业和其他方面的措施，对精神障碍患者进行训练和再训练，以减轻疾病因素所造成的后果，尽量改善其社会功能，使精神障碍患者的能力得到提高，恢复或最大限度地发挥其功能水平，进而获得以平等的权利参加社会生活，充分完成与其年龄、性别、社会与文化因素相适应的正常角色，履行应尽的社会职责。精神障碍康复服务的主要对象是重性精神障碍患者，并主要是慢性精神病患者。因此，其内容同样包括医学康复、教育康复、社会康复和职业康复。

　　传统的康复理念是在患者出现功能损害和部分残疾后才开始康复，即康复的对象仅限于"残疾人"，康复的目标是减轻残疾程度；现代的康复理念是康复与治疗同步开始，康复的目标是减少功能损害，进而阻断残疾的发生；未来理想的康复理念是康复提前于治疗之前，对前驱症状进行干预，以减少疾病的发生，进而阻断功能损害。疾病痊愈是治疗和康复的共同目标，这样才能实现患者自我功能的最大化，最终达到回归社会的目的。

　　精神障碍康复的三项基本原则是：功能训练、全面康复、回归社会。功能训练是指利用各种康复的方法和手段，对精神障碍患者进行各种功能活动，包括心理活动、躯体活动、语言交流、日常生活、职业活动和社会活动等方面能力的训练；全面康复是康复的准则和方针，使患者在生理、心理、社会活动和职业上实现全面的、整体的康复；回归社会则为康复的目标和方向。

　　精神障碍康复的主要任务有：

（1）生活技能训练和社会心理功能康复。认真训练患者生活、学习、工作方面的行为技能，包括独立生活的能力、基本工作能力、人际交往技能、解决问题技能、应付应激技能等，使患者能够重新融入社会。

（2）药物自我管理能力训练。包括使患者了解药物对预防与治疗的重要意义，自觉接受药物治疗；学习有关精神药物的知识，对药物的作用、不良反应等有所了解，学会识别常见的药物不良反应，并能进行简单处理。

（3）学习求助医生的技能。通过学习，使患者在需要的时候，能够自觉寻求医生的帮助，能向医生正确地提出问题和要求，能有效地描述自己所存在的问题和症状，能够在病情出现复发迹象的时候，及时向医生反映，得到合理的处理。

Q107.

什么是精神障碍的家庭教育？

　　家庭教育是一种有效的精神障碍防治康复手段，通过有效的家庭教育可以达到以下目标：①传授相关的疾病知识，使家庭能更好地帮助患者；②降低家属成员因缺乏疾病知识而导致的高情感表达水平；③介绍有关精神障碍药物治疗的知识，提高患者对药物治疗的依从性；④减轻家庭成员的内疚自罪感，减少他们的心理负担；⑤提供对患者病态行为和非适应性行为的应对技巧，提高患者家属照料患者的能力。

　　家庭教育主要采取集体讲课及讨论的形式，提供有系统、有计划的教育和训练，可参照下述要点：①从实际出发，有选择地提供知识；②重点内容反复讲；③提倡听课者的主动参与，鼓励提问、讨论和发表意见；④要求讲解内容深入浅出，通俗易懂；⑤采用视听结合的形式增进效果。

Q108.

识别自杀风险的线索有哪些?

　　自杀行为的发生并非完全是突然的和不可预测的,大多数自杀行为的发生存在一定的预兆,可以通过对有关因素的分析和评估,提高对自杀行为的预测和防范。

　　自杀风险评估的基本线索有以下几种:

　　(1)通过各种途径流露出消极、悲观的情绪,表达过自杀意愿者。自杀者在自杀前曾流露出相当多的征兆,用他们自己的方式表达过自杀的意愿,如反复向亲友、同事或医务人员打听或谈论自杀方法,在个人日记等作品中频繁谈及自杀等。另外不愿与别人讨论自杀问题,有意掩盖自杀意愿亦是一个重要的危险信号。

　　(2)近期遭受了难以弥补的严重丧失性事件。丧失性事件常是自杀的诱发性事件,在事件发生的早期,患者容易自杀,在经过危机干预后自杀的风险虽然有所下降,但绝望感仍可能使他们采取自杀行动。等到他们逐步适应以后,风险会逐步减少。

　　(3)近期内有过自伤或自杀行动。既往行为是将来行为的最佳预测因子。当患者采取自杀且没有真正解决其问题后,再次自杀的风险将会大大增加。此外,在自杀行为多次重复后,周围人常会认为患者其实并不想死而放松警惕,此时自杀的成功率将大大提高。

　　(4)人格改变。如易怒、悲观主义、自卑和冷漠,内向、孤僻的行为,不与家人和朋友交往,出现自我憎恨、负疚感、无价值感和羞愧感,感到孤独、无价值、无助和无望,突然整理个人事物或写个人意愿等。

　　(5)慢性难治性躯体疾病患者突然不愿接受医疗干预,或突然出现"反常性"情绪好转,与亲友交代家庭今后的安排和打算时。

（6）精神障碍。抑郁症、精神分裂症、酒精及药物依赖患者是公认的自杀高危人群。有抑郁情绪的患者，如出现情绪的突然"好转"，应警惕自杀的可能。住院治疗期间患者的自杀率较高，约 1/4 发生于住院的第 1 周，1/3 发生于计划出院时，1/4 发生于出院后的前 3 个月。有人对抑郁症患者进行追踪调查时发现，出院 6 个月的患者中有 42% 自杀，出院 1 年的有 58%，2 年的有 70%。因此，抑郁症的自杀并不一定只出现在疾病的高峰期，在疾病的缓解期同样有较高的自杀风险。

Q109.

拖延症有什么表现？如何纠正拖延症？

拖延症是指自我调节失败，在能够预料后果有害的情况下，仍然把计划要做的事情往后推迟的一种行为。

拖延是一种普遍存在的现象，一项调查显示大约75％的大学生认为自己有时拖延，50％认为自己一直拖延。严重的拖延症会给个体的身心健康带来消极影响，如出现强烈的自责情绪、负罪感，不断地自我否定、贬低，并伴有焦虑症、抑郁症等心理疾病，一旦出现这种状态，需要引起重视。

1. 拖延症形成的原因

拖延症形成的具体原因尚不清楚，普遍认为环境因素、任务特征、个体差异等是主要原因。

（1）环境因素。拖延者的拖延行为与完成任务所受的时间压力和来自外界的娱乐方面的诱惑有关。拖延者往往难以抵制外界的诱惑尤其是娱乐方面的诱惑，从而导致了拖延行为。

（2）任务特征。

①任务难度。任务的难易程度会影响个体拖延行为的发生，任务越复杂，人们越容易拖延，当个体认为某项任务超出自己的能力时，由于缺乏对成功的控制感，通常会采用拖延的方式推迟或逃避执行该项任务。

②奖惩时限。任务的奖惩时限也影响任务的完成。如果奖赏及时，会减少任务完成时间的拖延。

③任务的厌恶程度。对于可能带来令人乏味、产生挫败感和怨恨的任务，人们首先会选择回避，如果不能回避，就会尽可能地推迟面对。

（3）个体差异。

①非理性的观念。如果个体认为回避失败动机高于追求成功动机，个体

将倾向于以拖延的方式逃避可能的失败。

②低自我效能感和自尊。从心理层面分析，部分人对工作能力不自信是导致拖延行为的一个重要原因。工作上曾遭遇过重大挫败、对自己不够自信的人，容易产生逃避心理，不断地推迟完成任务。

③自我设阻。拖延者从事某任务时，经常会因为某些外界刺激因素推迟开始任务的时间；在执行任务的过程中，也更容易出现中断该任务去进行其他活动的情况，并且不断地推迟任务的继续。

④焦虑。在远离期限时，拖延可以让个体焦虑减少，但随着任务期限的临近，拖延者会体验到更多的焦虑。

⑤冲动。冲动有时可以激励人们追求一些东西，但是过分活跃可能导致做决定太快、注意范围缩小的情况，这些将导致个体拖延行为。由于冲动让人更多关注即时激励，而忽略长期责任，因而冲动的人们更可能拖延。

⑥完美主义。完美主义倾向与拖延之间存在正相关。完美主义可分为积极完美主义和消极完美主义，积极完美主义者会积极寻找方法完成学习任务以达到理想的成绩，而消极完美主义者则更多采用拖延来逃避失败。

2. 拖延症的干预措施

（1）改变认识。拖延与一些认知心理呈负相关，可以通过一些方法来改变这些不正确的认知，如运用积极暗示、增加成功体验和放大优点等方法获取自信；改变完美主义，帮助拖延者分析完成任务带来的益处。

（2）调节情绪和动机。拖延者可以通过适当休息、转移注意力、适当的放松娱乐等来转换心情，获得暂时的积极情绪，但不能逃避现实，忽视长远利益和问题的根本解决。在动机方面，任务性质中的任务厌恶影响拖延，所以需要将厌恶的任务转换为喜欢的任务或附加一些奖励。

（3）增强自我效能感。增强自我效能感，可以在很大程度上预防拖延的发生。鼓励个体在任务完成过程中对自己进行自我管理，积极监控自己的行为并评估干预期。

（4）发挥群体的作用。群体氛围可以为成员提供一种充满理解、关爱、信任的情境，这种环境的变化必将引起个体行为的改变。

Q110.

如何预防自杀？

　　自杀的预防方向是提高人群的心理素质，使社会结构尽量合理，减少消极面，加强精神卫生服务。自杀问题既是个人的精神卫生问题，也是影响国家经济和社会发展的公共卫生及社会问题，对自杀行为的预防应采取综合的三级预防。

　　1. 一级预防——宣传教育精神卫生相关知识

　　其主要针对一般人群及潜在人群，主要内容有：

　　(1)普及心理健康知识，矫正不良的认知及行为，增强应对及环境适应能力。

　　(2)提高对抑郁症、精神分裂症、物质滥用、人格障碍及应激性障碍等精神障碍的识别与防治，避免讳疾忌医，丧失早诊、早治的良机。

　　(3)减少自杀工具的获得，如加强农药和灭鼠药等有毒物质的管理；加强对精神药品的管理，控制药店出售，要严格掌握适应证和处方量，精神障碍患者的药品应由家属保管；加强枪支、易燃易爆物品的管理；加强煤气去毒化、高楼防范，对某些自杀多发的场所进行巡逻、管理等。

　　(4)对各种媒体报道进行规范和必要的限制，避免不良诱导。

　　2. 二级预防——早发现、早处理

　　对有自杀危险的人进行早期发现、早期诊断、早期治疗。具体措施有：

　　(1)对相关医务人员和心理咨询工作者进行培训，提高对自杀危险信号的识别和正确处理的能力，以点带面，推广普及，积极预防自杀。

　　(2)加强对高危人群的心理健康维护，提高心理健康水平，必要时可建立自杀监控预警系统，加强对自杀的防范。

　　(3)由于照料者的忽视、讳疾忌医等，常常导致有强烈自杀企图的人自杀成功。因此，提醒和教育照料者提高对自杀的防范意识、加强社会支持，采取必要的措施可以有效地阻止自杀行为的发生。

（4）由于自杀者在自杀前多处于矛盾状态，思维僵化，情绪及行为具有冲动性，避免"扳机"作用、及时干预常可以有效地阻止自杀行为的发生。应建立自杀预防机构，加强对自杀及自杀预防的研究和有效措施的推广，如建立危机干预中心和热线电话等，对处于心理危机的人提供支持和帮助。

（5）对精神障碍患者的自杀预防。如对处于精神分裂症急性发作期、中重度抑郁症、酒精和药物依赖或戒断状态、急性情绪危机状态下的患者，应住院治疗或留观察室观察，并加强防范；制定系统、有效的治疗方案；评估患者的自杀风险，并采取必要的观察、防范措施；加强对出院患者的随访和防范等。

3. 三级预防——善后处理、预防复发

降低死亡率，做好善后处理，主要包括：

（1）建立自杀的急诊救治系统，提高对自杀者的救治水平，降低死亡率。

（2）发现和解决自杀未遂者导致自杀的原因，必要时采取药物和心理治疗，消除原因，预防再次自杀。

（3）同情和理解有自杀行为者，不要歧视，并帮助自杀未遂者重新树立生活的勇气和信心，重新适应社会。

（4）适当解决环境不良因素的影响，避免自杀者不断受到影响而再度自杀。

第十章

精神障碍有关法律问题

Q111.

精神卫生法是如何界定精神障碍的？

《中华人民共和国精神卫生法》第八十三条规定：本法所称精神障碍，是指由各种原因引起的感知、情感和思维等精神活动的紊乱或者异常，导致患者明显的心理痛苦或者社会适应等功能损害。本法所称严重精神障碍，是指疾病症状严重，导致患者社会适应等功能严重损害、对自身健康状况或者客观现实不能完整认识，或者不能处理自身事务的精神障碍。本法所称精神障碍患者的监护人，是指依照民法通则的有关规定可以担任监护人的人。

Q112.

精神障碍患者受到哪些法律保护？

1. 我国对精神病患者的保护性法律规定

我国对精神病患者的保护性法律规定，常见的有以下几种：

（1）精神病患者失去辨认或自控能力时，不受《中华人民共和国治安管理处罚法》的处罚。

（2）在民事案件中，被人民法院宣告为无民事行为能力人或限制民事行为能力人，根据他健康恢复的情况，经本人或利害关系人申请，人民法院可以宣告他为限制民事行为能力人或者完全民事行为能力人。

（3）我国刑法规定，精神病患者在不能辨认或者不能控制自己行为的时候造成危害结果的，不负刑事责任，但是应当责令他的家属或者监护人严加看管和治疗。

（4）对有精神病的可疑受害者、证人、检举人、自首者须进行鉴定，以确定其陈述的真实性和可靠性。

（5）对拘留的犯罪嫌疑分子，鉴定他们犯罪时的精神状态，供检察机关决定是否立案。

（6）引诱、教唆精神病患者去违法的人，须负法律责任。

（7）我国宪法规定，对失去正常的辨认能力和自控能力的精神病患者加以虐待、杀害、欺骗、奸污、劫夺、强迫驱使、假借名义、"赠送"财物、假造契据等，就视为侵犯公民的人身自由、人身权利、人格名誉，侵犯他的或监护人代管的财物，侵犯者应负全部法律责任。

（8）宪法规定，精神病患者有受医治权、受抚恤权、受领抚养费权、保护其财产权以及人身权益和人格尊严，并受到我国法律的保护。

（9）为了保障精神病患者的权益，应为他们设置监护人。在精神病患者患病期间，应将他们安置在精神病防治机构加以治疗。

2. 我国对精神病患者进行保护的有关法律政策

（1）《中华人民共和国刑法》中关于精神病患的犯罪的刑事责任能力的规定；

（2）《中华人民共和国民法通则》中关于精神病患的民事行为能力的规定等；

（3）《最高人民法院关于处理精神病患者犯罪问题的复函》；

（4）《最高人民法院关于处理精神病患者犯罪问题的批复》；

（5）《最高人民法院关于夫妻一方患精神病另一方提请离婚可否批准问题的批复》；

（6）劳动部对《关于患精神病的合同制工人解除劳动合同问题的请示》的复函；

（7）《关于精神病患者可否解除劳动合同的复函》；

（8）《关于患有精神病的合同制工人医疗期问题的复函》；

（9）《最高人民法院华北分院关于一方患精神病另一方提请离婚可否批准的问题希参照最高人民法院的指示审慎处理的复函》等。

Q113.

什么是被精神病?

被精神病是指通常表现为不该收治的个人被送进精神病院进行隔离治疗,医院只对支付医疗费的人负责,住院期间没有启动任何纠错机制,受害者投诉、申诉、起诉皆无门。

"该收治者不收治,不该收治者却被收治"是目前中国精神卫生领域存在的两大问题。相比之下,"不该收治者被收治"比"该收治者不收治"的问题更严重、更迫切,因为后者只是部分精神病患者的权利没得到保障,而前者则让每个公民的基本人身权利都受到了威胁。

《中华人民共和国精神卫生法》针对这些问题,有具体的规定:

第三十条　精神障碍的住院治疗实行自愿原则。诊断结论、病情评估表明,就诊者为严重精神障碍患者并有下列情形之一的,应当对其实施住院治疗:(一)已经发生伤害自身的行为,或者有伤害自身的危险的;(二)已经发生危害他人安全的行为,或者有危害他人安全的危险的。

第三十一条　精神障碍患者有本法第三十条第二款第一项情形的,经其监护人同意,医疗机构应当对患者实施住院治疗;监护人不同意的,医疗机构不得对患者实施住院治疗。监护人应当对在家居住的患者做好看护管理。

第三十二条　精神障碍患者有本法第三十条第二款第二项情形,患者或者其监护人对需要住院治疗的诊断结论有异议,不同意对患者实施住院治疗的,可以要求再次诊断和鉴定……

第三十五条　再次诊断结论或者鉴定报告表明,不能确定就诊者为严重精神障碍患者,或者患者不需要住院治疗的,医疗机构不得对其实施住院治疗。再次诊断结论或者鉴定报告表明,精神障碍患者有本法第三十条第二款第二项情形的,其监护人应当同意对患者实施住院治疗。监护人阻碍实施住院治疗或者患者擅自脱离住院治疗的，可以由公安机关协助医疗机构采取措施对患者实施住院治疗。在相关机构出具再次诊断结论、鉴定报告前，收治精神障碍患者的医疗机构应当按照诊疗规范的要求对患者实施住院治疗。

　　这是精神卫生法的核心条款，只有依法办事才能避免被精神病事件的发生！

Q114.

精神障碍在什么情况下需要住院治疗？

《中华人民共和国精神卫生法》第三十条 精神障碍的住院治疗实行自愿原则。诊断结论、病情评估表明，就诊者为严重精神障碍患者并有下列情形之一的，应当对其实施住院治疗：（一）已经发生伤害自身的行为，或者有伤害自身的危险的；（二）已经发生危害他人安全的行为，或者有危害他人安全的危险的。

上述两种情况，根据法律的规定都应当住院治疗。但是第一种情况，监护人不同意，医院就不能强迫患者住院；第二种情况，监护人不同意患者住院的，可以由公安机关协助医疗机构实施强制住院治疗。

Q115.

什么情况下可以强制精神障碍患者住院治疗？

精神障碍患者可不可以强制住院？在什么情况下可以强制住院？患者监护人不同意怎么办？其实，这些情况在《中华人民共和国精神卫生法》中都有详细规定：

第三十条 精神障碍的住院治疗实行自愿原则。诊断结论、病情评估表明，就诊者为严重精神障碍患者并有下列情形之一的，应当对其实施住院治疗：（一）已经发生伤害自身的行为，或者有伤害自身的危险的；（二）已经发生危害他人安全的行为，或者有危害他人安全的危险的。

第三十一条 精神障碍患者有本法第三十条第二款第一项情形的，经其监护人同意，医疗机构应当对患者实施住院治疗；监护人不同意的，医疗机构不得对患者实施住院治疗。监护人应当对在家居住的患者做好看护管理。

第三十二条 精神障碍患者有本法第三十条第二款第二项情形，患者或者其监护人对需要住院治疗的诊断结论有异议，不同意对患者实施住院治疗的，可以要求再次诊断和鉴定。依照前款规定要求再次诊断的，应当自收到诊断结论之日起三日内向原医疗机构或者其他具有合法资质的医疗机构提出。承担再次诊断的医疗机构应当在接到再次诊断要求后指派二名初次诊断医师以外的精神科执业医师进行再次诊断，并及时出具再次诊断结论。承担再次诊断的执业医师应当到收治患者的医疗机构面见、询问患者，该医疗机构应当予以配合。对再次诊断结论有异议的，可以自主委托依法取得执业资质的鉴定机构进行精神障碍医学鉴定；医疗机构应当公示经公告的鉴定机构名单和联系方式。接受委托的鉴定机构应当指定本机构具有该鉴定事项执业资格的二名以上鉴定人共同进行鉴定，并及时出具鉴定报告。

第三十三条 鉴定人应当到收治精神障碍患者的医疗机构面见、询问患者，该医疗机构应当予以配合。鉴定人本人或者其近亲属与鉴定事项有利害关系，可能影响其独立、客观、公正进行鉴定的，应当回避。

第三十四条 鉴定机构、鉴定人应当遵守有关法律、法规、规章的规定，尊重科学，恪守职业道德，按照精神障碍鉴定的实施程序、技术方法和操作规范，依法独立进行鉴定，出具客观、公正的鉴定报告。鉴定人应当对鉴定过程进行实时记录并签名。记录的内容应当真实、客观、准确、完整，记录的文本或者声像载体应当妥善保存。

第三十五条 再次诊断结论或者鉴定报告表明，不能确定就诊者为严重精神障碍患者，或者患者不需要住院治疗的，医疗机构不得对其实施住院治疗。再次诊断结论或者鉴定报告表明，精神障碍患者有本法第三十条第二款第二项情形的，其监护人应当同意对患者实施住院治疗。监护人阻碍实施住院治疗或者患者擅自脱离住院治疗的，可以由公安机关协助医疗机构采取措施对患者实施住院治疗。在相关机构出具再次诊断结论、鉴定报告前，收治精神障碍患者的医疗机构应当按照诊疗规范的要求对患者实施住院治疗。

Q116.

人格障碍者、性心理障碍者违法犯罪是否负刑事责任？

狭义的人格障碍指反社会性人格障碍。

反社会性人格障碍者缺乏正常的道德伦理观念，行为具有冲动性，容易出现违法犯罪行为。生物学研究发现这类人的大脑成熟延迟，皮层警觉性低下，脑电节律变慢，这表明脑功能不良，但在绝大多数情况下他们对自己的行为仍有充分的辨认能力。人格障碍的程度越严重，反社会性就越强，对社会危害性就越大，医疗措施难以奏效，必须给予强制性处罚措施，一般评定为完全刑事责任能力。对曾有脑部疾病病史和脑损伤病史、脑电图或脑影像学检查有明显异常者，可以酌情评定为有（部分）刑事责任能力，但应严格掌握尺度。

各类性心理障碍者一般现实检验能力并未受损，未丧失是非辨别能力，对自身的所作所为能够清楚地评价，一般评定为完全责任能力。恋尸症、性施虐症等，因其社会危害性较大，法律上往往从重处罚。

Q117.

精神分裂症、抑郁症患者违法犯罪是否负刑事责任?

1. 精神分裂症及其他精神病性精神障碍

精神分裂症患者违法行为占司法精神病学违法总数的第一位。

一般来讲,精神分裂症患者在疾病发作期出现违法行为,且作案行为与精神疾病直接相关时,评定为无刑事责任能力。处于发病期,但作案行为与精神症状不直接相关,或不完全缓解期及残留期评定为限定刑事责任能力;处于稳定缓解状态者评定为完全刑事责任能力。

作案动机是一个较为重要的参考因素。在幻觉妄想即"病理动机"支配下作案评定为无刑事责任能力;现实动机支配下作案一般评定为完全刑事责任能力;有的既有现实因素,又有病理成分,一般评定为有(部分)刑事责任能力;有的作案没有明确动机,如一男性精神分裂症患者将路过的一名未曾见过面的小学生一刀杀死,鉴定时他自己也说不清为什么这样做,不明动机事实上是丧失了辨认和控制能力,评定为无刑事责任能力。

行为能力的评定原则和责任能力的评定原则大体上相同。偏执性精神障碍等精神病性精神障碍的责任能力、行为能力及其他相关能力的鉴定可以参照精神分裂症的鉴定原则进行。

2. 抑郁症

心境障碍中抑郁症患者的暴力行为近年来受到国内外学者的重视。抑郁症患者可发生所谓的"扩大性自杀",是由于患者存在强烈的自杀观念,又出于对配偶或子女处境的同情和怜悯,认为自己无能为力和不忍心遗弃亲属,因而在自己自杀前杀死亲属而后自杀。

在责任能力评定上,具有抑郁妄想综合征的抑郁症患者对自己的行为往往丧失辨认能力,一般判定无刑事责任能力;而具有焦虑症状(或激越性)的抑郁症患者对自己的行为往往具有辨认能力或辨认能力下降,一般应视为有刑事责任能力或限定刑事责任能力。

Q118.

高校心理咨询老师如何申请注册制助理心理师？

中国心理学会临床心理学注册工作委员会
"申请制助理心理师"申请条例（试行）

一、为了促进具有胜任力的心理咨询与心理治疗从业人员加入中国心理学会临床心理学注册工作委员会（注册系统），在中国心理学会临床与咨询心理学专业机构与专业人员注册标准（第二版）基础上制定本条例。

二、符合下列情况的心理咨询与心理治疗从业人员，可以通过申请制申请注册助理心理师

1. 专业背景：心理学、医学、教育学、社会工作

2. 资质：（1）具有硕士学历或学位时间1年以上

或（2）获得相关专业中级以上职称2年以上

或（3）获得国家人力资源和社会保障部二级心理咨询师资格满2年

或（4）获得国家人力资源和社会保障部社会工作师中级以上资格满2年

3. 伦理培训：16学时

4. 课程学习：学历教育中有临床或咨询心理学相关基础课、专业课程（具体课程时间及课程内容须经审核确认）或完成两年以上系统心理治疗或心理咨询课程（具体课程时间及课程内容须经审核确认）。

【注：以上条件1、3、4为必须满足的条件，满足条件2其中一个即可提出申请；课程学习的标准参考注册标准第二版2.6与2.7、或3.6与3.7、或4.6条的课程要求，注册工作组据此列出相应必修专业课程。】

三、助理心理师申请制通道须提供的材料清单

提供所需各项申请材料

材料名称	具体要求
1. 中文履历	纸质版和电子版各 1 份(重点描述职业发展经历和取得的专业成绩)
2. 申请制心理师申请表	(1)申请表从注册工作委员会官方网站下载并填写 (2)申请者本人亲笔签名纸质版与电子版各 1 份
3. 职业伦理遵守声明	(1)从注册工作委员会官方网站下载并填写 (2)申请者本人亲笔签名纸质版 1 份
4. 最终学历和学位证书	复印件各 1 份,原件的电子版照片 1 份(有专业要求,请按此申请条例)
5. 助理心理师的注册证书	若有,则提供复印件 1 份,原件的电子版照片 1 份
6. 学校课程成绩单	毕业院校教务处开具的本科或研究生期间的课程成绩单(盖章原件 1 份)
7. 系统专业培训历史情况表	(1)从注册工作委员会官方网站下载并填写 (2)纸质版与电子版各 1 份
8. 临床咨询心理实习、实践证明	(1)证明需加盖心理咨询、心理治疗实习、实践单位公章或负责人签字 (2)纸质版原件 1 份 表格式样从注册工作委员会官方网站下载并填写
9. 接受个体督导证明	(1)督导亲自填写并亲自封印信封(封口签字) (2)纸质版原件 1 份 表格式样从注册工作委员会官方网站下载并填写
10. 伦理培训证明	复印件 1 份,原件的电子版照片 1 份
11. 推荐表	(1)由 2 位注册心理师或督导师推荐(填写推荐表) (2)推荐人亲笔签名纸质版原件 1 份 推荐表从注册工作委员会官方网站下载并填写
12. 其他辅助材料	相关专业资质或职称证书(可以是:职称证书、精神科医师执业证书或其他国家地区的专业资格或能力水平证书),若有则提供复印件 1 份和原件的电子版照片 1 份

四、申请程序

1. 申请人按照注册工作委员会公布的申请期限提出申请。

2. 申请人提出申请时填写相关申请表格、提交申请所需相关材料。

3. 申请材料由注册工作委员会秘书组接收。

注：

注册工作委员会制定申请制助理心理师审核工作程序，由注册工作组进行审核工作。

此条例最终解释权为注册工作委员会标准制定组。

Q119.

高校心理咨询老师如何申请注册制心理师?

中国心理学会临床心理学注册工作委员会
"申请制心理师"申请条例(试行)

一、为了促进具有胜任力的心理咨询与心理治疗从业人员加入中国心理学会临床心理学注册工作委员会(注册系统),在中国心理学会临床与咨询心理学专业机构与专业人员注册标准(第二版)基础上制定本条例。

二、符合下列情况的心理咨询与心理治疗从业人员,可以通过申请制申请注册心理师

1. 专业背景:心理学、医学、教育学、社会工作

2. 资质:(1)在 1999 年 12 月 31 日以前获得中国教育部认可大学本科学位

或(2)在 1999 年 12 月 31 日以后获得中国教育部认可研究生(硕士或博士)相关专业学位

或(3)已获中国心理学会临床与咨询心理学注册助理心理师证书不少于3 年,具有本科及以上学位

3. 伦理培训:近三年内不少于 16 学时

4. 课程学习:学历教育中有临床或咨询心理学相关基础课、专业课程(具体课程时间及课程内容审核确认)或完成两年以上系统心理治疗或心理咨询课程(具体课程时间及课程内容审核确认)。

【注:以上条件 1、3、4 为必须满足的条件,满足条件 2 其中一个即可提出申请;课程学习的标准参考注册标准第二版 2.6 与 2.7、或 3.6 与 3.7、或4.6 条的课程要求,注册工作组据此列出相应必修专业课程。】

三、提供所需各项申请材料

提供所需各项申请材料

材料名称	具体要求
1.中文履历	纸质版和电子版各 1 份(重点描述职业发展经历和取得的专业成绩)
2.申请制心理师申请表	(1)申请表从注册工作委员会官方网站下载并填写 (2)申请者本人亲笔签名纸质版与电子版各 1 份
3.职业伦理遵守声明	(1)从注册工作委员会官方网站下载并填写 (2)申请者本人亲笔签名纸质版 1 份
4.最终学历和学位证书	复印件各 1 份,原件的电子版照片 1 份(有专业要求,请按此申请条例)
5.助理心理师的注册证书	若有,则提供复印件 1 份,原件的电子版照片 1 份
6.学校课程成绩单	毕业院校教务处开具的本科或研究生期间的课程成绩单(盖章原件 1 份)
7.系统专业培训历史情况表	(1)从注册工作委员会官方网站下载并填写 (2)纸质版与电子版各 1 份
8.临床咨询心理实习、实践证明	(1)证明需加盖心理咨询、心理治疗实习、实践单位公章或负责人签字 (2)纸质版原件 1 份 表格式样从注册工作委员会官方网站下载并填写
9.接受个体督导证明	(1)督导亲自填写并亲自封印信封(封口签字) (2)纸质版原件 1 份 表格式样从注册工作委员会官方网站下载并填写
10.伦理培训证明	复印件 1 份,原件的电子版照片 1 份
11.推荐表	(1)由 2 位注册心理师或督导师推荐(填写推荐表) (2)推荐人亲笔签名纸质版原件 1 份 推荐表从注册工作委员会官方网站下载并填写
12.其他辅助材料	相关专业资质或职称证书(可以是:职称证书、精神科医师执业证书、或其他国家地区的专业资格或能力水平证书),若有则提供复印件 1 份和原件的电子版照片 1 份

四、申请程序

1．申请人按照注册工作委员会公布的申请期限提出申请。

2．申请人提出申请时填写相关申请表格、提交申请所需相关材料。

3．申请材料由注册工作委员会秘书组接收。

注：

注册工作委员会制定申请制心理师审核工作程序，由注册工作组进行审核工作。

此条例最终解释权为注册工作委员会标准制定组。

Q120.

全国各地最好的精神科治疗机构有哪些?

2018 年 11 月 17 日,复旦大学医院管理研究所发布《2017 年度中国医院专科声誉排行榜》及《2017 年度中国医院排行榜(综合)》(以下简称复旦版排行榜)。

2010 年 8 月至今,复旦版排行榜已连续发布 9 年,采用同行评议的方式,坚持以临床学科水平、专科声誉为核心,兼顾当年的科研产出,评选结果已得到医疗行业的广泛认可。2017 年,复旦版排行榜所覆盖的临床专科数量由去年的 37 个扩展至 40 个,评选专家库人数从去年的 4175 名提高至 4630 名,专家有效回执数从去年的 2657 份提高到 2964 份。

精神医学专科声誉榜方面,北京大学第六医院、上海市精神卫生中心、中南大学湘雅二医院蝉联三甲;其中,北京大学第六医院已连续九年位居榜首,且平均声誉值较去年(10.806)有所升高。

四川大学华西医院、首都医科大学附属北京安定医院、南京脑科医院继续分列第四、五、六名。北京回龙观医院由去年的第八名升至第七名,而广州市精神卫生中心(广州市惠爱医院)由去年的第七名下降至第八名。第九名及第十名继续由武汉大学人民医院及深圳市精神卫生中心(深圳市康宁医院)获得。

今年新增获提名医院包括河南省精神病医院、重庆医科大学附属第一医院、中国医科大学附属第一医院、昆明医科大学第一附属医院。

2017 年各地区精神医学专科声誉榜

华北地区（北京、天津、河北、山西、内蒙古）

排名	2017 年获奖医院	2016 年获奖医院
1	北京大学第六医院	北京大学第六医院
2	首都医科大学附属北京安定医院	首都医科大学附属北京安定医院
3	北京回龙观医院	北京回龙观医院
4	天津市安定医院（天津市精神卫生中心）	天津市安定医院（天津市精神卫生中心）
5	河北省精神卫生中心	河北省精神卫生中心
获提名医院	山西医科大学第一医院、河北医科大学第一医院、山西省精神卫生中心、内蒙古自治区第三医院（内蒙古自治区精神卫生中心）	山西医科大学第一医院、河北医科大学第一医院、山西省精神卫生中心、内蒙古自治区第三医院（内蒙古自治区精神卫生中心）

东北地区（黑龙江、吉林、辽宁）

排名	2017 年获奖医院	2016 年获奖医院
1	哈尔滨医科大学附属第一医院	哈尔滨医科大学附属第一医院
2	中国医科大学附属第一医院	中国医科大学附属第一医院
3	哈尔滨第一专科医院	哈尔滨第一专科医院
4	吉林省脑科医院	吉林省脑科医院
5	辽宁省精神卫生中心	辽宁省精神卫生中心
获提名医院	大连市第七人民医院、长春市第六人民医院、大庆市第三医院、沈阳市精神卫生中心、吉林大学第一医院、中国医科大学附属盛京医院、黑龙江省第三医院（黑龙江省神经精神病防治院）、齐齐哈尔医学院附属第二医院	大连市第七人民医院、大庆市第三医院、长春市第六人民医院、沈阳市精神卫生中心、黑龙江省第三医院（黑龙江省神经精神病防治院）、吉林大学第一医院、中国医科大学附属盛京医院、哈尔滨市第一医院

华东地区（上海、江苏、浙江、安徽、山东、江西、福建）

排名	2017 年获奖医院	2016 年获奖医院
1	上海市精神卫生中心	上海市精神卫生中心
2	南京脑科医院	南京脑科医院
3	山东省精神卫生中心	山东省精神卫生中心
4	浙江大学医学院附属第一医院	浙江大学医学院附属第一医院
5	安徽省精神卫生中心	安徽省精神卫生中心
获提名医院	杭州市第七人民医院、厦门市仙岳医院、苏州市广济医院、浙江大学医学院了会属第二医院、无锡市精神卫生中心、复旦大学附属华山医院、同济大学附属同济医院、中国人民解放军第一〇二医院（常州和平医院）、江西省精神病院、浙江省立同德医院、宁波市精神卫生中心	杭州市第七人民医院、厦门市仙岳医院、苏州市广济医院、浙江大学医学院附属第二医院、江西省精神卫生中心、复旦大学附属华山医院、无锡市精神卫生中心、浙江省立同德医院

华中地区（湖南、湖北、河南）

排名	2017 年获奖医院	2016 年获奖医院
1	中南大学湘雅二医院	中南大学湘雅二医院
2	武汉大学人民医院	武汉大学人民医院
3	河南省精神病医院	河南省精神病医院
4	武汉市精神卫生中心	武汉市精神卫生中心
5	湖南省第二人民医院	湖南省第二人民医院
获提名医院	郑州大学第一附属医院、河南省人民医院、中南大学湘雅医院、华中科技大学同济医学院附属同济医院、郑州	郑州大学第一附属医院、中南大学湘雅医院

华南地区（广东、广西、海南）

排名	2017 年获奖医院	2016 年获奖医院
1	广州市精神卫生中心（广州市惠爱医院）	广州市精神卫生中心（广州市惠爱医院）
2	深圳市精神卫生中心（深圳市康宁医院）	深圳市精神卫生中心（深圳市康宁医院）
3	广东省人民医院	广东省精神卫生中心
4	广西壮族自治区脑科医院	广西壮族自治区脑科医院
5	海南省安宁医院	海南省安宁医院
获提名医院	中山大学附属第三医院、汕头大学医学院精神卫生中心、南宁市第五人民医院、中山大学附属第一医院、广西医科大学第一附属医院、广东三九脑科医院、佛山市第三人民医院、暨南大学附属第一医院	广东省人民医院、中山大学附属第三医院、汕头大学医学院精神卫生中心、南宁市第五人民医院、广西医科大学第一附属医院、暨南大学附属第一医院、中山大学附属第一医院

西南地区（四川、重庆、贵州、云南、西藏）

排名	2017 年获奖医院	2016 年获奖医院
1	四川大学华西医院	四川大学华西医院
2	昆明医科大学第一附属医院	昆明医科大学第一附属医院
3	重庆医科大学附属第一医院	重庆医科大学附属第一医院
4	四川省精神卫生中心（绵阳市第三人民医院）	四川省精神卫生中心（绵阳市第三人民医院）
5	重庆市精神卫生中心	重庆市精神卫生中心
获提名医院	贵州医科大学附属医院、成都市第四人民医院、贵州省第二人民医院、云南省精神病医院、自贡市精神卫生中心	贵州省第二人民医院、成都市第四人民医院、贵州医科大学附属医院、云南省精神病医院

西北地区（陕西、宁夏、甘肃、青海、新疆）

排名	2017 年获奖医院	2016 年获奖医院
1	空军军医大学西京医院	空军军医大学西京医院
2	西安交通大学医学院第一附属医院	西安市精神卫生中心
3	西安市精神卫生中心	西安交通大学医学院第一附属医院
4	新疆精神卫生中心暨乌鲁木齐市第四人民医院	新疆精神卫生中心暨乌鲁木齐市第四人民医院
5	新疆医科大学第一附属医院	新疆医科大学第一附属医院
获提名医院	兰州大学第二医院、青海省第三人民医院、兰州大学第一医院、天水市第三人民医院、新疆维吾尔自治区人民医院、宁夏回族自治区宁安医院、石河子绿洲医院、甘肃省第二人民医院	青海省第三人民医院、兰州大学第二医院、天水市第三人民医院、宁夏回族自治区宁安医院、甘肃省第二人民医院、兰州大学第一医院、石河子绿洲医院、新疆维吾尔自治区人民医院

图书在版编目（CIP）数据

心灵探秘：心理疾病的识别与应对 120 问／唐海波
主编. —长沙：中南大学出版社，2019.8
ISBN 978-7-5487-3576-2

Ⅰ.①心… Ⅱ.①唐… Ⅲ.①大学生－心理疾病－防
治－问题解答 Ⅳ.①R395.2-44②G444-44

中国版本图书馆 CIP 数据核字(2019)第 042376 号

心灵探秘——心理疾病的识别与应对 120 问
XINLING TANMI——XINLI JIBING DE SHIBIE YU YINGDUI 120 WEN

唐海波　主编

□**责任编辑**	谢金伶	
□**责任印制**	易红卫	
□**出版发行**	中南大学出版社	
	社址：长沙市麓山南路	邮编：410083
	发行科电话：0731-88876770	传真：0731-88710482
□**印　　装**	湖南省众鑫印务有限公司	

□**开　　本**	710×1000　1/16　□**印张** 16.25　□**字数** 281 千字	
□**版　　次**	2019 年 8 月第 1 版　□2019 年 8 月第 1 次印刷	
□**书　　号**	ISBN 978-7-5487-3576-2	
□**定　　价**	321.00 元